高 等 学 校 专 业 教 材

中国轻工业"十三五"规划教材

食品卫生学

柳春红　主编

中国轻工业出版社

图书在版编目（CIP）数据

食品卫生学/柳春红主编 . —北京：中国轻工业出版社，
2024.12
中国轻工业"十三五"规划教材
高等学校专业教材
ISBN 978-7-5184-3235-6

Ⅰ.①食…　Ⅱ.①柳…　Ⅲ.①食品卫生学—高等学校—教
材　Ⅳ.①R15

中国版本图书馆 CIP 数据核字（2020）第 199838 号

责任编辑：马　妍
策划编辑：马　妍　　责任终审：张乃柬　　封面设计：锋尚设计
版式设计：砚祥志远　　责任校对：晋　洁　　责任监印：张京华

出版发行：中国轻工业出版社（北京鲁谷东街 5 号，邮编：100040）
印　　刷：三河国英印务有限公司
经　　销：各地新华书店
版　　次：2024 年 12 月第 1 版第 6 次印刷
开　　本：787×1092　1/16　印张：16.75
字　　数：380 千字
书　　号：ISBN 978-7-5184-3235-6　定价：45.00 元
邮购电话：010-85119873
发行电话：010-85119832　　010-85119912
网　　址：http：//www.chlip.com.cn
Email：club@ chlip.com.cn

本书编写人员

主　　编　　柳春红　华南农业大学

副 主 编　　张德新　湖北中医药大学
　　　　　　胡　滨　四川农业大学

参编人员　　（按姓氏笔画排列）
　　　　　　王伟华　塔里木大学
　　　　　　王晓东　武汉市市场监督管理局
　　　　　　冯　翔　中山大学
　　　　　　林丽萍　江西农业大学
　　　　　　赵秋艳　河南农业大学
　　　　　　赵　勤　四川农业大学
　　　　　　袁学文　广东第二师范学院
　　　　　　高晓平　河南农业大学
　　　　　　彭权生　华南农业大学
　　　　　　辜雪冬　西藏农牧学院
　　　　　　阚劲松　合肥学院

前言 | Preface

食品是人类生存与发展的最基本物质，食品卫生安全直接关系到我们每个人的健康，关系到经济发展和社会和谐。鉴于食品与健康密切相关，世界卫生组织（WHO）和各国政府均把食品卫生作为重要的公共卫生问题，将食品卫生管理作为疾病预防的一项重要措施。由于社会各方对食品卫生与安全问题的高度重视，食品相关企事业、检验机构、研发机构等对食品相关专业人才的需求也越来越大，要求越来越高。为了保障我国食品安全、保护消费者健康，2001 年"食品质量与安全"被教育部批准作为编外目录专业，2002 年正式成为教育部批准的高校本科专业。由于该专业出现的年限较短，市场上与之相适应的配套教材尚未健全。食品卫生学是食品质量与安全专业的一门核心课程，但可供教师和学生选择的实用教材略显不足。为了更好地适应食品学科发展的需要，促进专业人才的培养，我们专门组织相关领域的专家学者编写了这本供食品质量与安全、食品科学与工程及相关专业学生使用的教材。

《食品卫生学》共九章，内容包括：绪论、食品的生物性污染及其预防、食品的化学污染及其预防、食品添加剂及其卫生管理、各类食品的安全及其管理、食源性疾病及其预防、转基因食品及其他新技术食品的卫生、食品安全及其评价、食品安全监督管理等。食品卫生是公共卫生的组成部分，从学科性质上划分，食品卫生学属于预防医学的分支学科。同时，由于食品卫生与农产品生产、食品加工、食品流通、食品销售及消费等各环节都有密切关系，它也是一门应用性很强的学科。根据上述特点，本教材编写过程中在坚持科学性、系统性和严谨性的前提下，把"预防为主"的预防医学基本理念融入各章内容中。同时，为了加深理解，本书在绪论后的每个章节均设置了案例分析。此外，本教材紧跟时代，吸收学科新知识、新成果，引入相关新法规、新管理体制、新食品安全标准；在食品安全监管中，及时介绍了新组建的国务院机构，即"国家市场监督管理总局"。

本教材的编者中既有直接工作在各高校教学、科研第一线的老师，也有参与食品安全管理的政府机构工作人员。具体编写分工如下：第一章由华南农业大学的柳春红、彭权生编写，第二章由江西农业大学的林丽萍编写，第三章的第一节至第六节由塔里木大学的王伟华编写、第七节至第十节由中山大学的冯翔编写，第四章由河南农业大学的赵秋艳编写，第五章的第一节至第五节由西藏农牧学院的辜雪冬编写、第六节至第十二节由四川农业大学的胡滨编写，第六章的第一节、第二节及第五节由广东第二师范学院的袁学文编写、第三节及第四节由四川农业大学的赵勤编写，第七章由合肥学院的阚劲松编写，第八章的第一节由河南农业大学的高晓平编写、第二节及第三节由湖北中医药大学的张德新编写，第九章第一节至第五节由武汉市市场监督管理局的王晓东编写、第六节至第八节由湖北中医药大学的张德新编写。全书由柳春红统稿。

本书编写过程中得到华南农业大学教务处及各位编者的大力支持。在此，谨向支持本书编写和出版的单位、个人表示衷心的感谢！

由于编者水平有限，本书难免存在不足之处，敬请广大师生和读者批评指正，以便再版时及时改进。

柳春红

2020 年 8 月

| 目录 | Contents

第一章

绪论

食品卫生是一个重要的公共卫生问题，不仅直接关系到我们每个人的健康，而且影响经济和社会的发展。不论是发展中国家还是发达国家，都十分重视食品卫生管理工作，并将其纳入国家公共卫生事务管理的职能范围之中。

近年来，随着经济全球化、贸易自由化、社会信息化的不断发展，食品卫生工作的重要性越来越突出。各种因素如食品供应链结构的复杂多样、人口流动的日趋加剧、饮食习惯和食品加工方式的持续变化，不仅会导致一些已知的食品安全危害与风险重新出现，而且也可能导致出现新的或未知的食品安全危害与风险。面对新形势下食品卫生面临的严峻挑战，我国不仅要进一步加强食品生产、流通、消费等各环节的卫生工作，坚持用最严谨的标准、最严格的监管、最严厉的处罚、最严肃的问责来确保食品安全，同时也需要深入系统地研究保障食品卫生的关键理论及技术，为科学生产、科学监管、科学消费提供强大的支撑。

一、 概述

（一） 食品卫生学的定义和性质

"卫生"一词源于拉丁文"sanitas"，意为"健康"。中国古代的"卫生"多是以"养生"的概念和方法出现，现代一般定义为增进健康、预防疾病、改善和创造合乎生理需要的生产环境、生活条件所采取的个人和社会措施。

卫生学（Hygiene）是人类在生存和发展过程中、与各种危害人类健康因素的斗争中逐步形成和发展起来的学科，它以"环境与人群健康"为主线，运用基础医学、临床医学、环境医学和社会医学理论和方法，研究环境因素与人群健康的关系，阐明有益健康的环境因素和有害环境因素对健康的影响，以及与环境因素相关疾病的发生、发展和流行规律，以达到改善环境、预防疾病、促进健康、延长寿命和提高生命质量的目的。其学科属性为预防医学。卫生学的主要内容包括：环境卫生、职业卫生学（劳动卫生）、营养与食品卫生、儿童少年卫生、放射卫生、军队卫生、流行病、卫生统计等。

食品卫生学（Food Hygiene）是"营养与食品卫生学"的一个分支学科，是研究食品中可能存在的、危害人体健康的有害因素及其预防措施，是提高食品卫生质量，保护食用者安全的学科。在学科性质上，属于应用基础性科学。随着全球性经济和贸易的发展、现代信息化社会的不断进步，食品卫生学的概念、学科地位及其功能也伴随着社会的发展而不断充实和完善。

（二） 食品卫生与食品安全及其他学科的关系

1. 食品卫生与食品安全

1984 年世界卫生组织（WHO）在《食品安全在卫生和发展中的作用》中把"食品安全"等同于"食品卫生"，其定义为："生产、加工、储存、分配和制作食品过程中确保食品安全可靠，有益于健康并且适合人消费的种种必要条件和措施。"但 1996 年 WHO 在《加强国家级食品安全性计划指南》中则把食品安全与食品卫生作为两个不同含义的用语加以区别，其中食品安全被解释为"对食品按其原定用途进行制作或食用时不会使消费者受害的一种担保"，食品卫生则是指"为确保食品安全性和适合性，在食物链的所有阶段必须采取的一切条件和措施"。

我国现行国家标准 GB/T 15091—1994《食品工业基本术语》中将"食品卫生"定义为：为防止食品在生产、收获、加工、运输、贮藏、销售等各个环节被有害物质（包括物理、化学、微生物等方面）污染，使食品有益于人体健康，所采取的各项措施。同时，将食品安全作为食品卫生的同义词。从上述定义的内容看，其强调食品卫生方面是多于食品安全方面的。在 2006 年颁布的《国家重大食品安全事故应急预案》中，"食品安全"指食品中不应包含有可能损害或威胁人体健康的有毒、有害物质或不安全因素，不可导致消费者急性、慢性中毒或感染疾病，不能产生危及消费者及其后代健康的隐患；食品安全的范围包括食品数量安全、食品质量安全、食品卫生安全。这个概念将食品卫生纳入了食品安全的范畴，并有食品在卫生上应是安全的意思。

食品卫生与食品安全的概念内涵并不完全相同，二者之间有交叉重合部分，也有各自独立的部分。从其涉及的内容上看，安全相对偏重于宏观、偏重于结果，而卫生则偏重于微观、偏重于过程。但二者在目的上却是一致的，都是为了保护人类的生存、发展。重视食品安全并不排斥食品卫生，二者可以相互促进。

2. 食品卫生学与食品营养学

食品卫生学与食品营养学都是与人类饮食密切相关的两门学科，都属于预防医学范畴，都是研究食物（或饮食）与人体健康的关系。食品应具有的内在营养与卫生问题不是相互独立、相互脱离的。食品随着营养的缺乏，其卫生问题也会伴随而来。

二者在研究内容、研究对象、研究目的、研究方法等方面各不相同。食品营养学主要研究食物、营养与人体生长发育和健康的关系以及提高食品营养价值的措施，探讨营养物质对人体带来的有益作用；食品卫生学则是研究食品中可能存在的、危害人体健康的有害因素，探讨其对人有害作用、预防措施。食品卫生学主要针对食品中的有害成分，阐述其损害健康、引起疾病、中毒或死亡的不良作用；食品营养学主要针对食品中的有益成分，探究其如何发挥营养、保护作用；食品卫生学的研究目的是防止人体健康受到危害，食品营养学则是维持或促进健康。

3. 食品卫生学与食品毒理学

食品毒理学是食品卫生学中的一个重要分支，二者同样都属于预防医学范畴，都是研究食品中的有害因素及其不良作用，以保障进入市场的食品足够安全，达到维护人群健康之目的。此外，食品毒理学是制定食品安全标准的基础。

两者在研究重点、研究范围、研究方法等方面有所不同。食品卫生学重点研究食品中的有害因素及其预防措施，食品毒理学重点研究有害因素的作用性质及其作用机理，当然也包括中毒的预防。食品卫生学的研究范围更广，食品毒理学只是其中的一部分。食品卫生学的研究方法主要包括卫生学检验方法（如理化检验、微生物检验）、动物试验、流行病学研究、卫生法学等，食品毒理学的研究方法主要包括体内试验、体外试验、人体观察、流行病学研究等。

二、 食品卫生学的发展历史

（一） 古代食品卫生学

古人在长期的生产生活实践中逐渐形成了朴素的食品卫生观。早在 3000 多年前的周朝，人们就注意到降低食品的贮藏温度可延缓食品的腐败变质，例如《诗经》记载："二之日凿冰冲冲，三之日纳于凌阴。"为了加强食品卫生管理，当时朝廷专门设立了主管"凌阴"之事的官吏，称为"凌人"，此后的历朝历代也都会设立专门的官吏掌管食品冷藏防腐事务。两汉时期，食品行业有了进一步发展，为了打击生产、经营腐败变质食品危害人体健康的行为，政府加强了对食品市场的法律监管。其中，最主要的脯肉卫生问题受到政府的特别关注，例如张家山汉简《二年律令·贼律》有两条防止脯肉中毒的法律条文；张仲景撰写的《金匮要略》对饮食卫生也特别强调"秽饭、馁肉、臭鱼，食之皆伤人""六畜自死，皆疫死，则有毒，不可食之"。到了唐朝，开始出现处理食品腐败、变质食品的法律，并且严禁出售有毒食品，《唐律》中记载："脯肉有毒，曾经病人，有余者速焚之，违者杖九十；若故与人食，并出卖令人病者，徒一年，以故致死者绞。"此外，《唐律》还有关于皇帝御膳卫生的法令，文武百官的外膳卫生同样也受唐律约束保护。宋朝颁布了《宋刑统》，对医德、医疗事故、民众医药、饮食卫生、卫生保健、因犯医药卫生管理等医事管理都制定了惩处的法规，其对有毒有害食品的流通，在法律上作出了与《唐律》几乎一样的严厉规定，其作用相当于现在的食品卫生法。元代太医忽思慧的《饮膳正要》除了对营养学有重要价值外，在饮食卫生、食物中毒等方面也有很多真知灼见。他在书中强调："夫安乐之道，在乎保养……故善养性者，先饥而食，食勿令饱，先渴而饮，饮勿令过，食欲数而少，不欲顿而多。"主张不食不洁或变质之物，防止病从口入；又如"烂煮面，软煮肉"的主张，对于当时的饮食习惯来说，是很有现实意义的饮食卫生措施。在《饮酒避忌》一章专门谈了大量饮酒对身体的损害，如"醉勿酩酊大醉，即终身百病不除""酒不可久饮，恐腐烂肠胃，渍髓蒸筋"。忽思慧还在医学中首先使用了"食物中毒"这一术语，他指出食物中毒的原因有的是食物本身具有毒素，如菌子、蘑菇等；有的原本无毒，由于某些如环境温度的改变等原因变成毒物；还有的是因不同食物成分搭配不当而形成毒物等。并讲了不少解毒的办法，如一时判断不清是吃什么造成中毒时，需马上煎苦参汁给患者喝下，使其将胃中食物呕吐出来以减轻中毒程度。其列举的许多有效的治疗食物中毒的方法沿用至今。

国外一些古籍文献也有相关食品卫生管理的记载，如公元前 400 年 Hippocrates 所著"饮食论"，中世纪罗马与意大利等国设置专管食品卫生的"市吏"等。Hippocrates 在其题为《箴言》的论文集中，辑录了许多关于医学的至理名言，如"暴食伤身""简陋而可口的饮食比精美但不可口的饮食更有益"等，这些饮食卫生的观点至今仍给人以启示。

（二） 现代食品卫生学

进入 19 世纪后，随着化学、生物学、医学等学科的发展进步，食品卫生学也开始进入现代自然科学的发展阶段。1883 年，Liebig 建立了食品成分分析法，1837 年 Schwann 提出微生物引起发酵和腐败，1863 年 Pasteur 论述了食品腐败过程微生物作用并提出了巴斯德消毒法，1885 年 Salmon 和 Gaetner 发现了引起食物中毒的沙门氏菌。这些重大突破都为现代食品卫生学的发展奠定了基础。到了 19 世纪中晚期，由于商品经济的迅速发展，在巨额利润的驱使下，食品市场出现了掺假、掺毒、制伪、欺诈现象。为了控制这种不良现象、提高竞争能力、保障消费者健康，西方各国相继开始为食品立法。1851 年法国颁布《取缔食品伪造法》；1860 年英国颁布《防止饮食品掺假法》；1879 年，德国制定了《食品法》；美国于 1890 年制定了《国家肉品监督法》，1906 年又颁布了《食品、药品、化妆品法》，1939 年制定了《联邦食品、药品和化妆品法案》等。1962 年，联合国粮农组织（FAO）和世界卫生组织（WHO）决定联合实施食品标准规划并成立 FAO/WHO 的分支机构——国际食品法典委员会（CAC），以保证食品的质量和安全，促进食品贸易的公平发展，保障消费者的健康。食品法典对食品生产、加工者的观念以及消费者的意识产生了巨大影响，已成为全球消费者、食品生产和加工者、各国食品管理机构和国际食品贸易的基本参照标准。

（三）　我国食品卫生学的发展历程

中华人民共和国成立后，党和政府十分重视食品卫生对人民群众健康的影响，在以"预防为主"方针的指引下，我国的食品卫生工作从无到有，从小到大逐步开展起来，特别是自国家实行经济体制改革以后，随着已跻身于国民经济三大支柱的食品工业的迅速发展，食品卫生工作也进入了一个崭新的历史时期。1953 年成立了各级卫生防疫站，负责承担包括食品卫生技术指导与宣传职责在内的公共卫生技术服务以及食品卫生管理监督工作。同年，卫生部颁布了我国第一部食品卫生部门规章，即《清凉饮食物管理暂行办法》，成为我国食品卫生法制建设从无到有的里程碑。1953 年到 1959 年期间，针对我国由于食品污染引发急、慢性食物中毒的问题，由卫生部门牵头，先后制定了各单项食品卫生标准、检验方法与管理规定。

1960 年国务院转发国家科委、卫生部、轻工业部拟定的《食用合成染料管理暂行办法》是我国第一部食品添加剂管理办法。1965 年国务院颁布了《食品卫生管理试行条例》是我国第一部由国务院制定并颁布的食品卫生相关条例。1979 年《中华人民共和国食品卫生管理条例》正式颁发实施。1983 年经全国人大常委会批准，颁布试行了《中华人民共和国食品卫生法（试行）》，实现了食品卫生管理工作从行政管理向法制管理模式转变的历史性跨越，极大地推动了我国食品卫生管理的进程，并促进了我国行政管理法制化建设的步伐。1995 年，正式颁布实施《中华人民共和国食品卫生法》。为了加强对保健食品和转基因食品的规范管理，卫生部分别于 1996 年、2002 年发布实施《保健食品管理办法》和《转基因食品卫生管理办法》。2002 年卫生部在总结国外食品安全监管经验的基础上，结合我国食品生产经营现状，组织制定了《食品卫生监督量化分级指南》（卫法监发［2002］107 号）。根据食品卫生监督量化分级管理工作的需要，2004 年卫生部印发了《食品卫生监督量化分级标示管理规范》（卫法监发［2004］10 号）。为不断提高食品卫生监督管理水平，2007 年卫生部组织修订了《食品卫生监督量化分级管理指南（2007 年版）》（卫监督发［2007］298 号）。由于 2000 年以后，一些发达国家和部分发展中国家纷纷以食品安全的综合立法替代卫生、质量、营养等要素立法，我国于 2009 年也公布实施了《中华人民共和国食品安全法》。《食品安全法》重在从法律制度上预防食品安全问题，是我国食品监管法制化进程中的又一重要里程碑。2015 年《食品安全法》首次修订，《食品安全法》的修订体现了政府对民生问题和生命健康的高度重视。

三、 食品卫生学的主要内容

（一） 食品的污染问题

食品污染包括生物性、化学性和物理性污染三大类。食品的污染问题主要阐释三大类有害因素的种类、来源、性质、污染食品的程度、对人体健康的影响、作用机制以及防止食品污染的预防措施等。

（二） 各类食品的卫生问题

各类食品因其组成、性质等的不同，其在卫生方面表现出不同的特点。各类食品如动物性食品、植物性食品在生产、加工、贮藏、运输、销售等环节可能出现的卫生问题及其预防控制措施是该部分的重点阐述内容。

（三） 食品添加剂的卫生及其管理

食品添加剂及其管理主要介绍食品添加剂的分类和编码，食品添加剂的应用原则及管理方法，我国常用食品添加剂的类型、作用原理、安全性及存在的卫生问题等。

（四） 食源性疾病

食源性疾病主要阐述包括食物中毒在内的食源性疾病的分类、发病特点、流行病学特点，特别是不同类型食物中毒的发病原因、中毒特征以及预防措施等。

（五） 食品安全性评价

食品安全性评价包括食品安全性毒理学评价和食品安全风险分析。其中食品安全毒理学评价主要阐述食品安全性毒理学程序的组成及内容，如何通过构建完善的食品安全评价体系保障食品的安全性，评价对象包括食品添加剂、转基因食品、保健食品、辐照食品等。食品安全风险分析主要阐述风险分析的框架，构成框架的各部分分别为风险评估、风险管理及风险交流的内容及目标。风险分析将通过风险评估决定食源性危害风险允许水平，促进风险管理政策和风险交流战略的建立和完善。

（六） 食品安全监督管理

食品安全监督管理重点阐述我国食品安全法律体系的构成、性质以及在食品安全监管中的地位与作用。其中，食品安全标准作为我国食品安全法律体系的主要法律依据，其制定原则和制定程序也是食品卫生学的重要研究内容。食品良好生产规范（GMP）、危害分析与关键控制点（HACCP）等食品生产企业自身卫生管理控制措施也是保障食品卫生质量的重要手段。

四、 我国食品卫生工作的成就

（一） 建立了食品安全监测网并逐步完善

食品监测是食品卫生的重要基础性工作。1976 年联合国环境规划署（UNEP）、联合国粮食与农业组织（FAO）和世界卫生组织（WHO）制定了全球环境监测系统/食品污染物监测和评估计划（GEMS/Food），监测项目主要包括食品中的重金属、农药残留、真菌毒素和持久性有机污染物等。20 世纪 80 年代，中国加入了该计划。从 2000 年起，卫生部建立了食品污染物和食源性疾病的监测网络。目前，全国共设置化学污染物和食品中非法添加物以及食源性致病微生物监测点 1196 个，覆盖了 100% 的省份、73% 的市和 25% 的县，在 416 个医疗机构主动监测食源性异常病例或健康事件。2009 年，根据《中华人民共和国食品安全法》的规定，食品化学污染物监测网在原有基础上做了相应调整，发展为全国食品安全风险监测——化学污染物和有害因素监测网，监测的食品类别和污染物项目大量扩增，涉及食品中重金属和有害元素、农药残留、兽药残留、环境污染物、真菌毒素、食品添加剂、非法添加物、食品加工过程中形成的有害物质及食源性致病菌等 100 多项指标。

（二） 食品检测技术水平显著提高

目前我国已形成了具有一定规模的食品检验体系，主要分布在卫生、农业、质检（包括进出口）、商务、工商、市场监管等行政管理部门和粮食、轻工、商业等行业系统，大、中型食品生产企业也建立了具备一定能力的检测试验室，其中获得资质的有 8000 余家。卫生系统的食品检验机构网络依据国家、省、市、县四级行政辖区设置最为完善，而且也最早开展食品安全检验工作。2013 年报道显示，我国卫生系统共有食品检验机构 3534 家，其中，国家级 1 个、省级 31 个、市地级 390 个、县（区、县级市）级 2708 个。农业部通过授权方式管理 13 个国家级质检中心、179 个农产品及农业投入品和产地环境类部级质检中心、480 多个省级农业投入品和产地环境类质检站、1200 多个地（市）、县级农业投入品和产地环境类质检站（室）。质检部门有 1 个国家级食品综合技术研究院，授权 52 个涉及农产品、食品国家产品监督检验中心，建立有 381 个地市、2000 多个县级质检所。商务部门建立了针对食品批发为主体的市场检测体系。工商系统为适应市场监督需要，配备了流通检测车、快速检测仪等快速筛选检测设备。

（三） 食品安全风险评估工作初见成效

在构建食品安全风险监测网的同时，我国食品安全风险评估工作稳步推进，并取得初步进展。

在食品安全风险评估方面，已组建风险评估机构，并取得一定成效。2009 年 6 月公布实施的《食品安全法》第一次从法律角度规定了食品安全风险的监测和评估制度，是食品安全监管思路的重大转变。食品安全风险评估机制的确立，使我国在食品安全的监督方面有了更可靠的科学基础。同年 11 月，成立了由 42 位有关领域专家组成的食品安全风险评估专家委员，2011 年成立国家食品安全风险评估中心。2012 年 7 月正式组建卫生部食品安全风险评估重点实验室。同时，国家启动了食品安全风险监测能力建设试点项目，建设了食品中非法添加物、真菌毒素、农药残留、兽药残留、有害元素、重金属、有机污染物及二噁英 8 个食品安全风险监测国家参比实验室，进一步保证食品安全风险监测质量。在食品污染物风险监测方面，在 2142 个县区设置了食品污染物的监测点，2013 年共监测 42 万件食品样品，涵盖了307 项监测指标，获得监测数据 493 万个。在优先评估项目中，已开展了中国居民膳食镉、铝、铅、反式脂肪酸的暴露评估工作；在应急评估项目中，已开展了中国食盐加碘和居民碘营养状况的风险评估、成人饮酒者塑化剂暴露的健康风险评估以及不锈钢锅锰迁移量的监测和评估。

在农产品安全风险评估方面，《食品安全法》规定：“县级以上农业行政部门应当依照《农产品质量安全法》规定的职责，对食用农产品进行监督管理”。依据法律要求，2007 年 5 月农业部成立了国家农产品质量安全风险评估专家委员会，负责组织开展农产品质量安全风险评估相关工作。2011 年，农业部在全国范围内规划建立了首批农产品质量安全风险评估实验室 65 家，涉及稻米、油料、蔬菜、果品、畜禽、水产品、热作产品、柑橘、茶叶、参茸、蜂产品、乳产品、加工、贮藏保鲜、环境因子等各领域。目前农业部已建有 88 家专业性或区域性风险评估实验室、145 家主产区风险评估实验站，2014 年又增补 10 个技术机构为农业部农产品质量安全风险评估实验室承建依托单位，形成了"以国家农产品质量安全风险评估机构为龙头、农业部各专业性和区域性农产品质量安全风险评估实验室为主体、各主产区农产品质量安全风险评估实验站为基础、农产品生产基地质量安全风险评估国家观测点为延伸"的国家农产品质量安全风险评估体系。

（四） 食品标准体系日趋健全完善

现代国家的食品管理主要是法制管理，食品标准是国家食品法规管理体系中最具体和可操作的技术规范。《食品安全法》公布施行前，我国已有食品、食品添加剂、食品相关产品国家标准 2000 余项，行业标准 2900 余项，地方标准 1200 余项，基本建立了以国家标准为核心，行业标准、地方标准和企业标准为补充的食品标准体系。不过，由于受食品产业发展水平、风险评估能力等因素制约，食品标准还存在一些突出问题。在《食品安全法》公布前，虽然我国食品标准由国家标准委员会统一发布，但标准起草部门众多，各部门依职责分别制定农产品质量安全、食品卫生、食品质量等国家标准、行业标准，虽然标准总体数量多，但是标准间既有交叉重复、又有脱节，标准间的衔接协调程度不高，标准体系亟待完善。此外，个别重要标准或者重要指标缺失，尚不能满足食品安全监管需求；标准总体上标龄较长，标准科学性和合理性有待提高。2009 年《食品安全法》出台后，国务院卫生行政部门根据其要求组建了食品安全国家标准审评委员会，建立健全了标准审评制度，对现行的食用农产品质量安全标准、食品卫生标准、食品质量标准和有关食品的行业标准中强制执行的标准予以整合，统一公布为食品安全国家标准。此后，为了进一步加大食品安全标准的工作力度，卫生部等 8 个部门发布了《食品安全国家标准"十二五"规划》，指出在 2015 年年底前基本完成相关标准的整合和废止工作。根据"十二五"工作统计，国家卫生和计划生育委员会共清理食品标准 5000 项，整合 400 项，发布新的食品安全国家标准 926 项、指标 1.4 万余项。农业部新发布农药残留限量指标 2800 项，清理 413 项农药残留检验方法。此次整合，我国食品标准体系得到了进一步的优化。

2017 年 2 月，国务院发布《"十三五"国家食品安全规划》，提出了食品安全标准的发展目标，要求食品安全标准更加完善。制修订不少于 300 项食品安全国家标准，制修订、评估转化农药残留限量指标 6600 余项、兽药残留限量指标 270 余项。产品标准覆盖包括农产品和特殊人群膳食食品在内的所有日常消费食品，限量标准覆盖所有批准使用的农药兽药和相关农产品，检测方法逐步覆盖所有限量标准。

（五） 食品安全监督体制从分段监管发展到统一监管

我国的食品管理体系主要是围绕保障食品供给建立起来的，食品安全监管能力明显滞后。虽然历经了多次改革，但直到 2013 年之前，我国的食品卫生及安全监管一直延续着分段监管的模式，存在监管环节多、监管职能不清、责任不明等问题，既有重复监管，又有监管"盲点"，不利于责任落实。与此同时，时代的发展使人民群众对食品安全问题越来越关注，社会对食品的安全性和有效性提出了更高要求。为进一步提高食品药品监管水平和监管成效，推进有关机构和职责整合、对食品药品实行统一监督管理已成大势所趋。

2013 年，十二届全国人大一次会议审议和十八届二中全会通过了《国务院机构改革和职能转变方案》，方案要求将食品安全办的职责、食品药品监管局的职责、质检总局的生产环节食品安全监督管理职责、工商总局的流通环节食品安全监督管理职责整合，组建国家食品药品监督管理总局。其主要职责是对生产、流通、消费环节的食品安全和药品的安全性、有效性实施统一监督管理等。

2018 年 3 月，根据第十三届全国人民代表大会第一次会议批准的国务院机构改革方案，将国家工商行政管理总局的职责，国家质量监督检验检疫总局的职责，国家食品药品监督管理总局的职责，国家发展和改革委员会的价格监督检查与反垄断执法职责，商务部的经营者集中反垄断执法以及国务院反垄断委员会办公室等职责整合，组建国家市场监督管理总局，作为国务院直属机构。国家市场监督管理总局的主要职责包括负责食品安全监督管理综合协调及食品安全监督管理。在综合协调方面，其职责包括组织制定食品安全重大政策并组织实施；负责食品安全应急体系建设，组织指导重大食品安全事件应急处置和调查处理工作；建立健全食品安全重要信息直报制度；承担国务院食品安全委员会日常工作；负责食品安全监督管理。在监督管理方面，其职责包括建立覆盖食品生产、流通、消费全过程的监督检查制度和隐患排查治理机制并组织实施，防范区域性、系统性食品安全风险；推动建立食品生产经营者落实主体责任的机制，健全食品安全追溯体系；组织开展食品安全监督抽检、风险监测、核查处置和风险预警、风险交流工作；组织实施特殊食品注册、备案和监督管理。

五、 学习食品卫生学的意义和必要性

"实施健康中国战略"是国家发展基本方略中的重要内容，而在众多的决定因素中，食品卫生则是关乎国民健康的一个比较直接的、长期恒久的影响因素。若食品微生物或化学污染、食品添加剂超范围或超标使用等健康危害因素未能加以有效控制，则易引发公众的担忧、不满和对政府部门的不信任。若突发食品卫生事件得不到及时处置，则会人心惶惶，危及社会和谐稳定。

（一） 学习食品卫生学是适应我国卫生与健康事业发展的需要

我国"十三五"卫生与健康规划指出，"十二五"时期，我国卫生与健康事业获得长足发展，人民健康水平持续提高。2015 年人均预期寿命达到 76.34 岁，比 2010 年提高 1.51 岁。没有全民健康，就没有全面小康，要把人民健康放在优先发展的战略地位，以改革创新为动力，以促健康、转模式、强基层、重保障为着力点，更加注重预防为主和健康促进。在此背景下，"十三五"卫生与健康规划确立了其中的一个发展目标是"疾病预防控制成效显著。预防为主，关口前移，普及健康生活方式，提升居民健康素养，有效控制健康危险因素，消除一批重大疾病"。食源性疾病是当今世界上分布最广泛、最常见的疾病之一，无论是发达国家还是发展中国家，食源性疾病的防控都是一个难题。食品卫生学作为现代医学学科体系预防医学（二级学科）下的三级学科，如何加强对食源性疾患的管理、报告以及从预防和控制措施上与国际接轨将是食品卫生学的长期工作。

"十三五"卫生与健康规划明确了"加强突发事件卫生应急"为其主要任务之一。强调要加强突发公共卫生事件综合监测、快速检测、风险评估和及时预警能力建设，提升突发事件卫生应急监测预警水平、应对能力和指挥效力，突发公共卫生事件预警信息响应率达到95%以上。同时，要加强卫生应急队伍建设，提高各级医疗卫生机构卫生应急准备和处置能力。食品卫生是公共卫生的一部分，一方面，食品安全监测、卫生检测、风险评估等方面的

能力建设都需要以食品卫生学作为技术支撑；另一方面，只有加强食品卫生学的学习，才能为食品卫生应急队伍建设输送更多专业人才。

（二）　学习食品卫生学是应对食品卫生或食品安全问题的需要

随着加工食品的扩大化以及新技术、新原料、新产品的广泛应用，造成食品污染的因素日趋复杂化。通过食品卫生学学习，可以了解我国现阶段的食品卫生或食品安全问题以及未来的发展趋势。只有认识问题，才能应对问题，寻找解决方案。

我国现阶段，食品污染的主要问题集中表现为微生物引起的食源性疾病、源头污染和加工环节污染。首先，微生物引起的食源性疾病目前依然是我国主要的食品卫生问题。食源性疾病是全球也是我国的头号食品安全问题。在发达国家，每年罹患食源性疾病的人口百分比高达30%，我国平均6人中就有1人为食源性疾病患者。根据我国近年来突发公共卫生事件网络直报系统公布的数据，微生物引起的食源性疾病爆发事件数和患者数最多，微生物病原菌依然是导致我国食源性疾病暴发的主要原因。其次，初级农产品的源头污染突出。目前我国有2亿多的农户，初级农产品的生产仍以个体、分散的方式生产，由于生产者的知识水平、守法意识参差不齐，可能导致农产品在生产过程中遭遇农药残留、兽药残留、重金属、天然毒素、有机污染物等化学性污染。再者，小规模的、非标准化生产导致加工环节的污染难以避免。在我国的食品生产中，中小型的食品加工企业仍然占绝大多数，其加工设备、工艺水平、人员素质等方面的缺陷导致食品加工环节的化学性、生物性污染无所不在，直接影响产品的最终质量。

了解了我国食品污染的上述特点，我们食品卫生工作就能突出重点，有的放矢。但我们也必须认识到食品卫生是一个动态发展的概念，随着社会的进展、技术的进步，在一些老问题得到改善和解决的同时又会出现一些新问题，如新的化学污染物、新技术食品、新包装材料的卫生及安全等。因此，作为食品专业人员，既要熟知现阶段我国存在的食品卫生问题，采取针对性的控制措施，又要加强对新问题的探查、探索并开展风险评估，寻求可能的预防措施防范风险。因此，只有加强食品卫生学知识的学习，才能真正科学地应对食品生产、经营、管理和消费等环节中的食品卫生或食品安全问题。

（三）　学习食品卫生学有利于保持和提升食品产业市场竞争力

随着我国市场经济不断发展，人们生活水平日益提高，我国社会正在走向全面建设小康社会和实现富裕的时代。我国既是一个食品生产大国，也是一个食品消费大国，人们消费水平的提高，对食品产业的发展提出了更多、更高的要求。面对众多的竞争对手和追求日渐增长的顾客，越来越多的食品企业已经认识到市场是决定企业生存和发展的关键。食品卫生是保证食品安全必须具有的条件和措施，食品企业要在竞争中取胜，首先必须具有确保食品卫生的各项保障，在消费者心目中建立安全感和信任感。食品一旦出现危害消费者健康的卫生问题，不仅会影响消费者对该食品的信任度，同时也会严重削弱产品的市场竞争力。因此，围绕食品企业发展和市场竞争力维持的先决条件，开展理论联系实际的学习和研究显得越来越有必要了。学习食品卫生知识、培养高素质的食品专业人才对于保障食品企业产品的安全和质量、增强市场竞争力具有十分重要的意义。

（四）　学习食品卫生学有助于全面系统地掌握其他相关学科知识

食品卫生学是一门应用性很强的学科，在预防医学和食品科学中具有重要的地位。预防医学是从医学中分化出来的一个独立的学科群，它以"环境–人群–健康"为模式，按照

"预防为主"的卫生工作方针,从群体角度探讨与人类健康与疾病相关问题,制定公共卫生策略与措施,达到预防疾病、增进健康、延长寿命、提高生命质量的目的。医学发展的趋势之一是从个体医学发展到群体医学,当今许多医学问题的真正彻底解决不可能离开群体和群体医学方法。因此,培养合格的医学人才,除了需要重点学习临床医学外,也需要加强预防医学教育。食品卫生学是预防医学的一个分支,其研究的内容之一是食源性疾病,其发病率居各类疾病总发病率的前列,是当前世界上最突出的卫生问题之一。所以,不论是预防医学,还是临床医学,都有必要充实食品卫生学的理论和实践知识。由于食品卫生学涉及食品原料、生产、加工、包装、流通、消费各环节,以及分析检测、评估评价、监督管理等技术,所以它与食品原料学、食品工艺学、食品检验学、食品包装学、食品物流学、食品监督管理学等食品科学的学科分支联系密切。例如食品原料学、食品工艺学等都需要食品卫生作为原料安全、加工安全、成品安全的保障条件,食品包装学、食品物流学也需要食品卫生的相关理论防止包装材料有害物、运输环境因素等对食品终产品带来健康威胁。因此,全面系统地掌握食品科学各分支学科内容也需要加强食品卫生学的学习。

总之,食品卫生学与健康密切相关。没有全民健康,就没有全面小康。目前,健康中国已上升为国家战略,《"健康中国2030"规划纲要》明确提出2030年具体实现的目标之一是"食品药品安全得到有效保障"。为了实现这个目标,一方面,应针对我国当前食品卫生存在的问题和面临的挑战,加强食品卫生学研究,健全从源头到消费全过程的监管和控制,以卫生安全的食品保障国民健康;另一方面,加快培养适应新时期的高层次食品卫生学人才,使食品生产、监管更加科学,促进食品产业良性发展,稳步提升全民健康水平。

🔍 思考题

1. 食品卫生与食品安全之间有什么关系?
2. 食品卫生学与食品毒理学之间有什么区别与联系?
3. 食品卫生学的主要内容包括哪些?
4. 我国食品卫生工作取得了哪些成就?
5. 论述学习食品卫生学的意义和必要性。

第二章

CHAPTER

2

食品的生物性污染及其预防

[学习要点]

    1. 熟悉常见污染食品的细菌、霉菌、寄生虫的种类、概念和特点。

    2. 掌握各类生物性食品污染的危害、卫生学意义和预防措施。

    3. 熟悉食品腐败与食品发酵的区别，掌握导致食品腐败的因素、卫生学意义和预防措施。

    4. 了解经典食品生物性污染案例中污染食品的生物类型、特点及危害。

    食品从农场到餐桌的任何一个阶段都可能发生污染，包括水、土壤或空气污染等。联合国粮农组织（FAO）和世界卫生组织（WHO）曾宣布："由食品污染引起的疾病是对人类健康构成最为广泛的威胁之一，同时也是导致社会生产力下降的重要原因之一。"随着生产的规模化、工业化和经济贸易的发展，食品污染造成的经济损失和社会影响将越来越大。

    地球上除了有明火的地方以外，人类所能探索的范围内，如高山、陆地、江河、湖泊、海洋及空气中都广泛地存在着各种微生物。微生物的特有生物学特性使其在自然界中的分布达到"无孔不入"的地步。自然界中存在的微生物，有些可以用来制造食品或制药、制酶等，为人类所利用；有些则能使食品腐败变质，以致人们不能食用这些食品，造成浪费；还有些微生物以食物为载体，通过摄食而进入人体，引起疾病导致人体健康受损，甚至危及生命。

    食品的生物性污染主要包括微生物、寄生虫及病毒污染，能够引起食品的腐败变质、感官性状发生变化、营养价值降低，引发疾病。大部分食源性疾病是由微生物引起的。2015年，国家食品安全风险评估中心发布数据显示，食源性致病因子中，微生物（未统计寄生虫）引起的食源性疾病事件数和患病人数最多，但微生物致病因子引起的病死率较化学性、有毒动植物及毒蘑菇致病因子引起的病死率低，且发病有明显的季节性。本章将介绍细菌、霉菌及霉菌毒素、寄生虫污染食品的危害及预防措施。

第一节 食品的细菌污染及其预防

细菌是食物链中最常见的生物性危害源。由于受食品理化性质、所处外界环境条件及加工处理方法不同等因素的限制，食品中存在的细菌只是自然界中的一小部分。一般将这些食品中常见的细菌称为食品细菌，包括致病菌、相对致病菌和非致病菌。非致病菌与食品的腐败变质及相对致病性密切相关，是评价食品卫生质量的重要指标。国家食品安全标准规定的食品微生物指标主要包括菌落总数、大肠菌群和致病菌三项。

一、 食品细菌性污染的途径

大多数病原体包括细菌、病毒和寄生虫等病原微生物都可通过粪-口途径污染各种食用动物、植物及其制品而对人体健康产生危害。也就是说，某种病原体从人或动物的粪便排出后，可通过操作人员的手、昆虫、土壤及水等媒介以不同途径造成食品的污染。这些污染包括：原料污染，尤其是原料表面破损者；加工过程中污染，包括环境、生产用水、加工器械、操作流程等因素；因贮藏环境条件不当等造成的贮藏过程中的污染；运输和销售过程中的污染；因选择的食用时间及方式不恰当，造成的食品消费中的污染等。此外，感染或携带病原体的食品加工人员、服务人员等如不注意个人卫生和食品卫生，也会引起所接触食品的污染，如供人食用，就会导致食用者感染发病。

二、 污染食品的细菌

（一） 非致病性细菌

非致病性细菌与食品的腐败变质及相对致病性密切相关，是评价食品卫生质量的重要指标。一般有假单胞菌属、黄杆菌属、微球菌属、产碱杆菌属、乳杆菌属、芽孢杆菌属、变形杆菌属、大肠埃希氏菌属等。这类微生物往往与食品出现的特异颜色、气味、荧光、磷光及相对致病性有关。

假单胞菌属（*Pseudomonas*）、微球菌属（*Micrococcus*）和葡萄球菌属（*Staphylococcus*）具有很强的利用各种碳源的能力和环境适应力，是大多数食品的主要腐败菌。

产碱杆菌属（*Alcaligenes*）能利用不同的有机酸和氨基酸为碳源，并能从几种有机盐和酰胺产碱。常与高蛋白食品变质有关。

黄杆菌属（*Flavobacterium*）主要来自海水或淡水，可在低温或5%食盐中生长，故在鱼类及水产品中多见，与冷冻肉品及冷冻蔬菜的腐败有关，并以其利用植物中的糖类生产黄、红色素而著称。

盐杆菌属（*Halobacterium*）和盐球菌属（*Halococcus*）为嗜盐菌，生长需要12%以上的氯化钠，在20%的氯化钠中能生长。可在咸肉和盐渍食品上生长，引起食物变质，并可产生橙红色素，如咸鱼上的红斑。

肠杆菌属（*Enterobacter*）中除志贺氏菌属及沙门氏菌属外，均是常见的食品腐败菌。多数与水产品、肉及蛋制品腐败有关。其中变形杆菌分解蛋白质能力非常强，是需氧腐败菌的代表；沙雷氏菌可使食物发生表面变红、变黏等改变。

乳杆菌属（*Lactobacillus*）经常与乳酸菌同时出现，为兼性厌氧型，有时微好氧。需要营养丰富的培养基；发酵分解糖代谢终产物中50%以上是乳酸。主要见于乳制品、肉制品、鱼制品、谷物及果蔬制品等环境中，可使其腐败变质，它们也是人和动物的正常菌群，罕见致病。

芽孢杆菌属（*Bacillus*）在自然界中分布广泛，是肉类食品中的常见腐败菌。芽孢能抗许多不良环境。每个细胞产一个芽孢，芽孢不被氧所抑制。

化能异养菌是具有发酵或呼吸代谢的类型。少数菌种对脊椎动物和非脊椎动物致病。

（二） 致病性细菌

食品中常见的致病性细菌主要包括葡萄球菌、沙门氏菌、志贺氏菌、致病性大肠杆菌、链球菌、肉毒梭菌、产气荚膜梭菌、蜡样芽孢杆菌、副溶血性弧菌、空肠弯曲杆菌、单核细胞增生性李斯特菌、变形杆菌、阪崎肠杆菌、小肠结肠炎耶尔森菌等。

葡萄球菌主要来源于人和动物。乳品、熟肉、含有淀粉的干燥的高营养食品污染率较高。

沙门氏菌、志贺氏菌、空肠弯曲菌、小肠耶尔森氏菌和致病性大肠杆菌来源于粪便。生食的水和未加工的蔬菜、水果表面、凉拌菜、冷食肉类、蛋类、乳类等污染率较高。

链球菌源于人、动物和植物。破损鸡蛋、鲜乳、猪头肉污染率较高。

梭菌源于土壤。肉毒梭菌与罐头等密封贮存食品有关。产气荚膜梭菌为人体肠道分布菌，未充分热加工后长时间较高温（42.3℃以上）放置的肉及鱼虾类食品污染率较高。

蜡样芽孢杆菌源于土壤、灰尘、水。主要与面粉、大米等谷物食品有关。米饭在较高温度（10℃以上）放置时，蜡样芽孢杆菌迅速生长。

副溶血性弧菌源于海洋，海产品和咸菜易污染该菌。

李斯特菌源于污水、腐烂植物、人畜粪便、蔬菜、青饲料，广泛分布于自然界。单核细胞增生性李斯特菌为人畜共患病原菌，禽肉、干酪等食品污染率较高。

坂崎肠杆菌在自然界分布广泛、繁殖迅速。阪崎肠杆菌属条件致病菌，一般情况下，不对人体健康产生危害，但对于免疫力低下者和婴幼儿、新生儿，尤其是早产儿、低体重儿可以致病，故婴幼儿配方乳粉需重点关注。

三、 食品细菌性污染的检验及其卫生学意义

（一） 菌落总数

1. 菌落总数的概念

菌落总数，即食品检样经过处理，在一定条件下（如培养基成分、培养温度和时间、pH、需氧性质等）培养后，所得单位质量（g）、单位容积（mL）或表面积（cm²）检样中形成菌落的总数。GB 4789.2—2016《食品安全国家标准　食品微生物学检验　菌落总数测定》规定的培养条件下所得结果只包括在平板计数琼脂上生长发育的嗜中温需氧菌或兼性厌氧菌的杂菌总数。由于自然界中这类细菌占多数，其数量的多少能反映出检验样品中的细菌总数及食品的卫生状况。

2. 菌落总数的卫生学意义

菌落总数可用于了解食品生产中，从原料加工到成品包装受外界污染的情况，也可以反

映细菌在食品中繁殖的动态，以便为被检验样品进行卫生学评价（如预测食品的保质期等）时提供依据。从食品卫生学观点来看，食品中菌落总数越多，食品质量越差，病原菌污染的可能性也越大。但是有些菌落总数较低的食品中，曾有细菌繁殖并已产生了毒素，但由于环境条件限制使细菌不能延续生长繁殖，而毒素由于性质稳定而留存在食品中的情况，这对人体健康存在较大风险。因而食品中菌落总数用于评定食品的受污染情况，有一定的指示作用，同时还须结合大肠菌群和致病菌指标，对食品卫生质量和安全性做出全面的评价。

（二）　大肠菌群

1. 大肠菌群的概念

根据 GB 4789.3—2016《食品安全国家标准　食品微生物学检验　大肠菌群计数》规定，大肠菌群是指在一定培养条件下能发酵乳糖、产酸产气的需氧和兼性厌氧革兰氏阴性无芽孢杆菌。

2. 大肠菌群的卫生学意义

大肠菌群主要来源于人畜粪便，作为粪便污染指标评价食品的卫生状况，推断食品中肠道致病菌污染的可能。作为粪便污染食品的指标菌，指标值越低则说明食品受粪便污染程度及对人体健康危害程度越低。作为肠道致病菌污染食品的指针，大肠菌群数量越多，则肠道致病菌存在的可能性就越高，但二者之间并不总是呈线性关系。粪便污染的食品，往往是肠道传染病发生的主要原因，因此检查食品中有无肠道致病菌，对控制肠道传染病的发生和流行具有十分重要的意义。

第二节　霉菌、霉菌毒素的污染及其预防

一、　概述

霉菌即"会引起物品霉变的真菌"，是指那些菌丝较发达又不产生大型子实体结构的真菌。在潮湿的环境中，只要有微量的有机质，霉菌即可大量繁殖，广泛污染谷物及其制品，不仅引起谷物霉变、降低食用价值、造成巨大的经济损失，有些霉菌污染食品还会产生有毒的代谢产物——霉菌毒素，对人畜健康存在严重安全隐患，可引起人或动物急、慢性中毒。除此之外，一些霉菌还与某些癌症有关，如黄曲霉毒素就是世界公认的三大强致癌物质之一。

二、　霉菌产毒的特点及条件

霉菌产毒仅限于少数产毒霉菌的部分菌株，霉菌产毒取决于菌株本身的生物学特性、外界环境条件，或二者兼有。

（一）　霉菌产毒的特点

（1）霉菌中仅少数菌种能够产毒，少数产毒霉菌只有一部分菌株可以产毒。目前已发现的霉菌毒素约300余种，其中少部分在自然条件下可引起动物及人中毒。

（2）同一产毒菌株的产毒能力有可变性和易变性，如产毒菌株经过累代培养可完全失去产毒能力，而非产毒菌株在一定条件下可出现产毒能力。

（3）产毒菌种所产生的霉菌毒素不具有严格的专一性，即一种菌种或菌株可以产生几种不同的毒素，而同一霉菌毒素也可由几种霉菌产生。如杂色曲霉毒素可由杂色曲霉属、黄曲霉和构巢曲霉产生；而岛青霉可产生岛青霉素、黄天精、红天精等几种毒素。

（4）产毒霉菌产生毒素需要一定条件。霉菌污染食品并在食品上繁殖是产毒的先决条件，而霉菌能否在食品上繁殖和产毒又主要受基质（食品类型）和环境因素等的影响。

（二）　霉菌产毒的条件

1. 基质

霉菌在天然食品上比在人工培养基上更易繁殖。但不同食品上的霉菌有一定的菌相。如玉米、花生中黄曲霉及其毒素检出率较高；小麦和玉米中以镰刀菌及其毒素污染为主；大米中以青霉及其毒素较常见。

2. 水分

粮食的水分含量在 17%～18%，是霉菌繁殖产毒的最佳条件。食品中能被微生物利用的水分对霉菌的增殖产毒影响较大，通常将这部分水分称为水分活度（water activity，A_w）。食品的 A_w 值越小，越不利于微生物的繁殖。对粮食而言，$A_w < 0.7$，一般霉菌不能生长。

3. 湿度

霉菌繁殖需要一定的湿度，不同霉菌要求的湿度条件也不同。相对湿度＜80%时，主要是灰绿曲霉、局限青霉、白曲霉易繁殖；相对湿度为 80%～90%时，大部分曲霉、青霉、镰刀菌易繁殖；相对湿度＞90%时，毛霉易繁殖。一般非密闭条件下，相对湿度＜70%时，霉菌不能产毒。

4. 温度

大多数霉菌繁殖适宜的温度为 25～30℃，＜0℃或＞30℃时，不能产毒或产毒力弱；而毛霉、根霉、黑曲霉、烟曲霉适宜产毒温度为 25～40℃；梨孢镰刀菌、尖孢镰刀菌、拟枝孢镰刀菌、雪腐镰刀菌在 0℃或 -7～-2℃产毒。

5. 通风

大部分霉菌繁殖和产毒需要在有氧条件下进行，但毛霉、灰绿曲霉是厌氧菌，并可耐受高浓度 CO_2。

三、　霉菌污染食品的卫生学意义

霉菌污染食品引起的危害主要有两个方面：一是霉菌引起食品变质，二是霉菌产生危害人畜健康及生命的毒素。

1. 霉菌污染引起食品变质

根据联合国粮食及农业组织（FAO）数据显示，全球 25%的农作物受到不同程度污染，约 2%的农作物因霉菌毒素污染严重而失去食用价值。与食品卫生关系密切的霉菌大部分属于无性型真菌类的曲霉属（*Aspergillus*）、青霉属（*Penicillium*）和镰刀菌属（*Fusarium*），此外在食品中常见的霉菌还有毛霉属（*Mucor*）、根霉属（*Rhiopus*）、木霉属（*Trichoderma*）、交链孢霉属（*Alternaria*）和芽枝霉属（*Cladosporium*）等。霉菌污染食品的程度以及被污染食品卫生质量的评定可从两个方面进行：①霉菌的污染程度，即单位质量或容积的食品或 100 粒粮食上霉菌菌落总数，表示食品感染霉菌情况。目前我国多个食品安全标准规定了霉菌菌落总数的限量值，见表 2-1 所示；②霉菌菌相的构成，即食品中霉菌的种类和数量的相对构成。例如，作物在田间生长期即感染的一些霉菌（田野霉），主要包括交链孢霉、弯孢霉、芽枝霉以及头孢霉等，对粮食并无损害，或为条件致病菌，粮食中如以这些霉菌占优势，并不表示粮食发生了霉变。粮食收割后污染的一些霉菌，如青霉、曲霉、毛霉、木霉等，其中青霉、曲霉可检出，并不表示霉变，它们在一定条件下大量繁殖会使粮食霉变；而毛霉、根霉、木霉常在粮食霉变的后期检出，此时表示粮食已经发霉变质。

表 2-1　　　　　　　　　　　　部分食品霉菌限量值

食品种类	霉菌限量/（CFU/g）	现行相关标准
糕点、面包	150	GB 7099—2015
夹心饼干、非夹心饼干	50	GB 7100—2015
饮料（固体饮料）	20（50）	GB 7101—2015
蜜饯	50	GB 14884—2016
蜂蜜	200	GB 14963—2011
食品工业用浓缩液（汁、浆）	100	GB 17325—2015
茶饮料	20（50）	GB 7101—2015
果蔬汁饮料	20（50）	GB 7101—2015
果冻	20	GB 19299—2015
坚果与籽类食品（烘炒）	25	GB 19300—2014
发酵乳	30	GB 19302—2010
冲调谷物制品	100	GB 19640—2016
即食藻类干制品	300	GB 19643—2016
稀奶油、奶油和无水奶油	90	GB 19646—2010

注：括号内的限值仅适用于固体饮料。

2. 霉菌产生危害人畜健康及生命的毒素

目前已知的霉菌毒素有 300 多种，谷物中污染较严重，且对人畜危害较严重的霉菌毒素主要包括黄曲霉毒素（Aflatoxin，AF），赭曲霉毒素 A（Ochratoxin A，OTA），杂色曲霉毒素（Sterigmatocystin，ST），玉米赤霉烯酮（Zearalenone，ZEN）、脱氧雪腐镰刀菌烯醇（Deoxynivalenol，DON）、T-2（Trichothecenes）毒素等。毒性作用表现为：肝脏毒、肾脏毒、神经毒、光致敏性皮炎毒、造血组织毒等，部分霉菌毒素已证明具有致突变性及致癌性。

四、　主要的霉菌毒素

（一）　黄曲霉毒素

1. 概述

黄曲霉毒素（Aflatoxin，AF）是由黄曲霉（*Aspergillus flavus*）、寄生曲霉（*A. parasiticus*）在生长繁殖过程中产生的对人畜危害极大的一类代谢产物，特别容易污染花生、玉米、稻米、大豆、小麦等粮油产品，在湿热地区食品和饲料中出现黄曲霉毒素的概率最高。20 世纪

60 年代在英国发生的十万只火鸡突发性死亡事件被确认与从巴西进口的花生粕有关。经多年调研发现黄曲霉毒素是一组化学结构类似的化合物，其基本结构均含有一个双氢呋喃环和一个氧杂萘邻酮。紫外光下发蓝紫色荧光的称为黄曲霉毒素 B，发黄绿色荧光的称为黄曲霉毒素 G。另外有两种代谢产物为黄曲霉毒素 M_1、黄曲霉毒素 M_2，M_1 荧光呈蓝紫色，M_2 呈紫色。各种黄曲霉毒素中，黄曲霉毒素 B_1（AFB_1）为毒性及致癌性最强的物质，因此，食品卫生监测中常以它作为污染指标。黄曲霉毒素 B_1 和黄曲霉毒素 B_2 的化学结构如图 2-1所示。

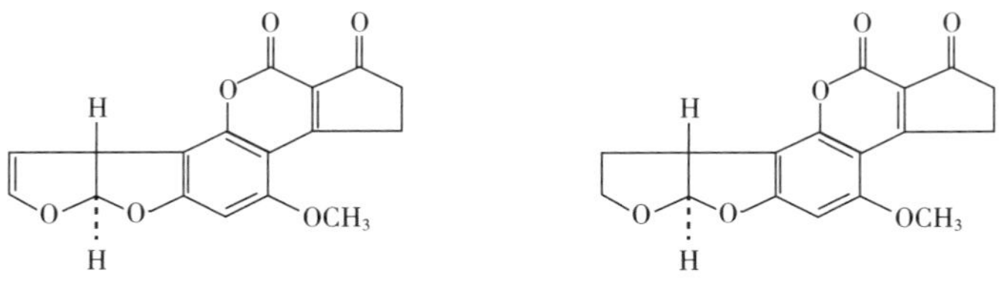

黄曲霉毒素B_1　　　　　　　　黄曲霉毒素B_2

图 2-1　黄曲霉毒素化学结构

2. 黄曲霉毒素理化性质

黄曲霉毒素的相对分子质量为 312~346，易溶于油、甲醇、丙酮和氯仿等有机溶剂，但难溶于水，不溶于石油醚、己烷和乙醚。一般在中性溶液中较稳定，但在强酸性溶液中稍有分解，在 pH 9~10 的强碱溶液中，AF 的内酯环被破坏形成香豆素钠盐，可溶于水被洗脱掉。耐高温，AFB_1 的分解温度为 268℃。紫外线对低浓度黄曲霉毒素有一定的破坏性。

3. 代谢途径和代谢产物

AFB_1 在人体内主要代谢场所是肝脏，代谢途径为羟化、脱甲基和环氧化反应。AFM_1 是 AFB_1 在肝微粒体酶催化下的羟化产物，最初是在牛、羊的乳中发现。AFQ_1 是 AFB_1 经羟化后的代谢产物，其羟基在环戊烷 β 碳原子上，有强的黄绿色荧光。AFB_1 转变为 AFQ_1 可能是一种解毒过程。AFB_1 的另一代谢产物是二呋喃环末端双键的环氧化物，该环氧化物一部分可与谷胱甘肽硫转移酶、尿苷二磷酸-葡萄糖醛基转移酶或磺基转移酶结合形成大分子，经环氧化酶催化水解而被解毒；另一部分则与生物大分子 DNA、RNA 以及蛋白质结合发挥其毒性。有学者认为 B_1、G_1、M_1 二呋喃环上的双键极易发生环氧化反应，因此毒性很强；而不具有二呋喃环双键的 B_2 和 G_2 毒性较低。许多研究还表明，AFB_1 的经代谢活化的产物与 DNA 形成的加合物具有器官特异性和剂量依赖关系，且与动物对 AFB_1 致癌的敏感性密切相关。AF 的代谢产物除 M_1 大部分从乳中排出以外，其余可经尿、粪及呼出的 CO_2 排泄。动物摄入 AF 后肝脏中含量最多，在肾、脾、肾上腺中也可检出，有极微量存于血液中，肌肉中一般不能检出。AFB_1 的代谢途径如图 2-2 所示。

4. 黄曲霉毒素的毒性

黄曲霉毒素没有经过代谢活化是无致癌性的，因此黄曲霉毒素又称为前致癌物。当人摄入量大时，可发生急性中毒；微量持续摄入，可造成慢性中毒；黄曲霉毒素是目前已知最强致癌物之一。

（1）急性毒性　根据对动物的半致死剂量（LD_{50}）的研究表明黄曲霉毒素属于剧毒物，

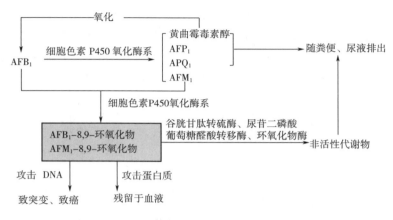

图 2-2　黄曲霉毒素 B_1 的代谢途径

其毒性为氰化钾的 10 倍，砒霜的 68 倍，仅次于肉毒毒素。对鸡、鸭、大鼠、豚鼠、兔、猫、狗、猪、牛、猴及人均有强烈毒性。不同动物对此毒素的敏感性随动物的种类、性别、年龄及营养状况等的不同而存在差异，在各种动物中，鸭雏最为敏感，并且其肝脏病变具有一定特征，可作为生物鉴定方法。较不敏感的动物是小白鼠和地鼠。无论对任何动物，其急性中毒病理表现主要为肝脏的急性损害，如急性肝炎、出血性肝坏死、肝细胞脂肪变性和胆管增生等。脾脏和胰脏也有轻度的病变。非洲一些国家，以及印度、泰国都有报道过人类摄入受到黄曲霉毒素污染的食品引起的急性中毒。

（2）慢性毒性　动物若持续长期摄入小剂量的黄曲霉毒素则会造成慢性中毒，主要表现为动物生长发育迟缓，体重减轻，母畜不孕或产仔少等系列症状。肝脏出现的慢性损伤，主要表现为肝实质细胞变性、肝硬化等。

（3）致癌性　黄曲霉毒素可诱发多种动物癌症，主要靶器官为肝脏。长期持续摄入较低剂量的黄曲霉毒素或短时间较大剂量的黄曲霉毒素，都可诱发原发性肝细胞肝癌。动物实验发现，黄曲霉毒素还可诱发胃、肾脏、泪腺、直肠、乳腺、卵巢及小肠等部位的肿瘤，还可出现畸胎。但其与人类肝癌的关系难以得到直接证据，从肝癌流行病学研究发现，凡食物中黄曲霉毒素污染严重和人类实际摄入量比较高的地区，原发性肝癌发病率高。

黄曲霉毒素诱发动物肝癌的机制为：黄曲霉毒素（AFB_1）有很强的基因毒性，在肝脏经细胞色素氧化酶 P450 活化，形成的 AFB_1 8,9-环氧化物，能与 DNA 上的鸟嘌呤结合形成 DNA 加合物，从而导致基因突变（图 2-2）。AFB_1-DNA 加合物的形成不仅具有器官特异性和剂量依赖关系，而且与动物对 AFB_1 致癌的敏感性密切相关。

（4）预防措施　①食品防霉：食品防霉是预防食品被黄曲霉毒素污染的最根本措施。应做好食品原料的田间农业生产、采收和食品加工、流通、贮存环节的防霉工作，包括防虫、防作物倒伏、谷物收获后及时晾晒、低温保藏等。②去除毒素：在保障谷物食用安全的前提下，针对霉菌毒素的特性，通过破坏或吸附霉菌毒素可以一定程度地降低和消除霉菌毒素。霉菌毒素污染去除法分为物理法、化学法和生物降解法等。物理方法包括加热、灼烧、微波、挤压、辐照等。加热降解霉菌毒素的程度取决于加热温度、水分含量和加热时间。当加热温度达到200℃并保持一定时间时，AF 才可以被降解。水分含量高时，AF 更容易被降解。AF 也具有光敏性，在自然条件下能被阳光、紫外线和 γ 射线等辐射作用降解。含毒素的植物油可加入活性白陶土或活性炭等吸附剂，然后搅拌静置，毒素可被吸附而达到去除作用。在所有能够降解霉菌毒素毒性的化学试剂中，氨的效果最显著，氨可将 AFB_1 转化为 AFD_1，来达到降低其毒性的目的，此法已被应用于玉米工业生产中。生物降解法中取得一定研究成效的有乳酸菌、真菌代谢产酶及植物提取物等，但离实际应用尚有距离。③制定食品中黄曲霉毒素限量标准：限定各种食品中黄曲霉毒素含量也是减少毒素对人体危害的重要措施。GB 2761—2017《食品安全国家标准　食品中真菌毒素限量》中规定了食品中黄曲霉毒素 B_1 的限量指标，如表2-2所示。

表2-2　　　　　　　　　　　食品中黄曲霉毒素 B1 限量指标

食品类别（名称）	限量/（μg/kg）
谷物及其制品	
玉米、玉米面（渣、片）及玉米制品	20
稻谷①、糙米、大米	10
小麦、大麦、其他谷物	5.0
小麦粉、麦片、其他去壳谷物	5.0
豆类及其制品	
发酵豆制品	5.0
坚果及籽类	
花生及其制品	20
其他熟制坚果及籽类	5.0
油脂及其制品	
植物油脂（花生油、玉米油除外）	10
花生油、玉米油	20
调味品	
酱油、醋、酿造酱	5.0
特殊膳食用食品	
婴幼儿配方食品	
婴儿配方食品②	0.5（以粉状产品计）
较大婴儿和幼儿配方食品②	0.5（以粉状产品计）
特殊医学用途婴儿配方食品	0.5（以粉状产品计）
婴幼儿辅助食品	
婴幼儿谷类辅助食品	0.5
特殊医学用途配方食品②（特殊医学用途婴儿配方食品涉及的品种除外）	0.5（以固态产品计）
辅食营养补充品③	0.5
运动营养食品②	0.5
孕妇及乳母营养补充食品③	0.5

注：①稻谷以糙米计。
　　②以大豆及大豆蛋白制品为主要原料的产品。
　　③只限于含谷类、坚果和豆类的产品。

（二） 玉米赤霉烯酮

1. 概述

玉米赤霉烯酮（Zearalenone）又称 F-2 毒素，它最先是从有赤霉病的玉米中分离得到。玉米赤霉烯酮的产毒菌主要是镰刀菌属（*Fusarium*）的菌株，主要污染玉米、小麦、大米、大麦、小米和燕麦等谷物。1980 年李季伦教授发现植物体内也存在玉米赤霉烯酮，作为植物体内的一种激素来调控植物的生长。研究发现玉米赤霉烯酮的作用与作物光周期诱导效应的关系十分密切，并可提高玉米幼苗的抗旱和抗寒能力。

2. 玉米赤霉烯酮理化性质

玉米赤霉烯酮是一种酚的二羟基苯酸的内酯结构，分子式为 $C_{18}H_{22}O_5$。它不溶于水，溶于碱性水溶液、乙醚、苯、氯仿、二氯甲烷、乙酸乙酯和酸类，微溶于石油醚。

3. 玉米赤霉烯酮的毒性

玉米赤霉烯酮具有雌激素样作用，能造成动物急、慢性中毒，引起动物繁殖机能异常甚至死亡，可给畜牧场造成巨大经济损失。目前发现，猪对此毒素较为敏感。玉米赤霉烯酮作用的靶器官主要是雌性动物的生殖系统，它会导致母畜外生殖器肿大、充血、死胎和延期流产等现象。在急性中毒的条件下，对神经系统、心脏、肾脏、肝和肺都会有一定的毒害作用。

4. 预防措施

由于玉米赤霉烯酮对育种的家畜和家禽危害很大，且造成大量的遗传品质下降。因此，对玉米赤霉烯酮的毒害作用应给予积极防治，减少畜产品的损失。做好饲料的防霉去毒工作。对于食品，要加强检测，制定标准限制食品中玉米赤霉烯酮的含量。GB 2761—2017《食品安全国家标准　食品中真菌毒素限量》规定了小麦、玉米及其制品中玉米赤霉烯酮的限量指标为 $60\mu g/kg$。

（三） 脱氧雪腐镰刀菌烯醇

1. 概述

脱氧雪腐镰刀菌烯醇（Deoxynivalenol，DON）又名呕吐毒素（Vomitoxin or Vomiting Toxin），是一种单端孢霉烯族毒素。而单端孢霉烯族毒素是粮食中最常见的一类污染性霉菌毒素，由镰刀菌产生，包括 T-2 毒素、雪腐镰刀菌烯醇（Nivalenol，NIV）、玉米赤霉烯酮（Zearalmone）、伏马菌素（Fumonisin）和脱氧雪腐镰刀菌烯醇（Deoxynivalenol）等。在全世界范围内，DON 是最常见的一种污染粮食、饲料和食品的霉菌毒素之一，其检出率和检出量都是最高的。1973 年，Vesohder 从美国俄亥俄州西北部导致母猪拒食和呕吐的玉米中分离得到该毒素，并根据它能引发动物呕吐的特征，将其定名为呕吐毒素。

2. 脱氧雪腐镰刀菌烯醇理化性质

单端孢霉烯族化合物基本结构是倍半萜烯，该类化合物化学性质稳定，可溶于中等极性的有机溶剂，难溶于水。紫外光下不显荧光，耐热，在烹调过程中不易破坏。在 pH 4 条件下，100℃和 120℃加热 60min 均不被破坏，170℃加热 60min 仅少量被破坏；在 pH 10 条件下，100℃加热 60min 部分被破坏，120℃加热 30 min 和 170℃加热 15 min 完全被破坏。

3. 脱氧雪腐镰刀菌烯醇的毒性

脱氧雪腐镰刀菌烯醇是赤霉病麦中毒的主要病原物质，在体内可能有一定的蓄积，但无特殊的靶器官，具有很强的细胞毒性。中毒表现为恶心、呕吐、眩晕、头痛、手足发麻、全身乏力、颜面潮红。停止食用病麦后 1~2d 即可恢复。症状严重者可见呼吸、脉搏、体温及血压波动，四肢发软、步态不稳、形似醉酒。故有地方称其为"醉谷病"，但未见死亡报道。另外 DON 对免疫系统有影响，有明显胚胎毒性和一定致畸作用。

4. 预防措施

对单端孢霉烯族化合物污染的预防措施仍应是防霉去毒、加强监测及制定食品中限量标准。防霉首先要注意田间管理，预防赤霉病害；粮食贮存期间注意通风，控制粮谷水分在 11%～13% 以下。GB 2761—2017《食品安全国家标准 食品中真菌毒素限量》规定了小麦、玉米及其制品中脱氧雪腐镰刀菌烯醇的限量指标为 1000μg/kg。

（四） 展青霉素

1. 概述

展青霉素（Patulin，Pat）是由曲霉和青霉等真菌产生的有毒代谢产物，能产生展青霉素的真菌有扩张青霉（*Penicillium Expansum*）、展青霉（*Penicillium Patulum*）、粒状青霉（*Penicillium Granulatum*）、梅林青霉（*Penicillium Melinii*）、圆弧青霉（*Penicillium Cyclopium*）、产黄青霉（*Penicillium Chrysogenum*）、棒曲霉（*Aspergillus Calvatus*）、巨大曲霉（*Aspergillus Giganteus*）、土曲霉（*Aspergillus Terreus*）等，展青霉素主要污染水果及其制品，尤其是苹果、山楂、梨、番茄、苹果汁和山楂片等。最初实验室发现展青霉素具有广谱的抗生素特点，后研究发现它对实验动物有较强的毒性作用，研究人员即转向 Pat 的毒性研究及其对食品和饲料污染的防治上。

2. 展青霉素理化性质

展青霉素为多聚乙酰内酯类化合物，其结晶呈无色棱形，熔点约为 110℃，在 70～100℃ 可真空升华。易溶于水、氯仿、丙酮、乙醇及乙酸乙酯等有机溶剂，微溶于乙醚、苯，不溶于石油醚。在酸性环境中展青霉素非常稳定，在碱性条件下活性降低。

3. 展青霉素的毒性

动物试验结果表明，展青霉素具有急性毒性、亚急性毒性、生育毒性、遗传毒性和细胞毒性。同时，该毒素也是一种神经毒素，可使人神经麻痹、肺水肿、肾功能衰竭。对胃具有刺激作用，导致反胃和呕吐。

4. 预防措施

展青霉素预防的首要措施仍是防霉。鉴于展青霉素的毒性及危害性，我国对展青霉素的限量也做出了规定，GB 2761—2016《食品安全国家标准 食品中真菌毒素限量》规定以苹果和山楂及其为原料制成的产品中（果丹皮除外）展青霉素限量指标为 50 μg/kg。

（五） 赭曲霉毒素 A

1. 概述

赭曲霉毒素（Ochratoxin，OT）是曲霉属和青霉属某些菌种产生的至少包括 7 种结构相关的霉菌次级代谢物。其中赭曲霉毒素 A（OTA）毒性最大，主要污染粮谷类农产品如燕麦、大麦、小麦、玉米、动物饲料和动物性食品。OTA 的产生菌在湿热的南方一般以赭曲霉菌为主，侵害水分大于 16% 的粮食和饲料；而寒冷干燥的北方以青霉菌为主，有些青霉菌在 0℃ 左右仍能生长，给饲料贮藏带来极大困难。

2. 赭曲霉毒素 A 理化性质

赭曲霉毒素 A 是苯丙氨酸与异香豆素结合的衍生物。无色晶体，溶于有机溶剂（氯仿和甲醇）和稀碳酸氢钠溶液，微溶于水。在紫外线照射下发绿色荧光，最大吸收峰为 333nm。

该毒素相当稳定、耐热，普通加热不能破坏，溶于乙醇后在冰箱内避光可保存一年。

3. 赭曲霉毒素 A 的毒性

赭曲霉毒素 A 对动物和人类的毒性主要有肾脏毒、肝毒、致畸、致癌、致突变和免疫抑制作用。赭曲霉毒素 A 进入体内后在肝微粒体混合功能氧化酶的作用下，转化为 4-羟基赭曲霉毒素 A 和 8-羟基赭曲霉毒素 A，其中以 4-羟基赭曲霉毒素 A 为主。OTA 主要毒害动物的肾脏，只有剂量很大时才出现肝脏病变，其中猪和禽类的敏感性最强。中毒后的病理变化以肾脏为主，可见肾脏肥大、呈灰白色、表面凹凸不平、有小泡、肾实质坏死、肾皮质间隙细胞纤维化；近曲小管功能退化、肾小管通透性变差、浓缩能力下降。

4. 预防措施

对赭曲霉毒素污染食品的预防措施除要对食品采取防霉去毒措施外，还要限制食品中赭曲霉毒素 A 的含量。GB 2761—2017《食品安全国家标准　食品中真菌毒素限量》规定了食品中赭曲霉毒素 A 的限量指标，具体见表 2-3 所示。

表 2-3　　　　　　　　　　　食品中赭曲霉毒素 A 限量指标

食品类别（名称）	限量/（μg/kg）
谷物及其制品	
谷物*	5.0
谷物碾磨加工品	5.0
豆类及其制品	
豆类	5.0
酒类	
葡萄酒	2.0
坚果及籽类	
烘焙咖啡豆	5.0
饮料类	
研磨咖啡（烘焙咖啡）	5.0
速溶咖啡	10.0

注：＊稻谷以糙米计。

第三节　食品的腐败变质及预防措施

食品腐败变质是指食品在微生物为主的各种因素作用下，造成其原有化学性质或物理性质发生变化，降低或失去其营养价值的过程。包括蛋白质类物质的腐败和碳水化合物、脂类物质的酸败。

一、　食品腐败变质与发酵的区别与联系

广义的发酵是指人类利用微生物或微生物的成分（如酶）等生产各种产品的有益过程。只要是利用微生物生产的产品，均属于发酵的范围，由发酵而生产的食品称为发酵食品。狭义的发酵是指微生物在无氧条件下分解碳水化合物（蔗糖、淀粉等）产生各种有机酸（乳酸、乙酸等）和乙醇等产物的过程。

腐败变质与发酵，相同点都是微生物对物质代谢的结果。区别是发酵产生对人类有益的代谢物，并具有特殊风味；腐败变质则产生对人类无益或有害的代谢物。例如水果（尤其是有机械损伤的水果）在自然环境中存放会被杂菌污染，发生腐败变质而不能食用；而葡萄等水果在特定环境下，微生物经竞争拮抗（或接种优势发酵菌种），最终可形成果酒、果醋等风味食品。

二、　食品腐败变质的影响因素

导致食品腐败变质的因素有物理因素、化学因素和生物因素。比如油脂的氧化酸败，主要是理化因素引起的；有时发现米、面放久了生长小虫使之陈变不可食用，这是生物因素——昆虫为之。

食品腐败变质，也是内在因素和外在因素共同作用的结果，其中内在因素主要是食品本身的组成和性质，外在因素包括微生物和环境。

1. 食品本身的组成和性质

（1）食品成分和酶　大多数食品是动植物组织及其制品，含有蛋白质、碳水化合物、脂肪、无机盐和维生素等丰富的营养物质，活体的动植物组织还含有生物酶类。有些食品中含有不饱和脂肪酸、色素、芳香物质等，很容易被氧化酶氧化。如多酚氧化酶催化酚类物质氧化，引起褐色聚合物的形成。脂肪氧化酶会引起富含脂肪的食品酸败，同时伴随有刺激性的或酸败臭味产生，导致食品变质。脂肪的氧化，同时也受环境当中的温度、光线、金属离子、氧气、水分等因素的影响。多数食品是胶体，其结构易破坏和变化。如果胶酶促使果蔬植物中的果胶物质分解，使组织软化，进而出现明显的失水、萎蔫及微生物污染。

另外，几乎所有的食品均含有羰基（或产生羰基），因此，都可能与蛋白质中的氨基发生美拉德反应，羰基与氨基经聚合、缩合反应生成类黑素。此反应不是由酶引起的，所以属于非酶褐变。

（2）食品的基质条件　食品的基质条件通常包括氢离子浓度、渗透压和水分含量等。这些因素主要通过影响微生物的生长繁殖，进而影响食品腐败变质的发生和进程。

根据食品经代谢后产生的矿物质残渣或灰分呈酸性、碱性或中性反应，可将食品分为非酸性食品和酸性食品。pH 在 4.5 以上者为非酸性食品，包括动物性食品和大多数蔬菜，适宜细菌生长；pH 在 4.5 以下者为酸性食品，包括水果和少数蔬菜，适宜酵母菌、霉菌和少数耐酸性细菌生长。

不同食品的渗透压不同，不同类群的微生物对渗透压的适应性也不同。大多数微生物在低渗透压（0.85%~0.9%的食盐溶液）食品中生存。在高渗透压食品中，各种微生物的适应能力不同，多数霉菌和少数酵母菌能耐受较高的渗透压，少数细菌能适应较高的渗透压，但其耐受能力远不如霉菌和酵母菌。

微生物对水的需求中，影响最大的指标就是游离水的可利用程度，用水分活度（A_w）来表示，即食品在密闭容器内的水蒸气压与在相同温度下纯水蒸气压之比值。如果食品中的水分活度值在 0.5 以下，则微生物不能生长，若在 0.6 以上，则污染的微生物容易生长繁殖，而造成食品变质。如新鲜的果蔬、鱼、肉、乳、罐头、熏肉、火腿、浓缩果汁、松软糕点、人造奶油、甜炼乳、巧克力糖浆、面粉、大米、果酱、干果、坚果等食品的水分活度都在 0.6 以上。而水分活度在 0.2 以下的乳粉、脱水蔬菜、爆米花、包装饼干等食品中，微生物不能生长繁殖。曲奇饼、干面包片、脆点心等食品的水分活度均在 0.3 以下，微生物也不能生长繁殖。

（3）食品的状态　完好无损的食品，一般不易发生腐败。如果食品组织溃破或细胞膜破裂，则易受到微生物的污染而发生腐败变质。

2. 微生物

食品不仅可供人类食用，而且也是微生物的良好营养源，微生物污染食品后容易在其中生长繁殖，破坏营养成分和食品本身的质地，是导致食品腐败变质的主要因素。

微生物菌相：将共存于食品中微生物种类及相对数量的构成称为微生物菌相，其中相对数量较大者称为优势菌。在食品正常贮存过程中，导致食品腐败而占优势生长的叫优势腐败菌。优势菌的变化取决于：

（1）环境因素　环境温度、湿度的变化，氧气有无及气体组成，氧化还原电位的变化等多种生态因素。

（2）食品因素　化学成分（如蛋白质、淀粉、脂肪含量，铁等微量元素含量，生长因子，食品本身中的特殊抑菌物质、抗生素）、pH、水分活度、酸碱度的改变。

（3）其他因素　已定居的微生物之间以及已定居微生物与环境中其他微生物之间的拮抗、竞争、共生等相互作用。

食品中的微生物区系处于一个动态变化之中。有学者总结了肉等蛋白质含量高的食品中的细菌变化规律：水系杆菌（低温细菌）→肠杆菌科细菌→乳酸菌→普通球菌→产芽孢菌。其中水系杆菌指假单胞菌、产碱菌、黄杆菌等，普通球菌指葡萄球菌、微球菌。有试验证实，5℃保存的猪肉分别以两个温度培养后菌相不同，30℃培养时以假单胞菌为主，保存 2d 后占 80% 以上；35℃培养时以肠杆菌科为主。以 63℃低热处理 30min 后，食品中剩余菌为一般球菌和产芽孢菌；如果以更低温度处理，剩余菌为肠杆菌科细菌和乳酸菌，二者成为主要残留菌，并成为主要菌相。

3. 环境因素

环境中的温度、湿度、阳光和水分等外在因素一方面影响果蔬类食品本身的呼吸、代谢以及水分变化；更重要的是通过影响微生物的生长繁殖，使食品发生腐败变质。食品在温度和湿度较高的环境中存放可加速微生物的生长繁殖，特别在 25～40℃，相对湿度超过 70% 时，是大多数嗜温微生物生长繁殖最适宜的条件。紫外线、氧的作用可促进油脂氧化和酸败，空气中的氧气可促进好氧性腐败菌的生长繁殖，从而加速食品的腐败变质。

三、　不同性质的食品变质

微生物能引起食品变质，但不是每种微生物对所有食品的变质作用都一样。也就是说不同性质的食品变质可能是由不同种类的微生物引起的。在自然界中，没有一种微生物能在各种不同组成成分的食品上生长，同时，也没有一种食品能适应所有微生物生长，细菌、酵母菌、霉菌这三大类微生物对不同营养物质的分解能力均显示了一定的选择性。了解这一点，有利于对食品贮藏特性和可能发生的腐败变质进行评估。

1. 蛋白质的分解

分解蛋白质的微生物主要是细菌，其次是霉菌和酵母菌。不能产生胞外酶的细菌，分解蛋白质的能力极弱。使食品蛋白质分解变质的主要是产生胞外酶的细菌，主要有：芽孢菌属、单胞菌属、变形杆菌属、梭状芽孢杆菌属等。这些属中的蛋白质分解菌，在以蛋白质为主体的食品上能良好生长，即使在无糖分存在的情况下也能较好生长。还有一些细菌，对蛋白质的分解能力虽然没有上述细菌强，但也有一定的分解能力。它们主要是葡萄球菌属、八叠球菌属、小球菌属、产碱杆菌属、肠细菌属、埃希氏菌属等。

含蛋白质的食品一旦被微生物分解造成败坏变质，会产生难闻的气味，这种变质，在食品生化上一般称为腐败。难闻气味的产生，主要是动植物组织酶以及微生物酶的作用，蛋白质经逐级分解生成氨基酸。氨基酸经脱羧酶作用生成组胺、尸胺、甲胺、腐胺等毒性胺类。含硫氨基酸脱羧产生硫醇类物质对人体也有毒性。脱氨反应则生成各类有机酸类。鱼贝类、肉类的正常成分三甲胺氧化物可被细菌还原生成三甲胺。

随着蛋白质食品的腐败，由氨和胺类构成的挥发性盐基总氮蓄积。蛋白质分解导致的低分子物质增多，进而使浸出液的电导率、遮光率、冰点、黏度和 pH 等指标都发生变化。

2. 碳水化合物的分解

食品中碳水化合物包括单糖类、寡糖、多糖及糖类衍生物。含碳水化合物较多的食品，主要是粮食、蔬菜、水果、糖类以及这些食品的制品。含碳水化合物和脂肪多的食品被微生物分解产酸而变质败坏，这种变质一般称为酸败。其本质是这类食品在细菌酵母和霉菌所产生的相应酶作用下，发生分解和酵解，生成各种碳水化合物的低级产物，如醇类、羧酸、醛、酮、二氧化碳和水。

分解碳水化合物的微生物主要是酵母菌，其次是霉菌和细菌。绝大多数酵母菌不能直接分解淀粉、纤维素之类大分子碳水化合物，然而多数能利用有机酸、二糖、单糖等；例如，蔗糖含量高的食品，细菌受抑制，但酵母菌能生长繁殖，果汁、果酱、蜂蜜、果胶、酱油等易被酵母菌污染而引起变质；大多数霉菌能分解含简单碳水化合物多的食品，几乎所有霉菌都有分解淀粉的能力，但能分解大分子纤维素、果胶的霉菌很少。能分解果胶质的霉菌主要有黑曲霉、米曲霉、灰绿曲霉、毛霉等；分解纤维素霉菌的有毛壳霉、灰色土霉、绿色木霉、黑曲霉、土曲霉、烟曲霉、黄青霉、淡黄霉等，其中绿色木霉分解纤维素能力特别强。霉菌还有利用某些简单有机酸或醇的能力。

3. 脂肪的酸败

脂肪是加工某些食品的主要原料，也是某些食品的重要成分。脂肪被微生物分解变质主要产生酸败气味。油脂腐败的化学反应主要是油脂自身氧化过程，其次是加水水解。油脂的自身氧化，基本经过三个阶段：起始反应—传播反应—终结反应。起始反应脂肪酸在能量作用下产生自由基；传播反应是自由基使其他基团氧化生成新的自由基，循环往复，不断氧化；第三阶段在抗氧化物作用下，自由基消失，氧化过程终结，产生一些相应产物，主要分解产物是氢过氧化物、醛类、酮类、低分子脂肪酸、醇类和酯类等。另外脂肪在细菌脂肪酶的作用下，加水生成游离脂肪酸、甘油及其不完全分解产物甘油单酯、甘油二酯等。

　　分解脂肪的微生物主要是霉菌，其次是细菌和酵母菌。能分解脂肪的霉菌的种类较多，最常见能分解脂肪的霉菌有黄曲霉、黑曲霉、烟曲霉、灰绿曲霉、娄地曲霉、代氏曲霉、无根根霉、脂解毛霉、爪哇毛霉、白地霉和芽枝霉等。分解脂肪能力强的细菌并不多。常见的有假单胞菌属、黄杆菌属、无色杆菌属、产碱杆菌属、赛氏杆菌属、小球菌属、葡萄球菌属和芽孢杆菌属中的一些种。能分解脂肪的酵母菌也不多，常见的有解脂假丝酵母，这种酵母不发酵糖类，但分解脂肪和蛋白质的能力很强。因此，肉类食品和乳制品败坏时，也应考虑酵母菌引起变质的可能性。

四、　不同类型食品中常见的微生物

　　食品在加工、贮藏、运输过程中都可能会遭受微生物的污染。不同类型的食品因食品本身的特性及加工工艺不同，常带有一些特定的微生物（表2-4）。

表2-4　　　　　　　　　　　　　　不同类型食品中常见的微生物

食品类型	常见微生物	污染途径
肉与肉制品	主要是肠道细菌。肉深部可见到的厌氧菌有腐败杆菌、产芽孢梭状菌和溶组织杆菌等。肉面上常见的霉菌有曲霉、毛霉、根霉等。人畜共患病原微生物有炭疽杆菌、结核杆菌、布氏杆菌、钩端螺旋体病毒、口蹄疫病毒等	屠宰、运输和保藏
乳与乳制品	最常见的是大肠埃希氏菌、沙门氏菌、布氏杆菌等。酵母和霉菌在乳液中经常可以检出	挤乳者的手和工具、盛器以及很差的饲养乳畜的卫生条件、动物乳房感染等
蛋与蛋制品	涉及的微生物种类很多，细菌如枯草杆菌、变形杆菌、产碱杆菌、荧光杆菌等；霉菌如芽枝霉、分枝孢霉、毛霉、根霉、葡萄孢霉、交链孢霉和青霉等	卵巢内的污染、产蛋时污染、蛋壳的污染
水产品	假单胞菌属、无色杆菌属、黄杆菌属等。淡水中还有产碱杆菌、气单胞杆菌属和短杆菌属等	水源
清凉饮料	果汁中经常可以检出酵母，其中以假丝酵母属、圆酵母属、隐球酵母属和红酵母属等为主。果汁中霉菌以青霉属最为多见	果汁制造过程
调味品	肠道细菌、球菌及需氧和厌氧芽孢杆菌	原料污染及加工制作、运输等
冷食菜	与蔬菜和熟肉制品原料密切相关	原料、半成品、炊事员及炊事用具等消毒灭菌不彻底
糖果、糕点等	与糖、牛乳、鸡蛋、水果等原料密切相关	包装纸、盒不清洁，或没有包装的食品放于不洁的容器内，加热不彻底，存放时间过长
粮食	霉菌	粮食本身带菌或贮藏不当

五、 食品腐败变质的卫生学意义

食品腐败变质是以食品本身的组成和性质为基础，在环境因素的影响下，主要由微生物的作用而引起的。大多腐败具有明显的感官性质的改变，如刺激性气味、异常颜色、组织溃烂、液体浑浊、变黏、发臭、酸败等。有些芽孢杆菌引起的腐败变质感官性质的变化不明显，主要发生在发酵制品和罐头食品中。其次是食品成分被微生物分解，使食品营养价值降低。此外，腐败变质具有中毒或潜在危害，腐败变质的食物一般微生物污染严重，菌量增加，使致病菌和产毒霉菌的存在机会增多。食品腐败变质的产物也可对人造成直接的损害，如鱼类腐败可产生引起人中毒的组胺；腐败形成的胺类物质是形成亚硝胺的前体物质。

同时，无论因食品腐败变质造成的食品废弃或是人类疾病都会伴随着一定的经济损失，据 WHO 统计，每年全球仅因食品腐败变质而造成的经济损失就达数百亿美元。

六、 食品腐败变质的预防措施

食品的腐败变质，不仅会损害食品的可食性，而且严重时会引起食物中毒，产生食品安全问题。因此，控制食品的腐败变质，对保证食品的安全和质量具有十分重要的意义。

（一） 加强食品加工管理

引起食品腐败变质的两个重要原因分别是微生物作用和食品本身的组成和性质（尤其是酶的作用）。预防食品腐败变质需要根据具体食品及加工类型，做好食品加工、贮藏过程中的管理工作，包括选择新鲜的原料，对酶系活跃、化学性质不稳定的原料，可采取低温、烫漂、微波、辐射、脱水等措施改进原料的加工特性；食品加工、贮运过程中要避免食品被细菌污染，规范操作，保持加工食品的环境清洁，定期对加工器具进行消毒。

（二） 合理采用食品保藏措施

针对食品腐败变质的原因，采取一定的处理措施，保证食品的品质，延长食品可供食用的期限，即进行有效的食品保藏是防止食品腐败变质的重要措施。食品保藏的基本原理是改变食品的温度、水分、氢离子浓度、渗透压以及采用其他抑菌杀菌的措施，将食品中的微生物杀灭或减弱其生长繁殖的能力。常见的食品保藏方法有以下几种。

1. 加热杀菌法

加热杀菌不仅可以杀灭微生物，还可以破坏食品中的酶类，可明显地控制食品的腐败变质，延长保存时间。

不同微生物耐热的程度有差别。大部分微生物营养细胞及病毒在 60℃ 维持 30min 便可死亡。霉菌及酵母菌的孢子较耐热，需要 80℃ 维持 30min。细菌芽孢耐热性最强，加压蒸汽灭菌的条件通常为 121℃，15min。

由于高温杀菌对食品营养成分破坏较大，因此对鲜乳、果汁和酱油等液态风味食品采用巴氏杀菌，但这种处理方法不能达到灭菌的作用，因而必须将巴氏杀菌的产品置于低温条件下保存。

2. 低温保藏法

低温保藏的原理是降低酶活性。根据微生物生长温度三基点，低于最低生长温度条件下，微生物生长速率减缓。绝大部分致病菌和腐败菌是嗜中温菌，在 10℃ 以下微生物的生长繁殖力将大为减弱。少数微生物在 0~4℃ 仍可生长繁殖，如低温优势腐败菌荧光假单胞菌、致病菌单核细胞增生李斯特菌，所以食品低温冷藏是有一定时限的。另外低温也可以降低或钝化食品本身的酶类，减弱食品中的化学反应速率。而解脂酶在−20℃才能基本停止活动，低温下的食品腐败主要是脂肪酸败，长期保藏肉类以−20℃为好，而富含不饱和脂肪酸的鱼类，以−30~−25℃为好。

低温保藏的食品，营养和质地能得到较好的保持，对一些生鲜食品如水果、蔬菜等更适宜。但要特别注意，低温下不少微生物仍在缓慢生长，能造成食品的腐败变质。

3. 脱水干燥法

为了达到保藏的目的，食品中水分含量需降至一定限度以下，使微生物不能生长，酶活受到限制，从而防止食品的腐败变质。脱水干燥法保存食品已经使用了几个世纪，而且较冰冻食品保藏法用得更普遍。如利用太阳、空气或具有脱水作用的热处理除去水分。

通常将含水量在15%以下或 A_w 在 0.00~0.60 的食品称为干燥食品或低水分含量食品，传统的干燥食品，冷冻干燥食品均此类。另一类水分含量在 25%~50%， A_w 在 0.60~0.85，且同样具有一定的货架稳定期的食品称为半干燥食品。

为延长脱水干燥食品的贮藏期，需进行严密包装，并贮存于适宜湿度环境中。

4. 化学添加剂保藏法

为了保藏的目的而加入食品的化学物质需符合食品添加剂的有关规定。根据食品安全法规定，食品中不得添加任何有损于人体健康的有毒或有害物质，若存在，则这种食品被认定为掺假。苯甲酸、苯甲酸钠、山梨酸、山梨酸钾、乙酸、乳酸和丙酸等是国家规定的能用于食品的添加剂。

5. 辐照保藏法

辐照食品是指利用人工控制的辐射源处理过的食品。辐照处理的目的是以安全剂量照射食品或食品原料，达到灭菌、杀虫、抑制发芽等目的。从而提高食品的安全性和保质期。

辐照食品保藏法的优点是经辐照的食品温度基本不上升，减少营养素的损失，并有利于保持食品质量，延长保存期。

第四节　食品的寄生虫污染及其预防

食品中寄生虫的种类很多，常见的有旋毛虫、囊尾蚴、住肉孢子虫、弓形体、蛔虫、中华分支睾吸虫、姜片虫等。对人类的威胁一般来自生食带有虫卵或幼虫的蔬菜、水果或食用带有未被加热杀死的幼虫的肉类食品。

一、　宿主与寄生虫

寄生是指小型生物生活在另一种较大型生物体内或体表，从中夺取营养并进行生长繁殖，同时使后者受损害甚至被杀死的一种相互关系。

（一）　宿主

根据寄生虫不同发育阶段寄居宿主的情况，可分为中间宿主、终宿主、贮存宿主和转续宿主。

（1）中间宿主（Intermediate Host）　中间宿主是指寄生虫的幼虫或无性生殖阶段所寄生的宿主。若有两个以上中间宿主，可按寄生先后分为第一、第二中间宿主等，例如某些种类的淡水螺和淡水鱼分别是华支睾吸虫的第一、第二中间宿主。

（2）终宿主（Definitive Host）　终宿主是指寄生虫成虫或有性生殖阶段所寄生的宿主。例如人是血吸虫的终宿主。

（3）贮存宿主（Reservoir Host，又称保虫宿主）　某些蠕虫成虫或原虫某一发育阶段既可寄生于人体，也可寄生于某些脊椎动物，在一定条件下可传播给人。例如，血吸虫成虫可寄生于人和牛，牛即为血吸虫的保虫宿主。

（4）转续宿主（Paratenic Host 或 Transport Host）　某些寄生虫的幼虫侵入非正常宿主、不能发育为成虫，长期保持幼虫状态，当此幼虫期有机会再进入正常终宿主体内后，才可继续发育为成虫，这种非正常宿主称为转续宿主。例如，卫氏并殖吸虫的童虫进入非正常宿主野猪体内不能发育为成虫，可长期保持童虫状态，若犬吞食含有此童虫的野猪肉，则童虫可在犬体内发育为成虫，所以野猪就是该虫的转续宿主。

（二）　寄生虫

寄生虫即营寄生生活的动物。

1. 按寄生虫的生物种类分类

（1）原虫　单细胞寄生虫通常又称寄生性原虫，食物中的寄生性原虫通常是以包囊引起传播的。可引起食源性疾病的寄生性原虫主要有贾第鞭毛虫、溶组织内阿米巴、弓形虫和隐孢子虫等。原虫的生活史一般都含有滋养体阶段和包囊阶段。滋养体具有运动和摄食功能，为原虫的生长、发育和繁殖阶段；包囊不具有运动和摄食功能，处于静止状态，为原虫的感染阶段。

（2）蠕虫　多细胞寄生虫通常又称寄生性蠕虫，可以虫卵、幼虫或其他虫体形态存在。与食源性疾病有关的多细胞寄生虫主要有旋毛虫、广州管圆线虫、牛带绦虫、猪带绦虫和鱼带绦虫等。

2. 按寄生虫与宿主的关系分类

按寄生虫与宿主的关系可分为专性寄生虫、兼性寄生虫、偶然寄生虫、长期寄生虫、体内和体外寄生虫、长期性和暂时性寄生虫、机会致病寄生虫等。

3. 按寄生虫来源分类

按寄生虫来源可以分为 2 大类，植物源寄生虫和动物源寄生虫。

二、　食品污染寄生虫的卫生学意义

食源性寄生虫感染又称食源性寄生虫病，是指进食含有寄生虫虫卵或幼虫的食品而受感染的一类疾病的总称。食源性寄生虫病的发生有明显的地方性和季节性特点，它的发生往往与中间宿主或媒介节肢动物的地理分布、当地的气候条件、人群的生活习惯和生产方式有关。如血吸虫病的流行区与钉螺的分布一致，具有明显的地方性。由于温度、湿度、雨量、光照等气候条件会对寄生虫及其中间宿主和媒介节肢动物种群数量的消长产生影响，因此寄生虫病的流行往往呈现出明显的季节性。如血吸虫病，常因农业生产或下水活动接触疫水，因此，急性血吸虫病多发生在夏季。

食源性寄生虫主要寄生在人体的各个器官内，对人体器官造成严重危害。如华支睾吸虫寄生在人类的胆道中，阻塞胆管，严重的会引发肝硬化、肝腹水，并转化成癌症。广州管圆线虫主要寄生在人的脑内，引发脑炎，严重的可造成死亡。还有肺吸虫寄生在人体肺部，可引起肺肿、肺空洞等。

三、 食源性寄生虫病的防治原则

寄生虫病防治的基本原则是控制寄生虫病流行的三个环节。

（一） 消灭传染源

在寄生虫病传播过程中，传染源是主要环节。在流行区，普查、普治病人和带虫者以及保虫宿主是控制传染源的重要措施。在非流行区，监测和控制来自流行区的流动人口是防止传染源输入和扩散的必要手段。

（二） 切断传播途径

不同的寄生虫病其传播途径不尽相同（食物、空气、血液、昆虫媒介等）。加强粪便和水源管理，注意环境和个人卫生，控制和杀灭媒介节肢动物和中间宿主是切断寄生虫病传播途径的重要手段。

（三） 保护易感人群

人类对各种人体寄生虫的感染大多缺乏先天的特异性免疫力，因此对人群采取必要的保护措施是防止寄生虫感染的最直接方法。保护易感人群关键在于加强健康教育，改变不良的饮食习惯和行为方式，提高群众的自我保护意识。必要时可预防服药和在皮肤涂抹驱避剂。

四、 污染食品的主要寄生虫

（一） 旋毛虫

1. 危害

旋毛虫是毛形科的一种线虫。在屠畜中旋毛虫主要感染猪和狗。这种虫的成虫寄生于宿主的肠道内，幼虫形成包囊寄生于横纹肌中，当人和动物吃进生的或未煮透的带有肌肉旋毛虫的病畜肉后，即可感染旋毛虫病。

2. 感染途径及临床症状

旋毛虫的宿主有人、猪、鼠、猫、犬及多种野生动物。人类多是由于食生或半熟含有旋毛虫的猪肉、狗肉及其他动物肉及肉制品而引起感染。人感染旋毛虫的潜伏期一般为 7~10d，最短的也有 2~3d，最长可达 40d 以上。人体旋毛虫病的潜伏期一般为 5~15d，平均 10d，但也有接触后数小时或 40 多天出现发病症状者。

人体感染多为亚临床型，出现临床症状者，表现复杂多样。前期症状有恶心、呕吐、腹泻、便秘、腹痛、厌食、乏力、畏寒、发热等。常见的体征和症状是伴有嗜酸性粒细胞增多的白细胞增多症，出现发热（38~41℃，多为弛张热和不规则热，可持续数日），夜间入睡后出汗，清晨退烧；数日后可见眼睑、面部甚至全身水肿，可持续 3 个月之久，水肿部位有明显压痕；局部或全身肌痛，以腓肠肌最为严重，触扪、压痛较敏感，重症者有咀嚼、吞咽和说话困难，声音嘶哑甚至无声，呼吸和动眼时均感疼痛；皮肤出现皮疹，重者有皮肤触痛。旋毛虫的感染途径见图 2-3 所示。

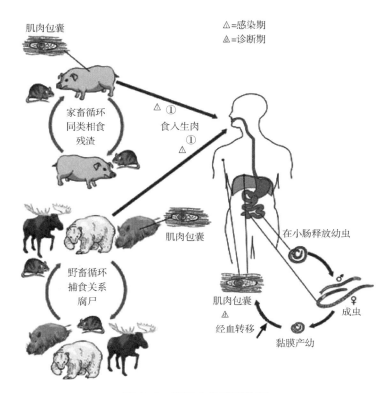

图 2-3　旋毛虫的感染途径

（二）　带绦虫

1. 危害

猪、牛和一些野生动物为带绦虫的中间宿主，其成虫寄生于人体小肠内引起绦虫病，人也是猪带绦虫的中间宿主，也可感染猪囊尾蚴，是一种重要的人畜共患病，危害主要来自幼虫形成的不同部位的囊尾蚴病。由于东北、华北、西北、西南等地区人群有生食习惯，危害严重，人群普遍易感。

2. 感染途径及临床症状

当人误食生的或未熟的含囊尾蚴的猪肉，囊尾蚴的头节翻出，吸附于肠壁，经 2~3 个月发育为成虫，寿命可达 25 年以上。猪带绦虫病患者还可使他人或自身感染而患猪（带绦虫）囊尾蚴病。

感染猪带绦虫成虫的患者胃肠道症状并不明显；猪囊尾蚴病的症状可因寄生尾蚴病的数量和部位不同而有不同的表现。感染途径见图 2-4 所示。

（1）皮下及肌肉囊尾蚴病　表现为皮下或黏膜下囊尾蚴结节，数目可由数个至数千个，以头部及躯干为多，四肢相对较少，常分批出现。即使在数目较多时，也可不表现出严重症状，仅有肌肉酸痛感觉。

（2）脑囊尾蚴病　症状复杂多样，患者可完全无症状，也可出现较严重的症状，甚至突然死亡。根据病人的临床表现，可大致分为以下几种临床类型：①癫痫型；②高颅压型；③癫痫合并高颅压型；④精神障碍型；⑤癫痫合并高颅压及精神障碍型；⑥脑炎脑膜炎型；

⑦神经衰弱型。

（3）眼囊尾蚴病　囊尾蚴可寄生于眼的任何部位，但绝大多数在眼球深部、玻璃体及视网膜下。症状轻者表现为眼部炎症、视力障碍，重者可致失明。

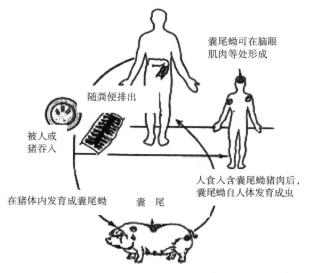

图2-4　猪带绦虫的感染途径

（三）广州管圆线虫

1. 危害

广州管圆线虫寄生于鼠类肺部血管。偶可寄生人体引起嗜酸性粒细胞增多性脑膜脑炎或脑膜炎。1933年由我国学者陈心陶教授在广州的家鼠肺部发现并命名。由于广州管圆线虫病中间宿主——褐云玛瑙螺和福寿螺的大量养殖及食用，其分布的范围扩大，病人也有增多趋势。

2. 感染途径及临床症状

幼虫以螺和蛞蝓等作为中间宿主发育为感染期幼虫，即第二、三期幼虫（图2-5）。

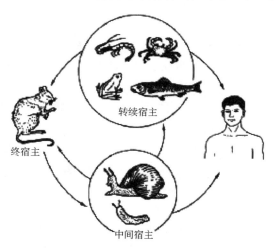

图2-5　广州管圆线虫的感染途径

　　人因生食含感染期幼虫的中间宿主或转续宿主，或者生吃被感染期幼虫污染的蔬菜、瓜果、水等而受到感染。第三期幼虫也可经皮肤侵入人体。侵入的幼虫穿透肠道进入血液循环到达各个器官，多数幼虫到达脑部。侵入的幼虫在人体内只发育到第四期幼虫或成虫早期。

　　广州管圆线虫的感染以脑脊液中嗜酸性细胞明显增多为特征，大脑、脑膜、小脑、脑干和脊髓等部位常引起充血、出血、损伤和肉芽肿性炎症等病变。

　　该病潜伏期为 3~36d，平均 16d。最常见的症状是急性剧烈头痛或脑膜炎的表现，头痛部位多发于枕部和额部，头痛一般为胀裂性，发作时间和频率会随病程的进展而延长和增加。

（四）　华支睾吸虫

1. 危害

　　华支睾吸虫寄生在人的肝胆管内，是以引起肝胆病变为主的一种人畜共患寄生虫，是当前我国最严重的食源性寄生虫之一。因华支睾吸虫主要寄生在终宿主肝胆管内而俗称肝吸虫。目前，肝吸虫病流行在我国珠江三角洲的广东、广西、香港、台湾以及东北，其中台湾和东北三省较为严重。

2. 感染途径及临床症状

　　无性世代一般寄生在软体动物（中间宿主），通常是腹足类，如螺蛳等。第一中间宿主为淡水螺类，如豆螺、沼螺、涵螺等；第二中间宿主为淡水鱼、虾；终宿主为人及肉食哺乳动物（狗、猫等）。终宿主因食入含活囊蚴的生的或半生不熟的鱼虾而感染。囊蚴在十二指肠内脱囊，并沿胆道逆行向上至肝胆管，也可经血管或穿过肠壁经腹腔进入肝胆管内，通常需 1 个月左右发育为成虫（图 2-6）。成虫寿命可长达 20~30 年。

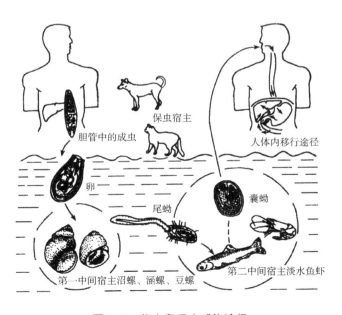

图 2-6　华支睾吸虫感染途径

轻度感染者无明显临床症状或症状很轻微。

中度感染者有消化不良、食欲减退、疲劳乏力、肝区隐痛、肝脏肿大（尤以左叶为甚）以及腹痛、腹泻、消瘦等症状。

重度感染者在晚期可造成肝硬化、腹水和侏儒症，甚至导致死亡。大部分患者感染早期的症状不很明显，临床上见到的病例多为慢性期患者，其症状往往经过几年才逐渐出现。

（五）　弓形虫

1. 危害

弓形虫病是由刚地弓形虫所引起的人畜共患病。因虫体的滋养体呈弓形而得名。该虫呈世界性分布，人和动物都能感染，通常症状轻微或具有自限性。但是会对胎儿和具有免疫缺陷的人或猫造成严重甚至是致命的伤害。

2. 感染途径及临床症状

弓形体的生活史中可出现五种不同形态，即滋养体（速殖子）、包囊（缓殖子）、裂殖体、配子体和卵囊。滋养体是指在中间宿主的核细胞内营分裂繁殖的虫体，又称速殖子。假囊在急性感染期，滋养体在宿主细胞内很快分裂增殖形成一个虫体集落，进一步形成假囊。包囊为弓形体在宿主体内的静止期，也宿主细胞内形成，多在慢性感染时出现。在终宿主体内有性生殖形成卵囊，破出上皮细胞进入肠腔，随粪便排出体外（图2-7）。

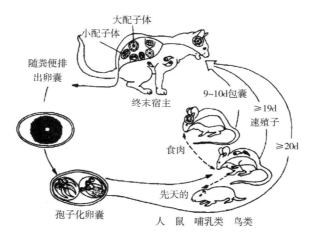

图2-7　弓形虫感染途径

弓形体的中间宿主为禽类、哺乳动物和人。有核细胞（除红细胞外）都可被寄生。家畜、家禽等中间宿主吞食弓形体卵囊、包囊或假囊后，卵囊所散出的子孢子、包囊散出的缓殖子和假囊散出的速殖子通过消化道进入宿主体内以后，虫体可直接或经过淋巴和血液侵入各种组织。

进食未煮熟的含各发育期弓形虫的肉制品、蛋品、乳类或被卵囊污染的食物和水可致感染。肉类加工人员和实验室工作人员有可能经口、鼻、眼结膜或破损的皮肤、黏膜感染。输血或器官移植也可能引起感染。携带卵囊的节肢动物也具有一定的传播能力。

弓形虫病一般分为先天性和后天获得性两类，均以隐性感染为多见。临床症状多由新近急性感染或潜在病灶活化所致。

（1）先天性弓形虫病　多由孕妇于妊娠期感染急性弓形虫病（常无症状）所致。

妊娠早期感染弓形虫病的孕妇，如不接受治疗则可引起 10%～25% 先天性感染，导致自然流产、死胎、早产和新生儿严重感染；

妊娠中期与后期感染的孕妇分别可引起 30%～50%（其中 72%～79% 可无症状）和 60%～65%（89%～100% 可无症状）的胎儿感染。

先天性弓形虫病的临床表现不一。多数婴儿出生时可无症状，其中部分于出生后数月或数年发生视网膜脉络膜炎、斜视、失明、癫痫、精神运动或智力迟钝等。眼弓形虫病多数为先天性。

（2）后天获得性弓形虫病　病情轻重不一，从亚临床性至暴发性感染不等。可为局限性或全身性。

局限性感染以淋巴结炎最为多见，约占 90%，常累及颈或腋窝部，淋巴结质韧，大小不一，无压痛，不化脓，可伴低热、头痛、咽痛、肌痛、乏力等症状。累及腹膜后或肠系膜淋巴结时，可有腹痛。

全身性感染多见于免疫缺损者（如艾滋病、器官移植、恶性肿瘤等患者）以及实验室工作人员等。病人常有显著全身症状，如高热、斑丘疹、肌痛、关节痛、头痛、呕吐、谵妄，并发生脑炎、心肌炎、肺炎、肝炎、胃肠炎等。

（六）　隐孢子虫

1. 危害

隐孢子虫病是一种全球性的人畜共患病，其病原体为一种寄生性原虫。寄生于人体的隐孢子虫主要是微小隐孢子虫，寄生于小肠上皮细胞内，可造成人的严重腹泻。哺乳类、鸟类、爬行类及鱼类均可成为隐孢子虫的宿主。20 世纪 80 年代初，学者发现隐孢子虫与艾滋病有一定关系。在艾滋病（AIDs）患者和其他免疫损害者中，长期的严重腹泻是艾滋病病人的重要致死因素之一。

2. 感染途径及临床症状

感染了隐孢子虫的人和动物是主要传染源。健康带虫者和恢复期带虫者也是重要的传染源。人际的相互接触是重要的传播途径。

此病的临床症状和严重程度取决于宿主的免疫功能和营养状况。

不论免疫功能正常与否，感染此虫后，血中均可检出特异性抗体，但因该虫寄生于肠黏膜表面，体液中的抗体可能不起保护作用，但能降低再感染的严重性。

免疫功能正常的人感染后，主要表现为急性水样腹泻，一般无脓血。自限性腹泻可自愈。症状为腹泻、腹痛、恶心、呕吐、厌食、乏力及体重下降等，可伴有低热。病程长短不一，短者 1～2d，长者数年，大多数为 20d 至 2 个月，多转为慢性而反复发作。

免疫功能缺陷者，尤其是艾滋病患者，症状多而重，持续时间长，直至死亡。多有严重腹泻与吸收不良。霍乱样水泻最常见，可达每日数十次。也有同时并发肠外器官者，如呼吸道寄生等，其病情更为严重复杂。

第五节　食品生物性污染案例分析

一、细菌污染食品案例

（一）雪印牛奶事件

雪印乳制品公司创立于 1925 年，生产颇具规模，有员工一万多人，该公司在日本全国共拥有 35 家工厂，其中 21 家工厂加工生产牛乳、牛乳饮料、酸乳等乳制品，产品占据日本乳制品业 65%的市场。

2000 年 6 月 27 日，大阪、京都、奈良等日本关西地区的居民向大阪市卫生部门投诉：他们喝下"雪印"的低脂鲜乳后，出现呕吐、腹泻、腹痛等食物中毒症状。一天之内，投诉多达 200 起。紧接着，又有居民投诉喝了"雪印"的另一种鲜乳制品"每日骨太"（高钙鲜乳）后也出现中毒症状，而且出现中毒症状的越来越多，此次中毒事件涉及人数多达 14000 人，也是当时日本历史上最大规模的食物中毒事件。

中毒的原因是"雪印"大阪工厂生产的鲜乳中含有金黄色葡萄球菌毒素。溯源发现，牛乳输送管道阀门内壁以及阀门附近管道的内壁，发现了已经凝固成块状的乳块。工厂承认"3 个星期没有清洗"。而公司的卫生制度是生产线每天进行水洗，每周进行一次杀菌处理。因而，这是员工未按生产程序操作造成的人为灾难。

（二）沙门氏菌污染食品案例

尽管农场执行良好操作规范以及加工和经销水平的提高，可把感染水平降到最低，但由于种种原因沙门氏菌很可能无法彻底根除。在国内外微生物食源性疾病中，沙门氏菌所占比例始终居高不下。

①2008 年美国花生酱产品含沙门氏菌事件，导致美国 46 个州 723 人中毒，其中 9 人死亡，引发美国历史上最大规模的食品召回案。涉事企业美国花生公司（PCA）时任总裁斯图尔特·帕内尔（Stewart Parnell）已被判处入狱 28 年。

②2017 年 6 月 16 日安徽池州青阳，多人到当地酒店参加宴席后出现食物中毒症状。此次事件发病人数 114 例，住院 62 例。流行病学调查结论为：因聚餐引起的食源性疾病爆发事件；当地疾控中心实验室检测证实，致病因子为沙门氏菌。经市、县医疗专家组会诊，此次沙门氏菌感染引起的胃肠炎通过药物进行规范治疗均能康复。

（三）霍乱弧菌疫情案例

霍乱，被描写为"曾摧毁地球的最可怕的瘟疫之一"。其病原菌霍乱弧菌通常通过不洁的饮用水传播，它能够寄存在肉类、牛乳、苹果等食物上数天。霍乱的滋生地是印度。在古代，由于交通限制，医学史家形容"霍乱骑着骆驼旅行"。19 世纪初期，霍乱还只局限在当地。此后，世界经济贸易的发展打开了历史性的霍乱封锁线。从 1817 年至 1923 年的百余年间，共发生 6 次世界性大流行，均为古典型霍乱弧菌引起，每次大流行都曾波及我国。第五次霍乱到达了埃及。当时应埃及政府邀请，德国细菌学家罗伯特·科赫在当地进行了研究，发现了霍乱的致病菌——霍乱弧菌，1905 年他获得了诺贝尔医学奖。

1961 年起，由埃尔托生物型霍乱弧菌引起的霍乱开始从印度尼西亚向毗邻国家和地区蔓延，波及五大洲 140 个以上的国家和地区，报告患者 350 万以上，称为霍乱的第 7 次世界性大流行。1992 年 10 月，由非 O1 群的一个血清型——O139 霍乱弧菌引起的新型霍乱席卷印度和孟加拉国的某些地区，至 1993 年 4 月已报告十万余病人，波及许多国家和地区，包括我国，有人将其称为霍乱的第 8 次世界性大流行。

①自 2017 年年初以来，索马里 18 个州当中有 13 个州出现霍乱疫情。暴发霍乱与干旱导致的饮水条件恶劣、卫生状况不佳等有关，而饥荒造成的人口大规模迁移也加剧了疫情蔓延。索马里的霍乱疫情造成 3.2 万人感染、618 人死亡。

②自 2017 年 4 月至 2019 年 4 月，也门发生过两轮严重的霍乱疫情，据当地卫生机构统计，两年来共报告出现超过 150 万起霍乱感染和疑似感染病例，造成 3070 人死亡，是当前全世界最严重的霍乱疫情。

二、　霉菌污染食品案例

（一）　十万火鸡事件

1960 年在英格兰东南部的农庄中，人们突然发现他们饲养的火鸡一个个食欲不振，走起路来如同一个醉汉东倒西歪。过了两天，这些火鸡全都耷拉着脑袋，不能取食，不到一周的时间便都陆续死去。这种不明的"瘟神"迅速扩展到其他的地方，农民们眼睁睁地看着自己饲养的火鸡一只一只地死掉，却无可奈何。短短两三个月的光景，便死掉了约十万只火鸡。这就是历史上有名的"十万火鸡事件"。事件被确认与从巴西进口的花生粕有关。在随后的两年时间里，科学家们通过各种高科技手段最后确认这个"凶犯"便是黄曲霉毒素。

（二）　饲料中霉菌毒素污染

2015 年 1～6 月，江苏奥迈生物科技有限公司实验分析中心共收到来自江苏、江西、河南、安徽、浙江、四川、北京、山东、河北、上海等地区的样品 458 份，实验分析中心对这 458 份这些样品分别进行了黄曲霉毒素 B_1、玉米赤霉烯酮、呕吐毒素的检测。饲料及原料中的污染非常普遍，且存在多种霉菌毒素共存的现象。样品霉菌毒素的总体检测情况为：黄曲霉毒素 B_1 阳性检出率为 92.36%，玉米赤霉烯酮和呕吐毒素的检出率分别为 99.78% 和 100%，玉米、麸皮样本的黄曲霉毒素 B_1 阳性检出率稍低一些。从各种霉菌毒素的绝对含量来看，黄曲霉毒素 B_1 的平均值为 5.45μg/kg，最高含量为 14.42μg/kg，均低于国家规定的饲料卫生标准，超标率为 0；而玉米赤霉烯酮和呕吐毒素的最高含量分别为 1518.18μg/kg 和 4402.69μg/kg（已远远超过最高限量），都来源于玉米副产物，超标率分别为 12.25% 和 51.09%，污染较严重。

三、　寄生虫污染食品案例

（一）　福寿螺事件

该次事件首发病例为一名 34 岁男性，2006 年 5 月 22 日在北京蜀国演义酒楼与同事一起食用过"凉拌螺肉"。5 月 30 日他感觉双肩疼痛、颈部僵硬，自觉受凉未治疗，随后双侧肋部及颈部皮肤感觉异常、有刺痛感，触摸及接触凉水、凉风后加重；至 6 月 10 日，该男性活动、翻身、走路时头痛加重，伴恶心，后转入北京友谊医院热带病研究所门诊，临床诊断为嗜酸性细胞增多性脑膜炎。同一天进餐的两个同事也出现了相同症状。经调查发现该酒楼销售的"凉拌螺肉"为"福寿螺",经检测发现 12 只螺中有 2 只有广州管圆线虫幼虫。

2006 年 8 月 17 日,北京市卫生局发布广州管圆线虫病疫情,该病严重者可致痴呆,甚至死亡。在整个事件中,北京市医院共诊断 160 人患广州管圆线虫病,卫生监督机构调查确认病例 138 人。2006 年 11 月 9 日,北京市卫生局依据相关规定,对蜀国演义黄寺店、劲松店合计罚款 41.5624 万元。

(二) 肝吸虫污染食品案例

经常吃鱼生的人有 30%~40% 的机会感染上肝吸虫病。华南的广东、广西部分地区目前已成为我国肝吸虫病重流行区,在这些"鱼生"美食流行区,肝吸虫病感染率明显居高。江门市疾控机构对高危人群肝吸虫病开展的抽样检测表明,2008 年肝吸虫平均感染率为22.51%,肝吸虫除了损害肝脏和胆囊外,还会导致全身循环系统出现多种复杂的并发症,严重的甚至会引起胆管炎、胆结石以及胆管癌等。儿童时期感染了还会影响生长发育,严重者出现侏儒症,某些长期反复或严重感染病例可能导致死亡。

🔍 思考题

1. 食品中生物性污染有哪些生物类型?有什么危害?
2. 细菌污染食品的卫生学意义及污染途径?
3. 说明霉菌污染食品的卫生学意义。
4. 列举霉菌毒素的危害及预防措施。
5. 食品腐败变质与食品发酵有何区别和联系?
6. 影响食品腐败变质的主要因素是什么?如何预防食品腐败变质?
7. 什么是食源性寄生虫病?食品中常见的寄生虫有哪些?
8. 防治寄生虫病的基本原则是什么?
9. 举例说明寄生虫污染食品的危害及预防措施。
10. 列举 2~3 件食品生物性污染的案例,说明其危害及预防措施。

第三章

CHAPTER
3

食品的化学污染及其预防

[学习要点]

1. 了解农药残留、兽药残留、渔药残留的来源、种类及危害,掌握其预防控制措施。

2. 掌握重金属污染途径、限量标准以及预防措施。

3. 了解 N-亚硝基化合物对人体的危害,掌握其预防措施。

4. 了解多环芳烃类化合物及杂环胺类化合物对人体的危害,掌握其预防措施。

5. 掌握食品中丙烯酰胺的来源、含量和形成机制;熟悉丙烯酰胺在体内的吸收、分布、代谢和毒性作用以及如何预防丙烯酰胺的污染;了解丙烯酰胺的理化性质。

6. 掌握食品中氯丙醇的来源和毒性作用;了解氯丙醇在体内的代谢;熟悉食品中氯丙醇污染的预防措施。

7. 掌握食品接触材料及制品的定义和种类;掌握食品接触材料及制品的卫生管理措施及相关安全标准;了解食品接触材料及制品的理化性质。

第一节 农药、兽药、渔药残留及其预防

农药在社会生产及使用过程中,虽可经呼吸道及皮肤侵入人体,但主要是通过对食品的污染进入人体,食品中的农药残留可以来自施药后对食用农作物的污染,可来自农作物从环境(土壤、水、空气)中吸收,也可来源于在粮食、蔬菜、水果贮藏时使用农药不当。畜禽产品中的农药主要来自饲料和对畜禽体及厩舍使用农药等。食品在运输过程中可能受到农药污染,如运输工具受污染后未清洗消毒就用来运输食品。此外还有事故性污染,如错用农药、乱放农药常引起食品严重污染。

一、农药残留

农药残留(Pesticide Residue)是指农药使用后残存于环境、生物体和食品中的农药及其

衍生物和杂质的总称，残留的数量称为残留量。动植物在生长期间、食品在加工和流通过程中均可受到农药的污染，导致食品中农药残留。

（一） 农药残留的来源

1. 一些施用农药对农作物的直接污染

包括表面沾附污染和内吸性污染。其污染程度主要取决于农药性质、剂型及施用方法、施药浓度、时间、次数、气象条件、农作物的品种、生长发育阶段及食用部分。

2. 农作物从污染的环境中吸收农药

由于施用农药和工业三废的污染，大量农药进入空气、水和土壤，成为环境污染物。农作物便可长期从污染的环境中吸收农药，尤其是从土壤和灌溉水中吸收农药。

3. 通过食物链污染食品

例如饲料污染农药而致肉、乳、蛋的污染；含农药的工业废水污染江河湖海进而污染水产品等。某些比较稳定的农药、与特殊组织器官有高度亲和力的农药、可长期贮存于脂肪组织的农药（如有机氯、有机汞、有机锡等），通过食物链的作用可逐级浓缩，称为生物富集作用（Bioconcentration）。

（二） 食品中常见的农药残留及其危害

1. 食品中常见的残留农药种类

按用途可将农药分为杀（昆）虫剂（Insecticide）、杀菌剂（Fungicide）、除草剂（Herbicide）、杀线虫剂、杀螨剂、杀鼠剂、落叶剂和植物生长调节剂等类型。其中使用最多的是杀虫剂、杀菌剂和除草剂三大类。

按化学组成及结构可将农药分为有机磷、氨基甲酸酯、拟除虫菊酯、有机氯、有机砷、有机汞等多种类型。

2. 食品中农药残留对人体的危害

（1）急性毒性　引起急性中毒的农药主要是高毒类杀虫剂、杀鼠剂和杀线虫剂，尤其是高毒的有机磷和氨基甲酸酯农药毒性很强。目前我国高毒农药品种多、产量高、用量大，因农产品农药残留量超标引发的食物中毒时有发生。

（2）慢性毒性　目前使用的绝大多数有机合成农药都是脂溶性的，易残留于食品原料中。若长期食用农药残留量较高的食品，农药会在人体内逐渐蓄积，最终导致机体生理功能发生变化，引起慢性中毒。

（3）特殊毒性　目前通过动物实验已证明，有些农药具有致癌、致畸和致突变作用，或者具有潜在"三致"作用。

（三） 预防食品中农药残留的措施

1. 改善农药管理模式

无论什么农药都必须申请注册，申请时必须具备该农药的化学性质、使用范围、使用方法和药效、药害试验资料，对温血动物的急性与慢性毒性和致癌、致畸、致突变的试验资料，对水生生物毒性、残留及分析方法等有关资料。未经注册批准的农药，不准投产出售。一般注册有效期应为三年，以后应重新申请注册。

2. 某些农药的使用范围加强控制

根据农药的化学结构，对一些有致癌等危害基因的农药应该绝对禁止使用。对于残效期长、又有蓄积作用的农药只能用于作物种子的处理，残效期长而无蓄积作用的农药可用于果树。某些农药急性毒性较大，但分解迅速又无不良气味的可用于蔬菜、水果及烟、茶等经济作物。

3. 规定施药与作物收获的安全间隔期

安全间隔期是指规定农药最后一次使用至收割前的间隔时间（又称收割前的农药禁用期），这是从食品卫生角度来考虑防止农药污染食品的一项重要安全措施。

4. 制定农药在食品中的残留量标准

一般化学农药都具有一定的毒性，都需要制定食品中残留量标准。

5. 研究和推广新的高效低残留农药

为了逐步消除和根本解决化学农药对食品和环境的污染问题，必须积极研究推广高效低残留新农药和生物性防治病虫害的工作，这是当前国内外农药发展的总趋势。

二、　兽药残留

兽药残留（Veterinary Drug Residues）是指动物产品的任何可食部分所含兽药的母体化合物和（或）其代谢物，以及与兽药有关的杂质的残留。所以兽药残留既包括原药，也包括药物在动物体内的代谢产物。另外，药物或其代谢产物与内源大分子共价结合产物称为结合残留。动物组织中存在共价结合物（结合残留）则表明药物对靶动物具有潜在毒性作用。主要的残留兽药有抗生素类、磺胺药类、呋喃药类、激素药类和驱虫药类。

（一）　兽药残留的来源

1. 畜禽疾病类用药

为预防和治疗畜禽疾病，通过口服、注射、局部用药等方法可使药物残留于动物体内而污染食品。

2. 饲料添加剂中使用的兽药

为了促进畜禽的生长或预防动物的某些疾病，在饲料中常添加一些药物。这样通过小剂量长时间地喂养，使药物残留在食用动物体内，从而引起肉食品的兽药残留污染。

3. 食品保鲜中防腐剂与抗氧化剂的使用

食品保鲜时加入某些防腐剂与抗氧化剂来抑制微生物的生长、繁殖，若用量不当也会不同程度造成食品的药物污染。

（二）　食品中常见的兽药残留的种类及危害

1. 食品中常见的残留兽药种类

兽药种类繁多，残留毒理学意义较重要的药物按用途分类主要包括：抗生素类、合成抗菌素类、抗寄生虫类、生长促进剂和杀虫剂类。

2. 食品中兽药残留对人体的危害

（1）急性中毒　若一次摄入残留物的量过大，会出现急性中毒反应。如在西班牙，有43个家庭的成员在一次吃了牛肝后，发生了集体食物中毒，原因是牛肝中含有大量由饲料而来的克仑特罗（即瘦肉精）。

（2）过敏反应　许多抗菌药物被用作治疗药或药物添加剂，其中有少数抗菌药物能使食用者产生过敏反应，如青霉素类、磺胺类、四环素类和某些氨基糖苷类药物，其中以青霉素及其代谢产物引起的过敏反应最为常见，也最为严重。轻者引起皮肤瘙痒、皮炎和荨麻疹，重者引起急性血管性水肿、休克甚至死亡。

（3）"三致"作用 药物及环境中的化学药品可引起基因突变或染色体畸变而造成对人类的潜在危害。如苯并咪唑类抗蠕虫药，通过抑制细胞活性，可杀灭蠕虫及虫卵。然而，其抑制细胞活性的作用使其具有潜在的致畸性和致突变性。

（4）损害听力 长期摄入氨基苷类抗生素残留超标的动物源性食品可损害第 8 对脑神经，出现头晕、头痛、耳鸣、耳聋、恶心、呕吐等症状。

（5）损害肾脏 长期摄入氨基苷类抗生素残留超标的动物源性食品，还会损伤肾脏近曲小管上皮细胞，出现蛋白尿、管型尿、血尿甚至无尿，导致肾脏功能失调。

（6）造血系统反应 长期摄入含磺胺类药物残留的动物源性食品，可抑制骨髓造血功能而出现白细胞减少症、血小板减少症、再生障碍性贫血、溶血性贫血等。

（7）激素样作用 性激素及其类似物主要包括甾类同化激素。肝、肾和注射或埋植部位常有大量同化激素残留存在，一旦被人食用可产生一系列激素样作用，并发生潜在致癌性、发育毒性（儿童早熟）及女性男性化或男性女性化现象。

（三） 预防食品中兽药残留的措施

1. 加强药物的合理使用规范

包括合理配伍用药、使用兽用专用药，能用一种药的情况下不用多种药，特殊情况下最多不超过三种抗菌药物同时使用。

2. 严格规定休药期和制定动物性食品药物的最大残留限量（MRL）

为保证给予动物内服或注射药物后药物在动物组织中残留浓度能降至安全范围，必须严格规定药物休药期，并制定最大残留限量（MRL）。

3. 加强监督检测工作

肉品检验部门、饲料监督检查部门以及技术监督部门应该加强动物饲料和动物性食品中药物残留的检测，建立并完善分析系统，以保证动物性食品的安全性，提高食品质量，减少因消费动物性食品引起变态反应的危险性。

4. 合适的食用方式

可通过烹调加工、冷藏加工等方法减少食品中兽药残留。如 WTO 估计肉制品中的四环素类兽药残留经加热烹调后，5~10mg/kg 的残留量可减低至 1mg/kg。氯霉素经煮沸 30min后，至少有 85%失去活性。

三、 渔药残留

渔药残留（Fishery Residues）是指水产品的任何可食部分中渔药的原型化合物或（和）其代谢产物，并包括与药物母体有关杂质在其组织、器官等蓄积、贮存或以其他方式保留的现象。由于渔药的使用常与水环境密切相关，因此也有人将渔药残留扩大到水环境中的生态残留，但一般来说还是多指与人健康直接相关的水产品。

（一） 渔药残留的来源

（1）使用未经批准的药物或禁止使用的药物 个别养殖业和加工企业业主受到利益驱使有意使用违禁药物；或者市场上一些渔药成分不明，养殖户盲目违规用药，造成有毒药物残留。

（2）不正确使用或滥用药物 养殖户用药时对药物剂量、给药途径、用药部位和使用范围不明确，出现不符合规定用药，造成药物在体内残留。

（3）未能遵守有关药物休药期。

（4）水产品及其制品加工时受到药物污染或贮藏、运输方法不当造成药物残留。

（5）生态、生产环境的污染　经济非持续性发展阶段的工业三废不正确排放，人为破坏水产动物生活环境使水生动物赖以生存的环境遭受污染，由此造成水产品质量危害。

（二）　食品中常见的渔药残留及其危害

1. 食品中常见的残留渔药种类

我国渔药可大致分为消毒剂、驱杀虫剂、抗微生物药（抗生素类、磺胺类、呋喃类）、代谢改善和强壮剂（激素类）、基因诱导剂、疫苗等类型。

2. 食品中渔药残留对人体的危害

一般来说渔药残留可造成以下危害。

（1）毒性作用　如果人们经常摄入含有低剂量药物残留的水产品，残留的药物即可在人体内慢性蓄积，当浓度达到一定量时，就会对人体产生慢性、蓄积毒性作用，如磺胺可引起肾脏损害，特别是乙酰化磺胺在酸性尿中溶解度降低，析出结晶后损害肾脏；氯霉素可以引起再生障碍性贫血，诱发白血病的发生等。

（2）变态反应　变态反应俗称过敏反应。有些药物如青霉素、四环素、磺胺类及某些氨基糖苷类抗生素等，会使敏感人群产生过敏反应，严重者可引起休克等严重症状，过敏反应一般不呈现剂量反应关系，主要与个体体质有关。

（3）产生耐药菌株　残留会使细菌发生基因突变或转移，使部分病原体产生抗药性。如从患疖疮病的大西洋鲑分离的杀鲑气单胞菌，55%的菌株对土霉素有抗性，37%的菌对噁喹酸有抗药性。一旦这些病原菌的耐药质粒传递给人类，将会给临床上细菌性感传染性疾病的治疗带来很大的困难。耐药菌株感染往往会延误正常的治疗过程。

（4）"三致"作用　有的残留药物会在人体内蓄积，当浓度达到一定量时，会产生"三致"作用，即致癌、致畸、致突变作用，如孔雀石绿、双甲脒等。

（5）激素作用　一些激素及其类似物，主要包括甾类同化激素和非甾类同化激素，在肝、肾或埋植部位常有大量同化激素残留存在，人们一旦食用含有其残留的水产品，可产生一系列激素样作用，造成人类生理功能紊乱，如潜在发育毒性（儿童早熟）及女性男性化或男性女性化现象。

（6）水环境生态毒性　药物以原型或代谢物的形式随粪、尿等排泄物排出或直接在水环境中泼洒药物均会造成水环境中药物的残留，破坏养殖生态平衡。

（三）　预防食品中渔药残留的措施

1. 建立有效的全国监控网络

农业部渔业渔政管理局负责全国水生动物药物残留监控工作的整体规划布局、安排和实施。各省、地、县（市）渔业主管部门可根据实际情况，制定本辖区渔药残留监控计划，指定机构和专门人员行使监控职权。

2. 对有关管理人员进行资格审查和培训

鉴于目前我国渔业养殖过程无部门、无人员监管的状况，选拔具备较丰富养殖和用药经验的人员进行法律、法规培训、相关技术培训，使其履行行业监管的职能。

3. 实施渔医处方制度

按照目前我国养殖病害防治现状，推行治病处方制度，由具有资格的渔医出具用药处方，按方使用。让渔药的使用由无序到有序，由盲目到科学。

4. 制定并推广渔药安全使用规范

正确使用渔药不仅可以保证养殖的成功，而且直接关系到饲养成品的药物残留水平。因此应制定并严格执行渔药使用方法和停药期。

5. 发布禁用和推荐使用渔药品种名单

我国渔业主管部门已着手制定渔药推荐使用品种和禁用品种目录。目录仅收录了具有较大临床应用价值的药物，而不收录那些疗效不确切、药源困难、价格太高、应用不广、毒副作用大或对养殖环境有较大影响的药物。这对今后指导我国渔业养殖生产具有重要意义。

第二节　有害金属的污染及其预防

食品中常见的重金属污染有铅、镉、汞、砷等。这些有害金属进入人体后有很强的蓄积性，排出缓慢，这些金属元素在较低摄入量的情况下对人体即可产生明显的毒性作用。另外，许多金属元素，甚至包括某些必需元素如铬、锰、锌、铜等摄入过量也可对人体产生较大的毒性作用或潜在危害。如铅、镉、汞等均能够与肝、肾中含巯基酶结合，使酶的活性减低或丧失，产生不同的毒性，它们对人体造成的危害以慢性中毒和远期效应（致癌、致畸、致突变作用）为主。

一、　有害金属污染食品的途径

（一）　工业三废的污染

含有金属毒物的工业三废排入环境中，可直接或间接污染食品，而污染水体和土壤的金属毒物还可通过生物富集作用使食品中的含量显著增高。

（二）　食品生产加工过程中造成的污染

食品在生产加工过程中，接触不符合卫生要求的机械设备、管道、容器或包装材料，在一定的条件下其有害金属可溶出污染食品；在食品运输过程中，由于运输工具被污染，也可污染食品。

（三）　农药和食品添加剂污染

某些金属农药（如有机汞、有机砷等）或农药不纯含有金属杂质，在使用过程中均可污染食品。食品在生产加工过程中，使用含有金属杂质的食品添加剂，也可造成对食品的污染。

（四）　某些地区自然环境中本底含量高

生物体内的元素含量与其所生存的空气、土壤、水体中这些元素的含量成明显正相关关系。高本底的有害金属元素的地区生产的动、植物食品中有害金属元素含量高于其他低本底的地区。

二、 常见有害金属元素对食品的污染

（一） 铅的污染

铅（Pb）为灰白色金属，质软有延展性。金属铅不溶于水，但溶于硝酸溶液和热的硫酸溶液。铅的氧化态有二价和四价。在无机化合物中，铅通常处于二价状态，除了乙酸铅、氯酸铅、亚硝酸铅和氯化铅以外，大多数二价铅盐、氧化铅和硫化铅都难溶于水。

四乙基铅等烷基铅具有良好的抗震性，曾经被作为汽油防爆剂广泛使用。铅还可以与其他化合物形成合金，如以前的焊锡中有20%的铅。

1. 铅的污染来源

生产和使用铅及含铅化合物的工厂排放的废气、废水、废渣可造成环境铅污染，进而造成食品的铅污染。环境中某些微生物可将无机铅转变为毒性更大的有机铅。含铅汽油使汽车等交通工具排放的废气中含有大量的铅，可造成公路干线附近农作物的严重铅污染；开矿、冶炼、蓄电池、含铅物质的燃烧（如汽油）和使用（如燃料）等都可造成铅的污染。

用铝合金、搪瓷、陶瓷、塑料、马口铁、玻璃、橡胶等为原料制备的容器和用具均含有铅，如陶瓷上的釉彩是铅污染的重要来源。在一定的条件下（如盛放酸性食品时），其中的铅可溶出而污染食品。印制食品包装的油墨和颜料等常含有铅，也可污染食品。此外，食品加工机械、管道和聚氯乙烯塑料中的含铅稳定剂等均可导致食品铅污染。

2. 铅在体内的分布

人体铅的吸收部位为十二指肠。3个月到8岁的儿童膳食铅的吸收率最高可达50%，成人膳食铅的吸收率在5%~10%。吸收率受膳食中蛋白质、钙和植酸等因素的影响。吸收入血的铅随血流分布到全身各组织器官。血液和软组织中铅约占体内总铅量的10%，骨骼中铅含量约占体内总铅量的90%。血液中铅大部分与红细胞结合，存在于红细胞中的铅约有80%与血红蛋白结合，20%存在于红细胞膜。在肝、肾、脑等组织也有一定的分布并产生毒性作用。

人体内铅主要经肾脏和肠道排泄，汗液和头发也可以是排泄的途径。铅在人体的生物半衰期为4年，如果以骨骼铅计算则达10年，因此可长期在体内蓄积。尿铅、血铅和发铅是反映体内铅负荷的常用指标。

3. 铅对人体健康的影响

铅对生物体内许多器官组织都具有不同程度的损害作用，尤其是对造血系统、神经系统和肾脏。

铅对神经系统的影响包括心理、智力、感觉和神经肌肉等方面。成人铅中毒后表现有忧郁、烦躁、性格改变；儿童为注意力不集中、多动、孤僻、忧郁等，学习能力下降；视觉、听觉和味觉的改变；肌肉损害主要涉及手部伸肌（桡神经）、足部伸肌（腓神经）、三角肌、肱二头肌、肱桡肌以及手的小肌群。

铅对血液系统的影响主要表现在：抑制血红蛋白合成以及缩短循环中红细胞的寿命。在血红蛋白的合成中，铅可抑制 δ-氨基-γ-酮戊酸脱水酶（ALAD）、δ-氨基-γ-酮戊酸合成酶（ALAS）、血红素合成酶以及珠蛋白的合成。由于血红蛋白合成障碍，导致骨髓内幼红细胞代偿性增生，血液中点彩、网织和碱性红细胞增多。铅可抑制红细胞膜钠-钾ATP酶的活性，使红细胞内钾离子逸出，红细胞膜崩溃而溶血，由于红细胞寿命缩短导致贫血。但是，慢性

铅中毒时以影响卟啉代谢为主。

铅可影响肾小管上皮细胞线粒体的功能，抑制 ATP 酶的活性，引起肾小管功能障碍。铅对肾脏的急性毒作用部位主要在近曲小管，慢性毒作用除了损害肾小管外，还造成进行性间质纤维化，开始发生在肾小管周围，逐渐向外扩展，肾小管萎缩与内皮细胞增生同时存在。

此外，铅对心脏自主神经功能有不同程度的影响，可引起血压升高，影响生殖功能，抑制机体细胞免疫和体液免疫，也影响甲状腺素、肾上腺皮质激素和垂体激素的产生。

食品铅污染所致的中毒主要是慢性损害作用，临床上表现为食欲不振、胃肠炎、口腔金属味、失眠、头昏、关节肌肉疼痛、腹痛及便秘或腹泻、贫血等，严重者可致铅中毒性脑病。儿童对铅较成人更敏感，过量摄入铅可影响其生长发育，包括影响儿童的智力发育。慢性铅中毒因为影响凝血酶活性，使凝血时间延长，在后期可出现急性腹痛或瘫痪。铅中毒患者可以观察到血中点彩红细胞和齿龈的铅线。

膳食中补充蛋白质、钙、铁、锌、硒和维生素 C 可以减低铅的毒性。

4. 铅的限量标准

食品添加剂联合专家委员会（JECFA）推荐的每周铅允许摄入量为 0.025mg/kg 体重。GB 2762—2017《食品安全国家标准　食品中污染物限量》规定食品中铅容许限量为（≤mg/kg）：谷类、薯类 0.2，豆类 0.2，蔬菜、水果 0.1，肉制品、鱼虾类 0.5，蛋类 0.2，鲜乳 0.05。

（二）　汞的污染

汞（Hg）在自然界中有金属单质汞（水银）、无机汞和有机汞等几种形式。不同形式的汞，其毒性也不同。有机汞在人体内不易降解，也不易排出，而是易于蓄积，引起中毒。

1. 汞的污染来源

汞的污染途径主要包括：①含汞废水灌溉造成植物的一定污染，进而使肉类食品污染；②含汞的废水排入江河湖海后，其中所含的金属汞或无机汞可以在水（尤其是底层污泥）中某些微生物的作用下转变为毒性更大的有机汞（主要是甲基汞），并可由于食物链的生物富集作用而在鱼体内达到很高的含量；③早期含汞农药的使用。

2. 汞在体内的分布

食品中金属汞几乎不被人体吸收；无机汞的吸收率也较低，为 1.4% ~ 15.6%，平均为 7%，不易透过胎盘屏障，有 90% 以上从粪便排出。而有机汞的吸收率很高，其中甲基汞可达 90% 以上。吸收的汞分布于全身组织和器官，但以肝、肾、脑等器官的含量最高。甲基汞可以通过血脑屏障、胎盘屏障和血睾屏障，可在脑内蓄积，导致脑和神经系统损伤，并可以使胎儿和新生儿发生汞中毒。汞蓄积性强，在人体内的生物半衰期为 70d，在脑内的潴留时间更长，生物半衰期达 180~250d。体内的汞可以通过尿、粪和毛发排出。

3. 汞对人体健康的影响

长期摄入甲基汞可以导致甲基汞中毒。19 世纪 50 年代，在日本发生的典型公害病——水俣病就是由于含汞工业废水严重污染水俣湾，导致此水域中鱼体内甲基汞蓄积，当地居民长期食用该水域捕获的鱼类引起的中毒。我国在 20 世纪 70 年代也曾经发生过松花江流域的甲基汞污染事件。

甲基汞中毒的主要表现为神经系统的损害症状，包括运动失调、语言障碍、视野缩小、听力障碍、感觉障碍及精神症状，严重者可以发生瘫痪、肢体变形、吞咽困难，甚至死亡。

4. 汞的限量标准

JECFA 推荐的每周总汞允许摄入量为 $5\mu g/kg$ 体重，甲基汞为 $3.3\mu g/kg$ 体重。GB 2762—2017《食品安全国家标准　食品中污染物限量》规定食品中汞容许限量为：鱼和其他水产品甲基汞 $\leqslant0.5mg/kg$，肉、蛋 $\leqslant0.05mg/kg$，粮食 $\leqslant0.02mg/kg$，蔬菜、水果、薯类、牛乳 $\leqslant0.01mg/kg$。

（三）　镉的污染

镉（Cd）是一种蓝白色金属，在自然界中分布广泛，但其含量甚微，在地壳中平均含量为 0.15mg/kg。

1. 镉的污染来源

镉在自然界中常与锌、铅、铜、锰等共存，并以硫镉矿形式存在。在这些金属的冶炼过程中会排出大量的镉，进而污染环境。在电镀工业、塑料工业、油漆、镉电池等中也广泛使用镉，故工业"三废"尤其是废水污染对环境和食品的影响比较严重。镉也可以通过食物链的富集使某些食品的污染维持在较高水平，特别是水生生物可以从水中富集镉，浓缩倍数可以高达 4500 倍。

此外，含镉容器的迁移也是镉污染的来源之一。因镉盐有鲜艳的颜色且耐高热，故常用作玻璃、陶瓷类容器的上色颜料，并用作金属合金和镀层的成分以及塑料稳定剂等，因此使用这类食品容器和包装材料也可对食品造成镉污染。尤其是用作存放酸性食品时，可致其中的镉大量溶出，严重污染食品。

一般而言，镉污染在食品中的分布状况与铅相似，海产食品、动物内脏（尤其是肝脏、肾）中镉污染水平高于植物性食品。植物性食品中以谷物和洋葱、豆类、萝卜等蔬菜污染较重。

2. 镉在体内的分布

食物中镉的吸收受到镉化合物种类的影响，也受到膳食中蛋白质、维生素 D 和钙、锌含量的影响。镉吸收进入人体后，大多数与低分子硫蛋白结合，形成金属硫蛋白，主要蓄积在肾脏，约占全身蓄积量的 1/2；其次是肝脏，约占全身蓄积量的 1/6。体内的镉可以通过粪便、尿液、汗液和毛发等途径排出体外，生物半衰期为 15～30 年。动物实验证明，当动物饲以缺乏蛋白质和钙的饲料时，对镉的吸收率可增加至 10%。

3. 镉对人体健康的影响

镉对体内巯基酶有强抑制作用。镉中毒主要损害肾脏、骨骼和消化系统，尤其是损害肾近曲小管上皮细胞，使其重吸收功能障碍。临床上可以见到蛋白尿、氨基酸尿、糖尿和高钙尿，导致体内出现钙的负平衡，并由于骨钙迁出而发生骨质疏松和病理性骨折。日本神通川流域由于锌矿造成的镉污染，发生了典型的公害病"痛痛病"，其潜伏期大约 2～8 年，发病者多为 50 岁以上的经产妇，在关节处有重度疼痛、骨骼畸形以及多发性骨折。患者肾皮质中镉含量可达 600～1000mg/kg。

除了急、慢性中毒外，国内外也有不少研究表明，镉及其镉化合物对动物和人体有一定的致畸、致癌和致突变作用。

4. 镉的限量标准

2000 年 JECFA 的重新评估数据维持每日镉允许摄入量为 0.007mg/kg 体重。GB 2762—2017《食品安全国家标准　食品中污染物限量》规定食品中镉容许限量为：大米 $\leqslant0.2mg/kg$，

面粉 ≤ 0.1mg/kg，鲜蛋和新鲜蔬菜 ≤ 0.05mg/kg，肉、鱼 ≤ 0.1mg/kg，新鲜水果≤ 0.05mg/kg。

（四） 砷的污染

砷是一种非金属元素，但由于其许多理化性质类似于金属，故常将其称为"类金属"。砷广泛存在于自然界，多以重金属的砷化合物或硫化物形式存在于金属矿中。自然界中多以五价砷形式存在，环境污染的砷则多以三价砷形式出现。

1. 砷污染的来源

砷污染食品的主要途径有：①各种砷化合物的工业应用，如含砷矿石的冶炼和煤的燃烧均可以产生"工业三废"，直接和间接污染食品；②含砷农药的使用，无机砷农药如砷酸铅、砷酸钙、亚砷酸钠等由于毒性大，已很少使用，但有机砷类杀菌剂用于水稻纹枯病有较好的效果；③畜牧业生产中含砷制剂的使用，一些五价砷常作为鸡和猪的生长促进剂添加到动物饲料中，以促进动物生长、提高饲料利用率和防止肠道感染，造成兽药残留；④水生生物，特别是藻类、甲壳类、双壳贝类和某些鱼类对砷有很强的富集能力，通过食物链可以富集3300倍，但大部分为低毒的有机砷；⑤食品加工过程中原料、添加剂及容器和包装材料的污染。

2. 砷污染食品的特点

淡水鱼、蔬菜中的砷以有机砷的形式存在；肉类和海产食品中的砷以有机砷的形式存在，海产食品是含砷量最高的食品；粮食、茶叶中的砷主要以有机砷的形式存在，个别样品检出无机砷。

3. 砷在体内的分布

砷经过消化道吸收后，在血中主要与血红蛋白中的珠蛋白结合，24h 后可以分布全身组织，在肝、肾、脾、肺、皮肤、毛发、指甲和骨骼等器官和组织中蓄积，主要由粪便和尿液排出，砷的生物半衰期为 80~90d。砷与毛发和指甲中的角蛋白巯基有强结合力，头发和指甲也为排泄途径之一。测定发砷和指甲砷可反映机体对砷的暴露水平。

4. 砷对人体健康的影响

食品中砷的毒性与其存在形式有关，元素砷几乎无毒，砷的硫化物毒性也很低，而砷的氧化物和盐类毒性较大，无机砷毒性大于有机砷。三价砷及其化合物对体内酶蛋白的巯基有特殊的亲和力，结合形成稳定的络合物，尤其是对含双巯基结构的酶（如胃蛋白酶、胰蛋白酶、丙酮酸氧化酶、α-酮戊二酸氧化酶、ATP 酶等）有很强的抑制作用。如与丙酮酸氧化酶的巯基结合，成为丙酮酸氧化砷和砷的复合体，使酶失去活性；阻碍细胞正常呼吸和代谢，导致细胞死亡。砷可导致毛细血管通透性增加，引起多器官的广泛病变。五价砷在体内可还原为三价砷。

急性砷中毒主要表现为胃肠炎症状，严重者可导致中枢神经系统麻痹而死亡，并出现全身出血症状。慢性中毒主要表现为神经衰弱症候群，四肢末梢神经疼痛等多发性周围神经炎症状，皮肤色素异常，包括皮肤白斑、颜面和四肢与躯干色素沉着引起的砷源性黑皮症、皮肤角化过度等。

流行病学调查也表明，无机砷化合物与人类皮肤癌和肺癌的发生有关。有不少研究已证实多种砷化物具有致突变性，由于其在细胞复制中具有替代磷酸盐的能力，可在体内外导致基因的突变、染色体畸变并抑制 DNA 损伤的修复。砷酸钠可透过胎盘屏障，对小鼠和地鼠有一定致畸性。砷及其化合物已被国际癌症研究机构（IARC）确认为致癌物，对砷的高摄入人群的远期危害不容忽视。

5. 砷的限量标准

由于无机砷的毒性较有机砷小，国际上对砷的卫生学评价均以无机砷为依据。1988年FAO/WHO规定无机砷的最大每周允许摄入量为0.015mg/kg体重、我国建议砷的每人每日允许摄入量（ADI）为3mg。GB 2762—2017《食品安全国家标准　食品中污染物限量》规定食品中砷容许限量为（以总砷计）：粮食≤0.5mg/kg，蔬菜、水果、肉类≤0.5mg/kg，鲜乳≤0.1mg/kg。海鱼中砷容许限量为（以无机砷计）≤0.1mg/kg，鲜甲壳贝类制品≤0.5mg/kg，干甲壳贝类制品≤0.05mg/kg。

三、　有害金属污染食品的预防措施

（一）　消除污染源

有害金属污染食品后，由于残留期较长，不易去除。因此，消除污染源是降低有害金属元素对食品污染的最主要措施。应重点做好工业三废的处理和严格控制三废的排放，加强卫生监督。禁用含砷、铅、汞的农药和不符合卫生标准的食品添加剂、容器包装材料、食品加工中使用的化学物质等。

（二）　制定各类食品中有害金属元素的最高允许限量标准，加强食品卫生质量检测和监督工作。

（三）　严格管理有害金属及其化合物，防止误食、误用、投毒或人为污染食品，避免造成不必要的损失。

第三节　*N*-亚硝基化合物对食品的污染

N-亚硝基化合物是一类具有亚硝基（N—NO）结构的有机化合物，对动物有较强的致癌作用。迄今为止，已发现的亚硝基化合物有300多种，大部分具有致癌性。

一、　*N*-亚硝基化合物的种类及结构

N-亚硝基化合物，根据其化学结构可分为二大类，即 *N*-亚硝胺（*N*-nitrosamine）与 *N*-亚硝酰胺（*N*-nitrosamide）。

N-亚硝胺（*N*-nitrosamine）基本结构为：

$$\begin{array}{c} R_1 \\ | \\ N\!-\!\!NO \\ | \\ R_2 \end{array}$$

其 R_1 与 R_2 为烷基或芳基，R_1 与 R_2 相同者为对称性亚硝胺，不同者为不对称亚硝胺。

N-亚硝酰胺（*N*-nitrosamide）基本结构为：

$$
\begin{array}{c}
R_1 \\
| \\
R_2-C-N-NO \\
\| \\
O
\end{array}
$$

亚硝胺化学性质较亚硝酰胺稳定。亚硝胺不易水解，在中性及碱性环境较稳定，但在酸性溶液及紫外线照射下可缓慢分解，亚硝酰胺性质活泼，在酸性及碱性溶液中均不稳定。此外，根据其蒸气压大小不同，还可分为挥发性与不挥发性亚硝基化合物。

二、 N-亚硝基化合物的理化特性和化学反应

（一） N-亚硝胺

低相对分子质量的亚硝胺（如二甲基亚硝胺）在常温下为黄色油状液体，高相对分子质量的亚硝胺多为固体，二甲基亚硝胺可溶于水及有机溶剂，其他亚硝胺则不能溶于水，只能溶于有机溶剂。在通常条件下，N-亚硝胺不易分解。在中性和碱性环境中较稳定，但在特定条件下也发生反应。

1. 水解

如二甲基亚硝胺在 70~110℃盐酸溶液中加热即可分解。盐酸有较强的去亚硝基作用。另外，Br_2、H_2SO_4 加 $KMnO_4$，HBr 加冰乙酸都可作为去亚硝化剂。

2. 形成氢键和加成反应

亚硝基上的氧原子与烷基相连的氮原子能和甲酸、乙酸等酸形成氢键。有些亚硝胺还能同 BF_3、PCl_5、$ZnBr_2$ 发生加成反应。

3. 转亚硝基

二苯基亚硝胺和 N-甲基苯胺之间可进行转亚硝基反应，脂肪族胺之间的转亚硝基要在强酸条件下进行。

4. 还原

亚硝胺的还原在 pH 1~5 时是 4 电子还原，产生不对称肼，在碱性条件下则 2 电子还原，产生 2 级胺和一氧化二氮。

5. 氧化

亚硝胺可以被许多氧化剂氧化为硝胺。

6. 光化学反应

亚硝胺和紫外光照射下，NO 基可以裂解。紫外光解反应和酸性水溶液或有机溶媒中都能进行。

（二） 亚硝酰胺

亚硝胺类化学反应性质活泼，在酸性条件下或碱性溶液中均不稳定。在酸性条件下，分解为相应的酰胺和亚硝酸。

三、 N-亚硝基化合物的前体物及合成

食物中 N-亚硝基化合物天然含量极微，但可通过各种污染途径进入食物，也可由食物中广泛存在的亚硝基化合物前体物在适宜条件下生成，即含有=N⁻结构化合物与亚硝酸盐生成：

$$\begin{array}{c} R_1 \\ | \\ R_2 \end{array} N{-}NH \ + \ HNO_2 \ \rightleftharpoons \ \begin{array}{c} R_1 \\ | \\ R_2 \end{array} N{-}N{=}O \ + \ H_2O$$

（一） N-亚硝基化合物的前体物

N-亚硝基化合物的前体物包括两类，一类是亚硝酸盐和硝酸盐，另一类是胺类。

1. 亚硝酸盐和硝酸盐

NO_2^-、NO_3^-广泛存在于土壤、水及植物中，当大量施用含氮化肥、除草剂、土壤中缺钼或干旱时，均可使农作物中大量蓄积 NO_3^-，在具还原性微生物存在下，NO_3^-很易于转变为 NO_2^-。

硝酸盐在植物体内分配是不均衡的，蔬菜品种不同硝酸盐含量变化也很大。有资料表明，不同种类蔬菜的新鲜可食部分中硝酸盐含量按其均值大小排列为：根菜类＞薯类＞绿叶菜类＞白菜类＞葱蒜类＞豆类＞茄果类。一些蔬菜，如豌豆、马铃薯和番茄，通常低于200mg/kg，而甜菜根、莴苣和菠菜多数高于 2500mg/kg。同一蔬菜不同部位的硝酸盐含量差异也很大，其含量排列顺序为根＞茎＞叶柄＞叶片，亚硝酸盐为根＜茎＜叶片＜叶柄。蔬菜中亚硝酸盐的含量通常远低于硝酸盐含量，蔬菜的保存和处理过程对硝酸盐和亚硝酸盐含量有较大影响，如在蔬菜腌制过程中，亚硝酸盐含量明显增高，不新鲜的蔬菜中亚硝酸盐含量也可明显增高，而增施磷肥、钾肥、钼肥和有机肥可降低蔬菜中硝酸盐含量。

此外，NO_2^-作为食品添加剂，也常被加于某些食品中，而使食品中 NO_2^-含量增加。

2. 胺类

由蛋白质分解成氨基酸并脱羧而成，常发生于不新鲜食物中，特别是腐坏时。肉、鱼等含有较多脯氨酸、羟脯氨酸、精氨酸，极易生成仲胺；制酒过程中蛋白质在发酵时易酶解为二甲胺，茶叶含有的呱啶、吡咯、生物碱等仲胺化合物都易于参与亚硝基化合物生成的反应。已知此类化合物有仲胺、酰胺、伯胺、叔胺、季胺以及氨基甲酸醇、胍类、氨基酸、肌酸、精素（Spermine）、磷脂等。一般来说，食物中胺类含量，随其新鲜度、贮藏和加工条件的变化而变化。有些加工方法和食物成分可能是胺类生成的条件，鱼加工为制品时，不论是晒干、烟熏或装罐均可致仲胺量的增加，如沙丁鱼经晒干或装罐可增加 5~7 倍，特别是墨鱼可增加 500~700 倍。

（二） N-亚硝基化合物的合成

在合适条件下，胺类与亚硝基化剂可合成 N-亚硝基化合物，但受许多因素影响，如胺的种类、浓度、酸碱度以及某些微生物的存在，都对合成量、速度有影响。伯胺、仲胺、叔胺均能亚硝化，但伯胺、叔胺亚硝化速度较慢，胺类碱性越强越难离解，也越不易亚硝化。在有硫氰酸盐存在时，其与亚硝酸盐的反应速度也加快。大肠杆菌、普通变形杆菌、黏质沙雷氏菌等亚硝酸盐还原菌也可将仲胺及硝酸盐合成亚硝胺，某些霉菌如黄曲霉、黑曲霉、白地霉也可促进合成。

动物性食品在腌制时，如果已含有大量胺，粗盐中又含有较多亚硝酸盐，或人为添加亚硝酸盐或硝酸盐（可在微生物作用下还原为亚硝酸盐），均可使腌制品中有较大量的亚硝基化合物。曾测得香港咸海鱼的二甲基亚硝胺含量达 10~100μg/kg。一般咸肉经油煎后，约90%样品中可测出亚硝基吡咯烷（Nitrosopyrrolidine），其含量与加热温度和时间有关。

食品霉变也可由于黑曲霉、串珠镰刀菌等生长繁殖而使食品中仲胺与亚硝酸盐量增高。特别是黑曲霉、串珠镰刀菌及扩张青霉能使仲胺含量增高 25~100 倍，条件适宜时，可形成亚硝胺。空气中气态氮氧化物，特别是 NO 与 NO_2 的混合物，可提高亚硝基化的作用。在啤酒生产过程中，当烘烤大麦芽时，气态氮氧化物作用于大麦芽中大麦碱，合成二甲基亚硝胺，已引起许多国家重视。

此外，人体内也可合成亚硝胺，其适宜 pH<3，正常人胃液 pH 一般为 1~4。因此，胃可能是合成亚硝胺的主要场所。胃酸缺乏的人，胃液 pH 较高，当 pH>5 时，含有硝酸盐还原酶的细菌有高度代谢活性，有利于将硝酸盐还原为亚硝酸盐，因此易于使亚硝胺在胃内合成。

四、 N-亚硝基化合物对人体的危害

食品是人体中硝酸盐和亚硝酸盐的主要来源，一般情况下人体从食物中摄取的硝酸盐占总摄取量的 70%~80%，其余由水中摄取；国外对 9~24 岁青少年硝酸盐和亚硝酸盐膳食摄入评估结果显示，平均摄入量分别为 54.0mg/（d·人） NO_3^- 和 1.4mg/（d·人） NO_2^-。蔬菜（包括马铃薯）为膳食 NO_3^- 摄入量的 86%，而肉类，特别是香肠占 NO_2^- 摄入量的 69%，饮水只提供 1~2mg/（d·人） 的 NO_3^- 和 0~0.2mg/（d·人） 的 NO_2^-。

硝酸盐急性毒性试验中大鼠口服 LD_{50} 为 3236mg/kg，亚硝酸盐是食品添加剂中急性毒性最强的一种 "剧毒剂"，小鼠口服 LD_{50} 为 200mg/kg，人中毒剂量为 0.3~0.5g，致死量为 3g。由硝酸盐和亚硝酸盐及其衍生物引起的对人体的危害主要表现在如下几个方面：

1. 正铁血红蛋白症

过量硝酸盐摄入能引起正铁血红蛋白症，这经常发生在饮水中高硝酸盐含量地区。正铁血红蛋白症的形成是由于人体内大量的亚硝酸盐与血液中血红蛋白结合，使正铁血红蛋白含量上升，从而造成机体组织缺氧。患者主要症状为皮肤发紫、疲乏，甚至死亡。

2. 婴儿先天畸形

亚硝酸盐能够透过胎盘进入胎儿体内，6 个月以内的婴儿对硝酸盐类特别敏感，对胎儿有致畸作用。欧盟建议亚硝酸盐不得用于婴儿食品，而硝酸盐应予限制使用。20 世纪 80 年代澳大利亚有一种地方性新生儿先天畸形，主要是中枢神经系统疾病。经过对流行病的大量调查，发现地下水含 NO_3^- 过高是致病的原因，NO_3^- 是致畸剂，在高 NO_3^- 时的风险是低 NO_3^- 的 3 倍，另有研究指出，饮水中含 NO_3^- 超过 15mg/L 时，先天畸形风险提高 4 倍。

3. 甲状腺肿

有研究认为高硝酸盐摄入能减少人体对碘的消化吸收，从而导致甲状腺肿。对于硝酸盐影响甲状腺功能的研究是近 30 年才开展的，以目前的研究来看，硝酸盐只能被认为是导致甲状腺肿的一种可能性物质，硝酸盐是否是人体甲状腺肿的直接病因，还有待进一步研究。

4. 癌症

在适当条件下，亚硝酸盐可以和多种有机成分反应，如在使用亚硝酸盐发色时，由于肉中含有大量的胺，亚硝酸盐与胺反应，生成亚硝基化合物；亚硝酸盐在胃肠道的酸性环境中也可以转化为亚硝胺，而这些亚硝基化合物均是致癌因子。

我国人民多以粮谷和蔬菜为主，NO_3^- 和 NO_2^- 主要来自蔬菜，但蔬菜中同时又含有许多亚硝化的阻断剂和其他防癌成分（如维生素 C、酚类物质等）。

据报道在 13 个国家的生态学相关研究中发现，NO_3^- 摄入量与胃癌死亡率呈正相关，但在我国 69 个县的生态学相关研究中并未发现此规律。另有报道指出福建省长乐区胃癌高发区和山东省崂山区胃癌低发区人群之间硝酸盐和亚硝酸盐的膳食摄入量没有明显的差别，说明 NO_3^- 摄入量不是胃癌发生的决定因素，这可能与我国膳食结构有很大关系。

五、 N-亚硝基化合物污染的预防措施

从发现抗坏血酸能够抑制亚硝胺的合成以来，学者们进行了大量的阻断因素的研究，已经发现维生素 C、维生素 E、酚类等能抑制亚硝基化过程。

亚硝基化合物的毒性多属于中等毒性或者低毒，每天由食品摄入的及体内合成的量并不多，所以未见其中毒事件，但由于天天接触，其致癌性不容忽视。国内外的一些流行病学调查资料，也证明人类的某些癌症可能与 N-亚硝基化合物有关。

预防 N-亚硝基化合物危害性的预防措施主要考虑以下几项内容：

（一） 防止食品的微生物污染和霉变

很多微生物形式的低分子氮化合物为亚硝基化提供前体，使硝酸盐还原成亚硝酸盐，加上酶促作用，因而降低各种食品中微生物污染程度，防止霉变应重点做预防措施，控制亚硝酸盐的使用量也有助于降低肉制品中亚硝基化合物的含量。

（二） 控制食品加工中硝酸盐或亚硝酸盐的用量

食品加工中控制硝酸盐或亚硝酸盐的使用量有助于降低食品中亚硝基化合物的含量。

（三） 提高维生素 C 摄取量

很多流行病学调查证明食道癌高发区，维生素 C 摄取量都较低，即有实验性阻断作用的根据，因此提高维生素 C 摄取量对预防亚硝胺危害具有重要意义。

（四） 施用钼肥

已经证明食道癌高发区人体和环境中钼的含量均较对照区低，蔬菜中硝酸盐及亚硝酸盐含量较高，施用钼盐后硝酸盐含量下降。

（五） 制定食品中硝酸盐、 亚硝酸盐限量标准并加强监测

GB 2762—2017《食品安全国家标准 食品中污染物限量》规定了食品中亚硝酸盐、硝酸盐限量指标，例如腌制蔬菜中亚硝酸盐（以 $NaNO_2$ 计）限量为 20mg/kg，生乳中亚硝酸盐（以 $NaNO_2$ 计）限量为 0.4mg/kg，乳粉中亚硝酸盐（以 $NaNO_2$ 计）限量为 2mg/kg，包装饮用水（矿泉水除外）亚硝酸盐（以 NO_2^- 计）限量为 0.005mg/L，矿泉水亚硝酸盐（以 NO_2^- 计）限量为 0.1mg/L，硝酸盐（以 NO_3^- 计）限量为 45mg/L 等。依据食品中限量标准，监管部门要加强监测，严格控制超标食品进入市场。

第四节 多环芳烃化合物对食品的污染

多环芳烃（Polycyclic Aromatic Hydrocarbons，PAH）是指含有两个以上苯环的化合物，环与环之间的连接方式有两种，一种是稀环化合物，即苯环与苯环之间各由一个碳原子相

连，如联苯；另一种是稠环化合物，即相邻的苯环至少有两个共用的碳原子的碳氢化合物，如萘、苯并［α］芘。本节介绍的为稠环化合物，又称稠环芳烃。

多环芳烃是一类非常重要的环境污染物和化学致癌物。煤、石油、煤焦油、烟草和一些有机化合物的热解或不完全燃烧会产生一系列多环芳烃化合物，长期接触这类物质可能诱发皮肤癌、阴囊癌、肺癌等疾病。早在1775年英国外科医生波特就发现扫烟囱的童工阴囊癌发生率很高，他认为由于煤烟的机械刺激导致了阴囊癌并建议政府禁止使用童工清扫烟囱，使阴囊癌的发生率得到了控制。从1930年英国分离出苯并［α］芘，迄今为止发现的PAH达数百个，由于苯并［α］芘研究最早，资料最多，所以常把苯并［α］芘作为环境中存在PAH的指标。

一、多环芳烃的理化特性

室温下，所有PAH皆为固体。其特性是高熔点、高沸点、低蒸汽压、水溶解度低。PAH易溶于许多溶剂中，具有高亲脂性。苯并［α］芘（BaP）是由5个苯环构成的多环芳烃，分子式为$C_{20}H_{12}$，相对分子质量为252，常温下为浅黄色针状结晶，沸点为310～312℃，熔点为178℃，几乎不溶于水，微溶于甲醇和乙醇，溶于苯、甲苯、二甲苯及环乙烷等有机溶剂中，在苯溶液中呈蓝色或紫色荧光。表3-1是常见PAH的理化性质。

表3-1　　　　　　　　　　一些常见PAH的理化性质

化合物	分子式	熔点/℃	沸点/℃	蒸气压/Pa	相对密度	正辛醇-水的分配系数	水中溶解度/（μg/L）
萘	$C_{10}H_8$	81	217.9	10.4	1.154	3.4	3.17×10^4
苊	$C_{12}H_{10}$	95	279	2.9×10^{-1}	1.024	3.92	3.93×10^3
芴	$C_{12}H_{10}$	115～116	295	8.0×10^{-2}	1.203	4.18	1.98×10^3
蒽	$C_{14}H_{10}$	216.4	342	8.0×10^{-4}	1.283	4.5	73
菲	$C_{14}H_{10}$	100.5	340	1.6×10^{-2}	0.980	4.6	1.29×10^3
荧蒽	$C_{16}H_{10}$	108.8	375	1.2×10^{-3}	1.252	5.22	260
芘	$C_{16}H_{10}$	150.4	393	6.0×10^{-4}	1.272	5.18	135
苯并［α］蒽	$C_{18}H_{12}$	160.7	400	2.8×10^{-5}	1.226	5.61	14
1,2-苯并菲	$C_{18}H_{12}$	253.8	448	8.4×10^{-5}	1.274	5.45	43
三亚苯	$C_{18}H_{12}$	199	425	6.7×10^{-5}	1.3	6.12	1.2
苯并［α］芘	$C_{20}H_{12}$	178.1	493	7.4×10^{-7}		6.44	5.07

二、多环芳烃的毒性

（一）一般毒性

PAH急性毒性为中等或低毒性。如萘，小鼠经口和静脉给药的LD_{50}以每kg体重计为100～5000mg，大鼠口服LD_{50}为2700mg。不同PAH的毒作用表现不同，如萘可诱导小鼠、大鼠、仓鼠细支气管坏死，苯并［α］芘诱发小鼠和豚鼠患接触性过敏性皮炎，苯并［α］芘、二苯并［a，h］蒽和苯并［α］蒽可引起皮肤过度角化等。

（二） 致癌性

对 PAH 致癌性研究最多的是苯并［α］芘，它可使多种动物种属、多种器官致癌，不同接触途径均可致癌。其致癌发生率不仅存在剂量反应关系，而且存在加速效应。流行病学调查表明，食品中苯并［α］芘含量与人的癌症发病率有关，尤其与胃癌的发病关系密切。如日本胃癌发病高，认为与当地居民习惯在炭火上烤鱼吃有关；匈牙利西部一地区胃癌发病高，认为与此地区居民经常吃家庭自制含苯并［α］芘较高的熏肉有关；冰岛胃癌发病高，认为可能与经常食用熏制品有关。冰岛农民胃癌死亡率最高，农民吃自己熏制的食品最多，其中含多环芳烃或苯并［α］芘高于市售制品。用该地的熏羊肉喂大鼠，可诱发出恶性肿瘤。

对 PAH 的致癌性和结构关系的研究表明，多环芳烃类化合物中 3~7 个环的化合物才具有致癌性，2 环与 7 环以上的化合物一般不具备致癌性。多环芳烃类化合物属于前致癌物，需在体内代谢后才具有致癌活性。

（三） 致突变性

PAH 大多为间接致突变物，其中苯并［α］芘在 Ames 试验、细菌 DNA 修复、噬菌体诱发果蝇突变、姊妹染色体交换、染色体畸变、哺乳类细胞培养点突变及哺乳类动物精子畸变等实验中皆呈阳性反应。

（四） 遗传毒性

对小鼠和家兔，苯并［α］芘能透过胎盘屏障，造成子代肺腺癌和皮肤乳头状瘤，苯并［α］芘、二苯并［a，h］蒽和苯并［α］蒽及萘对小鼠和大鼠有胚胎毒，可造成胚胎畸形、死胎及流产等。

三、 多环芳烃对食品的污染

PAH 是食品化学污染物质中一类具有诱癌作用的化合物，PAH 目前已鉴定出数百种，其中苯并［α］芘［B（a）P］是多环芳烃类化合物中一种主要的食品污染物。

（一） 污染来源

多环芳烃化合物由石油、煤炭、石化燃料、木材、燃料瓦斯、汽油、重油、纸或食品的不完全燃烧或热分解生成。PAH 在空气、排烟、排气、烟熏和烧烤食品中广泛存在，见表3-2 所示。

表 3-2   被检出 PAH 的环境物

空气	大气、室内空气、瓦斯、工厂空气
排烟	各种煅烧排烟，如锅炉、火炉、焚烧炉、废弃物焚烧炉、农村稻草的煅烧，森林起火
排气	各种汽油机、柴油机、飞机引擎等排放的尾气
煤烟及渣	木炭、煤、石油燃烧排放的烟尘及余渣
焦油类	煤焦油、柏油

续表

油类	重油、煤油、汽油、矿渣油
食品、嗜好	熏制品如羊肉、鳟鱼、鳕鱼、烧鱼、炭烤牛排、食用油、小麦粉、牡蛎、蔬菜品类、海苔、海藻类、咖啡、茶、香烟
其他	土、雪、灰尘、化肥、工厂排水、河流、活性炭

1. 环境污染

在工业生产和其他人类活动中，由于有机物不完全燃烧，产生大量 PAH 并排放到环境中，污染空气、水源及土壤，使农作物吸收而存积于植物体内，PAH 也能以直接接触等途径污染食品。PAH 的生成量同燃烧设备和燃烧温度等因素有关，如大型锅炉生成量低，家庭用的煤炉生成量高。蔬菜水果中的 PAH 来源于环境污染。

2. 加工过程中形成

食品成分在加热加工时，受高温的影响发生裂解与热聚反应，形成多环芳烃化合物，如油炸食品，油脂在高温下发生裂解与热聚可产生苯并[α]芘。肉、鱼类在烤、烧、熏、炸过程中可形成 PAH。直接用火烘烤比间接烘烤产生的 PAH 多，如烤羊肉串，PAH 污染程度顺序为：木柴＞木炭明火炙烤＞电炉烤＞电热板烤。脂肪含量高的食品比脂肪含量低的食品产生的 PAH 多，如用木柴、木炭明火炙烤，PAH 含量为烤羊肉串＞烤牛肉，烤鸭＞烤鹅。在烤制过程中动物食品所滴下的油滴中苯并[α]芘含量是动物食品本身的 10～70 倍。当食品在烟熏和炙烤过程发生焦糊或炭化时，苯并[α]芘生成量将显著增加，特别是烟熏温度在 400～1000℃时。苯并[α]芘生成量可随着温度的上升而急剧增加，如当淀粉在加热至390℃时产生 0.7μg/kg 的苯并[α]芘，加热至 650℃时可产生 17μg/kg 的苯并[α]芘；葡萄糖、脂肪酸加热至 650℃时分别可产生 7μg/kg 和 88μg/kg 的苯并[α]芘。烟熏是肉肠加工过程中产生 PAH 的主要环节。另外，沥青中的苯并[α]芘含量为 2.5%～3.5%，食品加工机械用的润滑油苯并[α]芘含量高达 2600μg/kg。表 3-3 列出部分熏烤肉食品中的 PAH含量。

表 3-3 部分熏烤肉食品中的 PAH 含量

品名	样品数/个	PAH 类物质/（μg/kg）		
		1，2-苯并菲	苯并[e]芘	苯并[α]芘
烤鸭肉	4	1.53～4.32	0.30～3.70	0～0.98
烤鸭皮	4	9.15～25.47	0.82～3.05	0.75～2.39
烤羊肉串	5	5.41～15.41	0.67～3.62	1.00～2.84
烤牛肉	3	9.05～13.11	0.98～1.66	0.41～1.58
大肉肠	3	1.60～9.51	0.25～2.67	0.11～0.96
清蛋肠	3	1.62～7.10	0.13～1.24	0.18～0.30
熏排骨	2	4.85～110.50	1.00～7.08	0.34～5.00
腊肉	13	12.50～312.50	1.78～39.93	0.86～27.56

在烤肉或烤鱼中除苯并［α］芘等致癌性物质外，还发现具有突变活性化合物，尤其是蛋白质含量多的食品，在加热过程中，随着蛋白质含量比例增加，变异活性呈现出上升势态，所以食品加工时应该注意对加工温度和时间的控制。

3. 加工过程受污染

食品机械所用的润滑油含有 PAH，食品加工过程中若受到润滑油的污染，可造成食品的 PAH 污染；石油产品如沥青含有 PAH，若在沥青铺成的大路上晾晒粮食，可造成粮食的 PAH 污染。

4. 水产品的污染

水体受到 PAH 污染后，水生生物可通过生物富集作用蓄积 PAH。

5. 植物及微生物合成

某些植物及微生物可合成微量的 PAH。

（二） 污染状况

1. 蔬菜水果

蔬菜水果中的 PAH 来源于环境污染，如靠近高速公路生长的莴苣可检出高浓度 PAH，其 PAH 轮廓与污染空气的 PAH 轮廓一致，表明大气的飘尘是污染的主要来源，而与汽车尾气污染的关系不大，有的试验甚至发现 PAH 水平与靠高速公路的距离成反比。受大气污染的大叶子蔬菜如菠菜，其 PAH 水平可高出 10 倍。蔬菜受空气污染，一般洗涤不能由叶子表面中将 PAH 去掉。在东德，马铃薯中苯并［α］芘水平为 0.2~400μg/kg，因其在含有 400μg/kg 苯并［α］芘、750μg/kg 苯并（e）芘、1000μg/kg 苯并［α］蒽、600μg/kg 1，2-苯并菲、160μg/kg 二苯并（ah）蒽、1000μg/kg 苯并（b）荧蒽、2300μg/kg 菲、1800μg/kg 芘、220μg/kg 苯并（k）荧蒽、500μg/kg 茚酚（1，2，3-cd）芘、2500μg/kg 荧蒽、120μg/kg 蒽的土壤中生长，所以马铃薯的皮中含有高浓度 PAH。

2. 粮谷类

粮谷类食品的 PAH 来源于空气污染及不合适的干燥过程，生长在靠近工业区的麦子、玉米、燕麦和大麦比远离工业区含有较高浓度的 PAH。

四、 多环芳烃化合物污染食品的预防措施

（一） 防止污染并改进食品加工烹调方法

粮食、油料种子不在柏油路晾晒，以防沥青沾污；加强环境治理，减少环境对食品污染；机械化生产食品要防止润滑油污染食品，或改用食用油作润滑剂；熏制、烘干粮食应改进燃烧过程，改良食品烟熏剂，不使食品直接接触炭火熏制、烘烤，使用熏烟洗净器或冷熏液。

（二） 去毒

吸附法是去除食品中的苯并［α］芘的可用方法。活性炭是从油脂中去除 BaP 的优良吸附剂，浸出法生产的菜油加入 0.3% 或 0.5% 活性炭，在 90℃ 下搅拌 30min，并在 140℃ 93.1kPa 真空下处理 4h，其所含 BaP 可去除 89.18%~94.73% 时，可使 BaP 含量下降。此外用日光紫外线照射食品时也能使 BaP 含量降低。

（三） 制定食品中允许含量标准

现在许多国家的医学科研部门都在探讨食物中含量标准或人体允许进食量问题，有人认

为水中对机体无害的 BaP 水平为 0.03μg/L；我国目前已制定的标准有熏烤动物性食品中 BaP 含量≤5μg/kg，食用植物油中 BaP≤10μg/kg（GB 2716—2018）。我国及部分国家地区的标准如表 3-4 所示。

表 3-4　　　　　　　　　　食品中苯并［α］芘限量安全标准

品名	指标／（μg/kg）	指标来源	
烧烤猪肉、鸡、鸭、鹅	5	食品安全国家标准 2762—2017	食品中污染物限量 GB
叉烧、羊肉串	5	食品安全国家标准 2762—2017	食品中污染物限量 GB
叉烧、板鸭	5	食品安全国家标准 2762—2017	食品中污染物限量 GB
烟熏鱼	5	食品安全国家标准 2762—2017	食品中污染物限量 GB
熏猪肉	5	食品安全国家标准 2762—2017	食品中污染物限量 GB
熏鸡、熏马肉、熏牛肉	5	食品安全国家标准 2762—2017	食品中污染物限量 GB
熏红肠、香肠	5	食品安全国家标准 2762—2017	食品中污染物限量 GB
植物油	10	食品安全国家标准 2762—2017	食品中污染物限量 GB
稻谷	5	食品安全国家标准 2762—2017	食品中污染物限量 GB
大麦	5	食品安全国家标准 2762—2017	食品中污染物限量 GB

第五节　杂环胺类化合物对食品的污染

杂环胺是从食品烧焦的部分中发现的成分，其化学结构是带杂环的伯胺，称为杂环胺（Heterocyclic Amines）。由于大多数杂环胺已被证明可诱发实验动物多种组织肿瘤，它对食品的污染以及对人类健康的危害已引起高度重视。

一、杂环胺的分类与结构

（一）杂环胺的分类

杂环胺可分为氨基咪唑氮杂芳烃（AIAs）和氨基咔啉两类。AIAs 包括喹啉类（IQ）、喹噁啉类（IQx）和吡啶类。AIAs 类基团所带的咪唑环 a 位上有一氨基，在体内转化为 N-羟基化物而具有致癌和致突变活性。因 AIAs 上的氨基能承受 2mmol/L 亚硝酸钠处理，故 AIAs 被称为 IQ 型杂环胺。氨基咔啉类又包括 α 咔啉（AαC）、γ 咔啉和 δ 咔啉。杂环胺的分类和系统命名见表 3-5 所示。

表 3-5　　　　　　　　　杂环胺的化学名称与最初鉴定时的来源

化学名称	最初鉴定时的来源
Ⅰ. 氨基咪唑氮杂芳烃（AIAs）	
1. 喹啉类	
2-氨基-3-甲基咪唑并［4，5-f］喹啉（IQ）	烤沙丁鱼
2-氨基-3，4 二-甲基咪唑并［4，5-f］喹啉（MeIQ）	烤沙丁鱼
2. 喹噁啉类	
2-氨基-3-甲基咪唑并［4，5-f］喹噁啉（IQx）	碎牛肉与肌酐混合热解
2-氨基-8-甲基咪唑并［4，5-f］喹噁啉（8-MeIQx）	炸牛肉
2-氨基-3，4，8-三甲基咪唑并［4，5-f］喹噁啉（4，8-DiMeQx）	苏氨酸、肌酐与葡萄糖混合热解
2-氨基-3，7，8-三甲基咪唑并［4，5-f］喹噁啉（7，8-DiMeQx）	甘氨酸、肌酐与葡萄糖混合热解
3. 吡啶类	
2-氨基-1-甲基-6-苯基-咪唑并［4，5-b］吡啶（PhIp）	炸牛肉
2-氨基-N，N，N-三甲基咪唑并吡啶（TMIP）	碎牛肉与肌酐混合热解
2-氨基-N，N-二甲基咪唑并吡啶（DMIP）	碎牛肉与肌酐混合热解
Ⅱ. 氨基咔啉类	
1. α-咔啉（9H-吡啶并吲哚）	
2-氨基-9H-吡啶并吲哚（AαC）	大豆球蛋白热解
2-氨基-3-甲基-9H-吡啶并吲哚（MeAαC）	大豆球蛋白热解
2. γ-咔啉（5H-吡啶并［4，3-b］）吲哚	
3-氨基-1，4-二甲基-5H-吡啶并［4，3-b］）吲哚（Trp-P-1）	色氨酸热解
3-氨基-1-甲基-5H-吡啶并［4，3-b］）吲哚（Trp-P-2）	色氨酸热解
3. δ-咔啉（二吡啶并［1，2-α：3′，2′-d］咪唑）	
2-氨基-6-甲基-二吡啶并［1，2-α：3′，2′-d］咪唑（Glu-P-1）	谷氨酸热解
2-氨基二吡啶并［1，2-α：3′，2′-d］咪唑（Glu-P-2）	谷氨酸热解

（二） 杂环胺类化合物的化学结构

杂环胺类化合物化学结构如图 3-1 所示。

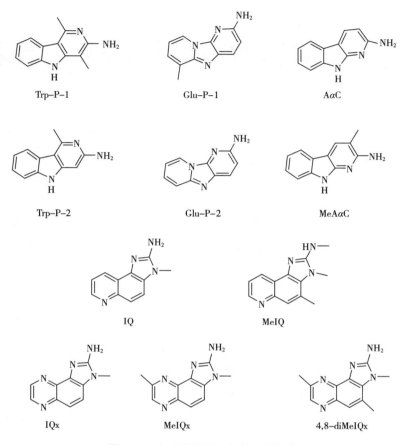

图 3-1　杂环胺类化合物的化学结构

二、 食品中杂环胺污染的来源

食品中的杂环胺来源于蛋白质的热解，所以几乎所有经过高温烹调的肉类食品都有致突变性，而不含蛋白质的食品致突变性很低或完全没有致突变性。食品在高温（100～300℃）条件下形成杂环胺的主要前体物是肌肉组织中的氨基酸和肌酸或肌酸酐。反应的可能途径为：

$$蛋白质 \longrightarrow 氨基酸 \xrightarrow{\quad 己糖 \quad} 吡啶或吡嗪+醛 \searrow$$
$$肌酸 \longrightarrow 肌酐 \nearrow 杂环胺$$

杂环胺的合成主要受前体物含量、加工温度和时间的影响，有实验证明，肉类在油煎之前添加氨基酸，其杂环胺产量比不加氨基酸的高许多倍，而许多高蛋白低肌酸的食品如动物内脏、牛乳、乳酪和豆制品等产生的杂环胺远低于含有肌肉的食品。己糖不是杂环胺形成的必要前体物，有些试验证明，在无糖存在时也能形成杂环胺，但利用同位素标记的葡萄糖实验证明糖的碳原子确实掺入到一些杂环胺分子中，可能是食品中的其他成分，如脂肪酸的裂解物也能与氨基酸形成吡啶或吡嗪。温度对杂环胺形成也是必要的，上述反应只有在高温条件下才能进行，其对杂环胺生成的影响要比时间因素大，有实验证明，在 200℃ 的油炸温度下，杂环胺主要在前 5min 形成，在 5~10min 形成速度减慢，再延长烹调时间不但不能使杂环胺含量增加，反倒使肉中的杂环胺含量有下降的趋势，其原因是前体物和形成的杂环胺随肉中的脂肪和水分迁移到锅底残留物中。如果将锅底残留物作为勾芡汤汁食用，那么杂环胺的摄入量将成倍增加。肉中的水分是杂环胺形成的抑制因素，所以，油炸、烧烤要比烘烤、煨炖产生的杂环胺多。

三、 食品中杂环胺的污染状况

烹调的鱼和肉类食品是膳食杂环胺的主要来源。表 3-6 列举了美国膳食中一些烹调鱼和肉的主要杂环胺含量。国内对食品杂环胺的研究较少，所以较为有限，但煎烤是我国常用的烹调鱼类和肉类食品的方法，因此，应重视杂环胺污染的问题。

表 3-6 一些烹调食品中杂环胺的含量

食品种类	烹调方法*	杂环胺含量/（ng/g）				
		PhIP	MeIQx	DiMeIQx	IQ	AαC
牛排	烤或煎	39	5.9	1.8	0.19	6.8
碎牛肉或牛肉饼	煎	7.5	1.8	0.4	0.35	未测出
羊肉	烤	42	1.0	0.67	未测出	2.5
咸猪肉	煎	1.5	11	2	未测出	未测出
猪肉	烤或烧烤	6.6	0.63	0.16	未测出	未测出
碎猪肉	煎	4.4	1.3	0.59	0.04	未测出
鸡肉	烤或烧烤	38	2.3	0.81	未测出	0.21
鱼	烤或烧烤	69	1.7	5.4	2.1	73
鱼	煎	35	5.2	0.1	0.16	6.3
鱼	焙烤	39	3.8	未测出	未测出	未测出

注：* 大多数烹调温度在 190~260℃，烹调时间一般为每面 6~10min。

正常烹调食品中均含有不同量的杂环胺。在油炸牛肉（300℃，10min）中检出的 150ng/g PhIP、0.02ng/g IQ、10ng/g 8-MeIQx、0.6ng/g 4，8-DiMeIQx，分别占 AIAs 总量的 93%、0.12%、6.2% 和 0.37%。各种食品中检出的氨基咔啉类杂环胺含量并不一致。除了肉类食品外，葡萄酒和啤酒也含有杂环胺。香烟中也存在各种杂环胺，每支香烟的 PhIP 含量高达 16.4ng。

实验表明，所有烹调的含有肌肉组织的食品都含有相似的前体物。肌酸或肌酐是杂环胺中 α-氨基-3-甲基咪唑基的来源。杂环胺的前体物是水溶性的，加热反应主要产生 AIAS 类杂环胺。这是因为水溶性前体物向表面迁移并被加热干燥。肉中水分是杂环胺形成的抑制因素，反应温度是一重要因素。

四、杂环胺的毒性

（一）心肌毒性

在进行杂环胺的动物性实验中发现，经口摄入 IQ 和 PhIP 的动物出现心肌组织镜下改变，包括灶性细胞坏死慢性炎症、肌原纤维融化和排列不齐以及 T 小管扩张等。心肌损伤的严重程度与 IQ 的累积计量高度相关。

（二）致突变性

Ames 试验表明杂环胺在 S9 代谢活化系统中具有强致突变性。在哺乳动物体外细胞致突变试验中（表3-7），发现杂环胺在 S9 代谢活化后能引起哺乳动物细胞 DNA 的损伤，包括基因突变、染色体畸变、姊妹染色体交换、DNA 断裂、DNA 修复合成及癌基因活化等。

表 3-7　　　　　　　　　杂环胺对鼠伤寒沙门菌 TA98 的致突变活性

杂环胺	回变菌落数/（1/μg）	杂环胺	回变菌落数/（1/μg）
MeIQ	47000000	Trp-P-2	92700
IQ	898000	Trp-P-1	8990
MeIQx	417000	PhIP	1800
Glu-P-1	183000	Glu-P-2	930
DiMeIQx	126000		

（三）致癌性

已进行的杂环胺致癌试验表明杂环胺致癌的主要靶器官是肝脏，但大多数还可诱发其他多种部位的肿瘤（表3-8）。

表 3-8　　　　　　　　　　　　不同杂环胺的致癌性

杂环胺	动物	剂量/（占饲料比例/%）	靶器官
IQ	大鼠	0.03	肝脏、前胃、肺
	大鼠	0.03	肝脏、乳腺、Zymbal 腺
	猴	10，20	肝脏、转移到肺
MeIQ	小鼠	0.04，0.01	肝脏、前胃
	大鼠	0.03	Zymbal 腺、口腔、结肠、皮肤、乳腺
MeIQx	小鼠	0.06	肝脏、肺、淋巴、白血病
	大鼠	0.04	肝脏、Zymbal 腺、阴蒂腺、皮肤
PhIP	小鼠	0.04	肝脏、肺、淋巴
	大鼠	0.04	结肠、乳腺

续表

杂环胺	动物	剂量/（占饲料比例/%）	靶器官
Trp-P-1	小鼠	0.015	肝脏
	大鼠	0.02	肝脏、转移到肺
Trp-P-2	小鼠	0.02	肝脏、肺
	大鼠	0.02	肝脏、阴蒂腺
Glu-P-1	小鼠	0.05	肝脏、血管
	大鼠	0.05	肝脏、大小肠、阴蒂腺、Zymbal 腺
Glu-P-2	小鼠	0.05	肝脏、血管
	大鼠	0.05	肝脏、大小肠、阴蒂腺、Zymbal 腺
AαC	小鼠	0.08	肝脏、血管
MetAαC	小鼠	0.08	肝脏、血管

在已进行的杂环胺的致癌试验研究中，大部分实验所用的剂量都非常高，比食品中实际含量要高至少 10 万倍，而且没有剂量-反应关系的资料。但由于杂环胺普遍存在于肉类食品中，而且其致癌靶器官又与西方膳食模式相关的人类癌症相似，所以它们与人类癌症病因的关系不容忽视。而且这类食品除在烹调过程中形成杂环胺外，还可能产生其他可能的致癌物质如亚硝基化合物、多环芳烃等，这些致癌物共同作用就有可能导致人类的肿瘤。因此，即便膳食中的杂环胺含量不足以造成人类肿瘤的发生，但有可能对癌症的发生起推波助澜的作用。

除了经口外，经过皮肤涂抹、膀胱灌输和皮下注射杂环胺的致癌试验，也都得到阳性结果。

五、 杂环胺污染食品的预防措施

（一） 改进烹调加工方法

杂环胺化合物的生成与不良烹调加工有关，特别是过高温烹调食物。因此，首要注意的是不要使烹调温度过高，不要烧焦食物，避免过多采用煎炸烤的烹调方法。

（二） 增加蔬菜水果的摄入量

膳食纤维素有吸附杂环胺化合物并降低其生物活性的作用，某些蔬菜、水果中的一些成分也有抑制杂环胺化合物的致突变性的作用。因此，增加蔬菜水果的摄入量对于防止杂环胺的可能危害有积极作用。

（三） 建立和完善杂环胺的检测方法

开展食物中杂环胺含量监测，研究杂环胺生成条件与抑制条件，深入开展杂环胺在体内代谢状况、毒害作用的阈剂量等方面研究，尽早制定食品中的允许含量标准。

第六节 二噁英对食品的污染

二噁英类（Dioxins）这个化学名词现在已经成为环境界和国际媒体关注的热点。持久性有机污染物严重危害自然环境和生态健康，二噁英是地球上毒性危害最大的一类持久性有机污染物。近年来，二噁英的毒性危害、致毒机理等科学问题一直是人们研究的焦点。

一、二噁英的理化特性

二噁英（Dioxin），又称二氧杂芑，是一种无色无味、毒性严重的脂溶性物质，二噁英实际上是二噁英类（Dioxins）一个简称，它指的并不是一种单一物质，而是结构和性质都很相似的包含众多同类物或异构体的两大类有机化合物，全称分别是多氯二苯并二噁英（Polychlorinated Dibenzo-P-Dioxin, PCDDs）和多氯二苯并呋喃（Polychlorinated Dibenzo-P-Furans, PCDFs），PCDFs 由 2 个氧原子联结 2 个被氯原子取代的苯环；为多氯二苯并呋喃（PCDFs）PCDFs 由 1 个氧原子联结 2 个被氯原子取代的苯环。每个苯环上都可以取代 1~4 个氯原子，从而形成众多的异构体，其中 PCDDs 有 75 种异构体，PCDFs 有 135 种异构体。所以，二噁英包括 210 种化合物，这类物质非常稳定，熔点较高，极难溶于水，可以溶于大部分有机溶剂，是无色无味的脂溶性物质，所以非常容易在生物体内积累。自然界的微生物和水解作用对二噁英的分子结构影响比较小，因此，环境中的二噁英很难自然降解消除。它包括 210 种化合物。它的毒性十分大，是氰化物的 130 倍、砒霜的 900 倍，有"世纪之毒"之称。

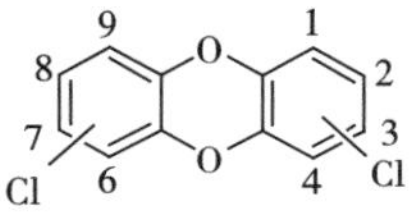

（1）PCDDs 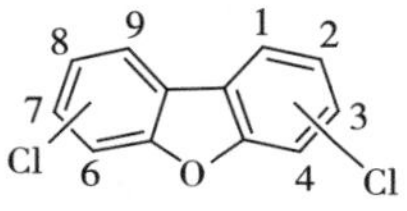　　　　（2）PCDFs

图 3-2　二噁英结构式

二噁英常以微小的颗粒存在于大气、土壤和水中，主要的污染源是化工冶金工业、垃圾焚烧、造纸以及生产杀虫剂等产业。日常生活所用的胶袋，PVC（聚氯乙烯）软胶等物都含有氯，燃烧这些物品时便会释放出二噁英，悬浮于空气中。

大气环境中的二噁英 90% 来源于城市和工业垃圾焚烧。含铅汽油、煤、防腐处理过的木材以及石油产品、各种废弃物特别是医疗废弃物在燃烧温度低于 300~400℃时容易产生二噁英。聚氯乙烯塑料、纸张、氯气以及某些农药的生产环节、钢铁冶炼、催化剂高温氯气活化等过程都可向环境中释放二噁英。二噁英还作为杂质存在于一些农药产品如五氯酚、2，4，5-涕等中。

城市工业垃圾焚烧过程中二噁英的形成机制仍在研究之中，目前认为主要有 3 种途径：

（1）在对氯乙烯等含氯塑料的焚烧过程中，焚烧温度低于 800℃，含氯垃圾不完全燃烧，极易生成二噁英。燃烧后形成氯苯，后者成为二噁英合成的前体。

（2）其他含氯、含碳物质如纸张、木制品、食物残渣等经过铜、钴等金属离子的催化作用不经氯苯生成二噁英。

（3）在制造包括农药在内的化学物质，尤其是氯系化学物质，如杀虫剂、除草剂、木材防腐剂、落叶剂、多氯联苯等产品的过程中派生。

另外，电视机不及时清理，电视机内堆积起来的灰尘中通常也会检测出溴化二噁英，而且含量较高，平均 1g 灰尘中，就能检测出 4.1μg 溴化二噁英。

二、 食品中二噁英的来源

（一） 环境污染

如前所述，许多氯化物生产和使用过程中会产生二噁英，石油、沥青、含除草剂的枯草残叶等燃烧过程及森林火灾会有二噁英产生，汽车尾气中也含二噁英。这些环境中的二噁英可进一步污染水源和食品。

（二） 通过生物富集作用污染食品

二噁英性质稳定，在土壤中降解的半衰期为 12 年，气态二噁英在空气中，光化学分解的半衰期为 8.3 d。这种物质被人畜摄入后，可留存 30 年之久。

由于二噁英化学结构稳定，亲脂性高，又不能被生物降解，因而具有很高的环境滞留性。无论存在于空气、水还是土壤中，它都能紧密地吸附于颗粒上，容易蓄积在动物的脂肪组织中，可通过食物链不断富集而污染食品，最终危害人类健康。

水体中的二噁英大多可通过水生植物、浮游动物-食草鱼-食鱼鱼类及鹅鸭等家禽这一食物链，在鱼、家禽及其产品中富集。空气中飘浮的二噁英可沉降到土壤、水源及植物上，污染水、蔬菜、粮食与饲料，动物食用饲料后也可造成二噁英的蓄积。在污染严重的地区，发现胡萝卜、马铃薯等根茎中二噁英含量很少，而叶菜和水果皮容易被污染，从污染的水果皮中检出的 2，3，7，8-四氯二苯并对二噁英（2，3，7，8-TCDD）含量可达 100ng/kg，但在果肉中却往往检测不出。

（三） 食品在加工与包装过程中的污染

食品的一些加工方式会造成食品的二噁英污染，如在烧烤过程中，二噁英可能通过烟尘或直接接触污染食品；在一些冷烟熏制过程中也会产生二噁英。另外，食品的一些包装材料也含二噁英，可迁移进入食品，造成污染。

三、 二噁英的毒性

二噁英可经皮肤、黏膜、呼吸道、消化道进入机体内。空气中的和被污染的食物，是人类受到二噁英危害的主要途径。

大量动物实验表明，很低浓度的二噁英就对动物表现出致死效应，从职业暴露和工业事故受害者身上已得到一些二噁英对人体的毒性数据及临床表现。暴露在含有二噁英环境中，可引起以下毒性效应。

（一） 皮肤毒性

二噁英可导致皮肤性疾病（氯痤疮），症状为黑头粉刺和淡黄色囊肿，主要分布于人体面部及耳后、后背、阴囊等部位。Geusau 等认为二噁英引起氯痤疮的机理可能是未分化的皮脂腺细胞在二噁英的毒性作用下化生为鳞状上皮细胞，致使局部上皮细胞出现过度增殖、角化过度、色素沉着和囊肿等病理变化。

（二）　免疫毒性

二噁英可以同时抑制体液免疫和细胞免疫。免疫抑制可以导致传染病的易感性与发病率增加，并使疾病加重。

（三）　胸腺萎缩

二噁英对体液免疫和细胞免疫具有较强的抑制作用，在非致死剂量时即可致实验动物胸腺严重萎缩，并可抑制抗体的生成，降低机体的抵抗力。

（四）　生殖毒性

二噁英对胚胎影响较为明显，严重的会造成生殖结果的改变，甚至导致胚胎死亡。二噁英通过对生物个体性激素的影响造成生殖毒性，一般认为二噁英的生殖毒性对男性较为显著。

（五）　废用综合征

二噁英可以使动物中毒死亡，但与其他急性毒物不同的是其他毒物染毒仅过几个小时到几天就可使动物死亡，而 PCDD/Fs 使动物死亡的时间长达数周。中毒特点为染毒几天内出现严重的体重丢失，伴随肌肉和脂肪组织的急剧减少。

（六）　致癌性

二噁英具有较强的致癌性，自 1978 年 Kociba 首次报道二噁英具有致癌毒性以来，多次染毒试验都发现二噁英致癌性呈现阳性，其中，TCDD 被称列为一级致癌物。

二噁英的毒性与所含氯原子的数量及氯原子在苯环上取代位置有很大关系。研究认为毒性限于 2，3，7，8 位均有氯原子的、含 4~8 个氯原子的同类物，毒性最强的是 2，3，7，8-TCDD。动物试验表明，2，3，7，8-TCDD 对天竺鼠的半致死剂量为 $1\mu g/kg$，是氰化钾毒性的 1000 倍以上，是迄今为止发现的最具致癌潜力的物质。

四、　二噁英污染食品的预防措施

WHO 最新规定的每日允许限量（TDI）数值为 1~4 pg/（kg·d），普通人的实际摄取量超过 TDI 的概率很小，目前工业化国家每人每日摄取量 1~3 pg/（kg·d）。

国际标准规定，1g 动物脂肪中二噁英的含量不超过 5×10^{-10}g，1g 鸡油脂中二噁英的含量不超过 2×10^{-11}g。

（一）　从源头上控制二噁英

如果不具备二噁英生成条件，不产生二噁英，无疑是最节能的措施。所以控制源头是关键。

首先，应该把好质量关。国内外废旧汽车的废钢中含有较高氯化物和油类碳氢化合物，冶炼这种废钢极易产生二噁英，所以在进口国外废钢时，除考虑价格外，还要考虑其清洁度。

其次，要进行分选，最大限度减少含有油脂、油漆、涂料、塑料等有机物的入炉量，并对这类有机物另行加工处理，同时要严格限制进入电炉的氯源总量。分选出的有机物不宜采取预热处理。在电炉加料时应缓慢连续加入。

（二）　改善工艺以减少二噁英排放

二噁英前体物质产生是二噁英生成的基本条件，因此应从源头上抑制二噁英前体物质的生成，其措施有提高燃烧温度、延长冶炼时间、提供充足的氧气等。

在垃圾焚烧行业，有实践表明在焚烧过程掺煤燃烧、炉内喷入碱性氧化物或通过抑制氯源也可以抑制二噁英产生。在电弧炉炼钢中，工艺需要加萤石、石灰等碱性氧化物，也可以抑制二噁英的产生。

（三）　尾气治理减少二噁英排放

1. 快速冷却法

电炉一次烟气温度在 1000℃ 以上，此时各种有机物已经全部分解；如果对燃烧后的烟气进行急冷，使其快速冷却至 200℃ 以下，最大限度减少烟气在二噁英最适宜生成温度区间的停留时间，与传统的掺野风等降温措施相比，这种方法具有烟气总量少、运行设备总阻力小、噪声低等特点，也比空气换热强制冷却方法冷却时间短，运行阻力小。这种快速冷却降温可使二噁英减排 80% ~ 95%。但这种方法的缺点是控制要求精度高；因为含湿量大，一般要求采用静电除尘器，除尘效率不如布袋除尘器高；蒸发冷却塔后的管道要求保温。余热不能利用，喷入的水随废气排往大气，不能循环利用。

2. 采用高效过滤技术

200℃ 以下的温度条件下，二噁英绝大部分都以固态形式吸附在烟尘表面，而且主要吸附在微细的颗粒上。湿法除尘对二噁英的净化效率为 65% ~ 85%，静电除尘器则要低一些，静电除尘器实测平均净化效率为 95%，而袋式除尘器则一般可以达到 99% 或更高。除尘器入口烟气温度的高低决定了二噁英的减排效率，温度越低效果越佳。有关研究资料表明，若采用合适的滤料，布袋除尘器后二噁英的排放浓度不到电除尘器的 10%。二噁英最终的排放浓度与排放废气中的含尘浓度成正比关系，因此必须尽最大可能降低烟尘的排放浓度，除尘效率应尽可能提高。

第七节　丙烯酰胺对食品的污染

丙烯酰胺（Acrylamide，AA）于 1893 年由 Moureu 首次成功合成，至今已有 100 多年的历史，从 20 世纪 50 年代开始就是一种重要的化工原料，其中酰胺基发生的水解、脱水和醇解等反应、Diels-Alder 反应及丁烯键与亲核试剂的加成作用都是其特有的反应。AA 是已知的致癌物，具有潜在的神经毒性、遗传毒性。2002 年 4 月，瑞典国家食品管理局和斯德哥尔摩大学的科研人员发现在一些高温油炸和烧烤的淀粉类食物（如炸薯条、法式油炸土豆片、谷物、面包等）中存在丙烯酰胺。随后英国、挪威、瑞士和美国等国家相继对丙烯酰胺进行了类似研究，因此食品中的丙烯酰胺是否具有致癌性，引起了世界卫生组织、世界粮农组织、科学界和大众的高度重视，被国际癌症研究机构（International Agency for Research on Cancer，IARC）定为二类致癌物。

一、　丙烯酰胺的理化特性

丙烯酰胺是一种不饱和酰胺，一种高水溶性的 α，β-不饱和羰基化合物，无色结晶白色晶体物质，分子式为 $CH_2CHCONH_2$，相对分子质量为 71.08，密度为 1.122g/L，熔点为

85℃，沸点为125℃。丙烯酰胺是非常活泼的化合物，有胺基和双键两个活性中心，可发生羟基化反应、水解反应、迈克尔型加成反应等。室温下稳定，可溶于水、乙醇、乙醚、丙酮和三氯甲烷，不溶于苯、庚烷等非极性溶剂。在酸中稳定性强，在碱中容易分解，对光线敏感。在85℃以上的高温或遇氧化剂时易发生聚合和共聚，其聚合物聚丙烯酰胺稳定无毒，广泛用于纺织、化工、冶金等行业，也可用作水处理中的絮凝剂。

二、 食品中的丙烯酰胺

（一） 食品中丙烯酰胺来源

丙烯酰胺主要由天门冬氨酸和还原糖在高温环境下发生美拉德反应生成。食品的种类、加工烹调方式、温度、时间、水分等因素均能影响丙烯酰胺的形成。高温加工淀粉含量高的食物，如薯类和谷类，尤其是油炸薯类食品如炸薯片、炸薯条等，丙烯酰胺的形成较多，并随油炸时间的延长而明显升高。淀粉类食物加热到120℃以上时，丙烯酰胺开始形成，140~180℃是适宜温度，170℃左右达到最大值。当温度从190℃降至150℃时，含量急剧下降。在烘烤、油炸的最后阶段，因为水分的减少，表面温度的升高，丙烯酰胺的形成量更多。当食物的pH为中性时最有利于丙烯酰胺的形成，pH<5时，即使温度较高，也很少产生丙烯酰胺。

（二） 食品中丙烯酰胺含量

丙烯酰胺的形成与食品的种类、加工烹调方式、温度、时间、水分等因素有关，因此不同食品加工方式和条件形成丙烯酰胺的量差异较大。英国、美国和日本等不同国家研究机构的数据表明，以马铃薯为原料的高温油炸食品中丙烯酰胺含量较高，可达1000μg/kg左右，而在日本的多数快餐食品中，丙烯酰胺的含量多在100μg/kg。WHO对挪威、瑞典、瑞士、英国和美国等国家高温加工食品中丙烯酰胺的含量进行分析，其中淀粉类食品如炸薯条和炸薯片中丙烯酰胺的含量较高，而海产品和家禽中含量最低，结果见表3-9所示。中国疾病预防控制中心营养与食品安全所在100份样品中的检测结果显示，丙烯酰胺含量为：薯类油炸食品平均含量为780μg/kg，最高含量为3210μg/kg；谷物类油炸食品平均含量为150μg/kg，最高为660μg/kg；谷物类烘烤食品平均含量为130μg/kg，最高含量为590μg/kg；其他食品，如速溶咖啡为360μg/kg，大麦茶510μg/kg、玉米茶为270μg/kg。就这些少数样品的结果来看，我国的食品中的丙烯酰胺的含量与其他国家相差不大。

表3-9　　　　　　　　　　不同国家高温加工食品中丙烯酰胺的含量

食品种类	样品数	丙烯酰胺含量/（μg/kg）		
		均　　数	中　位　数	范　　围
炸薯条	38	1312	1343	170~2287
炸薯片	39	537	330	<50~3500
煎饼	2	36	36	<30~42
焙烤食品	19	112	<50	<50~450
饼干	58	423	142	<30~3200

续表

食品种类	样品数	丙烯酰胺含量/（μg/kg）		
		均　　　数	中　位　数	范　　　围
麦片	29	298	150	<30~1346
玉米片	7	218	167	34~416
面包	41	50	30	<30~162
鱼和海产品	4	35	35	30~39
家禽	2	52	52	39~64
速溶麦芽	3	50	50	<50~70
巧克力粉	2	75	75	<50~100
咖啡粉	3	200	200	170~230
啤酒	1	<30	<30	<30

资料来源：王竹天，杨大进．食品安全与健康，2005。

（三）　食品中丙烯酰胺的形成机制

丙烯酰胺主要来源于食品加工生产过程，与食品加工的方式和条件有密切关系。根据已有研究结果表明食品中丙烯酰胺的形成的机理主要有天冬酰胺途径和非天冬酰胺途径，其中天冬酰胺途径中天门冬酰胺和还原性糖在高温加热过程中通过美拉德反应生成丙烯酰胺的机制得到了普遍认可。

1. 天冬酰胺途径

由天冬酰胺参与美拉德反应是食品中产生丙烯酰胺的重要途径之一，这一反应机理被称为天冬酰胺途径。天冬酰胺途径是美拉德反应初始阶段，美拉德反应初期包括羰氨缩合和分子重排 2 种作用。在食品热加工过程中，天冬酰胺和还原糖在适宜的温度（>100℃）下经过缩合反应，生成一个不稳定的亚胺衍生物，称为 Schiff 碱（Schiff's base）。当 Schiff 中间产物形成后，会有两种可能形成丙烯酰胺：一是继续美拉德反应生成含有羰基产物，天门冬酰胺在有些含羰基分子存在下通过 Strecker 降解脱酸脱氨后形成丙烯酰胺；二是由 Schiff 碱经过分子内环化生成唑烷酮，然后经过脱羧后形成脱羧 Amadori 产物，该产物的 C—N 键在高温下断裂也可生成丙烯酰胺。

2. 非天冬酰胺途径

食品加工过程中，美拉德反应并非丙烯酰胺生成的唯一途径。Yasuhara 等研究发现，在高油脂食物的加工中，氨和丙烯醛对产生丙烯酰胺有重要影响。油脂含量丰富的食品中，三油酸甘油酯在高温处理时，可发生热解产生丙烯醛，丙烯醛又可被进一步氧化为丙烯酸。而氨基化合物和丙烯醛、丙烯酸均能反应生成大量丙烯酰胺。同时也有研究发现，氨和丙烯醛在室温下也可产生丙烯酰胺。因此，非热加工处理的食品也可能存在被丙烯酰胺污染的风险。

三、　丙烯酰胺的吸收、分布和代谢

丙烯酰胺水溶性强，可通过消化道、呼吸道、皮肤黏膜等多种途径被人体吸收，其中经消化道吸收最快。丙烯酰胺进入人体后，广泛分布于体内各组织，以血液浓度最高，在血液中有两种存在形式，一是游离型，二是蛋白结合型，并能透过母乳和血胎屏障进入后代体内。进入人体内的丙烯酰胺 90% 被代谢，仅少量以原型随尿液排出。丙烯酰胺在细胞色素 P450 的作用下，生成活性环氧丙酰胺，生成量与体内丙烯酰胺的量呈负相关。环氧丙酰胺比丙烯酰胺更容易与 DNA 链中鸟嘌呤结合形成加合物，导致遗传物质损伤和基因突变的同时可能诱发多器官肿瘤。丙烯酰胺和环氧丙烯酰胺还可与血红蛋白形成加合物。在给予丙烯酰胺的动物体内和摄入含丙烯酰胺食品的人体内均可检出该加合物，可作为人群丙烯酰胺暴露的生物标志物。体内的丙烯酰胺主要与谷胱甘肽结合，并与转化产物 N-甲基丙烯酰胺和 N-异丙基丙烯酰胺一起从尿中排出。世界卫生组织估计，普通人群丙烯酰胺的日摄入量为每人每天 $0.3 \sim 2.0 \mu g/kg$ 体重。

四、丙烯酰胺的毒性

丙烯酰胺相对分子质量低，水溶性高，易通过各种生物膜，α, β-不饱和羰基易与分子中的巯基、羟基等发生加成反应。丙烯酰胺可与神经、睾丸组织中的蛋白质发生加成反应，这可能是其对这些组织产生毒性作用的基础。

（一）一般毒性

以小鼠、大鼠、豚鼠和兔经口半数致死量（LD_{50}）为 $150 \sim 180 mg/kg$ 体重判断，丙烯酰胺是中等毒性物质。职业接触可引起昏睡、恶心、呕吐，继而出现头晕、心慌、食欲减退，四肢麻木，步态不稳、失眠多梦等症状。经皮肤吸收也可引发神经麻痹症状。

（二）神经毒性

丙烯酰胺是亲神经毒物，对神经系统具有有毒作用已被广泛认可。它能与神经系统中蛋白质的巯基结合，抑制与轴索、轴浆运输有关的酶，使轴索肿胀变性，轴浆运输障碍和雪旺细胞变性，最终导致髓鞘变性、脱失。动物实验表明，丙烯酰胺可引起周围神经退行性变化，脑中涉及学习、记忆和其他认知功能的部位也会出现退行性变化。长期职业接触丙烯酰胺的工人主要表现为四肢麻木、乏力、手足多汗、头痛头晕和远端触觉减退等，累及小脑时还会出现步履蹒跚、肢震颤觉、深反射减退等神经系统受损的症状和体征。

（三）生殖毒性

在生殖毒性方面，主要表现为丙烯酰胺能使动物（如雄性大鼠）精子数目和活力下降且形态改变，精细胞和精母细胞退化，导致生殖能力下降。研究表明，当丙烯酰胺的暴露量为 $0.5 \sim 2.0 mg/kg$ 体重以上时，可造成动物生殖系统的慢性毒性作用。大鼠 90d 喂养实验，观察到大鼠生殖和发育毒性实验的无可见有害作用水平（NOAEL）为 $2mg/（kg$ 体重$/d）$。

（四）遗传毒性

丙烯酰胺对哺乳动物可产生遗传毒性，引起哺乳动物体细胞和生殖细胞的基因突变和染色体异常，如点突变、染色体缺失、微核形成、姐妹染色单体交换等，显性致死实验阳性，并证明环氧丙烯酰胺是主要的致突变物质，而丙烯酰胺主要引起染色体变异。

（五）致癌性

丙烯酰胺能够引起实验动物多种器官的肿瘤，如大鼠乳腺、子宫、卵巢、甲状腺、口咽-喉咽、肺和脑垂体等。有流行病学资料表明，职业接触丙烯酰胺、聚丙烯酰胺的人群的脑癌、胰腺癌、肺癌的发生率增高。联合国粮农组织（FAO）、食品添加剂联合专家委员会（JECFA）、欧洲食品安全局（EFSA）的食物链污染物科研小组和欧盟食品委员会科学委员会（SCF）都已把丙烯酰胺的致癌毒性与神经毒性、遗传毒性列为同等重要的地位，均作为其核心毒性。国际癌症研究机构（IARC）将丙烯酰胺列为ⅡA类致癌物（即人类可能致癌物）。

五、 丙烯酰胺污染的预防措施

为减少丙烯酰胺对健康的危害，我国应该加强膳食中丙烯酰胺的监控和控制，开展我国居民丙烯酰胺的暴露评估，并研究减少加工食品中丙烯酰胺形成的控制方法。

（一） 控制食品原料中丙烯酰胺前体物质的含量

在一定条件下，天冬酰胺和还原糖可以合成丙烯酰胺。因此，二者是形成丙烯酰胺的重要前体物质。不同食物原料中的天冬酰胺和还原糖含量存在一定差别。选择天冬酰胺和还原糖含量低的食物原料是抑制丙烯酰胺产生的最佳方法。

（二） 选择合适的加工方式， 控制加工温度

加工方式对食品中丙烯酰胺形成也非常重要，油炸、焙烤有利于丙烯酰胺产生，微波炉加热食品中丙烯酰胺含量较低，而水煮食品中检测不到丙烯酰胺存在。这是因为丙烯酰胺需要120℃以上才会产生，油炸、焙烤一般需要100℃以上，但水煮温度最多只达到100℃，因此提倡采用蒸、煮、煨等烹调方法。

天冬酰胺酶能够将丙烯酰胺的前体物质天冬酰胺转化为天冬氨酸，而天冬氨酸在美拉德反应中仅生成极微量的丙烯酰胺，可针对性地从根源上抑制丙烯酰胺的生成，且其他成分保持原有活性，不影响最终产品的风味和外观。有学者对马铃薯薄脆饼干、马铃薯制品和饼干的研究中都证明天冬酰胺酶能够有效降低丙烯酰胺含量。

（三） 控制食品的水分和pH

美拉德反应过程中，水分过多和过少都不利于反应的进行。丙烯酰胺的形成主要在食品的表面，在高水分样品中形成的丙烯酰胺含量很低，有研究表明，当马铃薯片的含水量在$10\% \sim 20\%$，形成的丙烯酰胺略高于干燥样品；在水分$<10\%$时，丙烯酰胺形成和降解速率都加快，使丙烯酰胺含量相对保持恒定。因此，干燥和浸泡处理有助于降低食品中丙烯酰胺含量。

pH是影响美拉德反应的重要因素之一，形成丙烯酰胺最适pH为$7\sim8$。降低pH可使游离的非质子化胺（$-NH_2$）转换成质子化的胺离子（$-NH_3^+$），从而在第一步阻止美拉德反应中Schiff碱的形成。因此，加入植酸、氯化钙，降低食物的pH，可减少丙烯酰胺的含量。

（四） 其他食品加工过程

通过控制食品原料贮藏条件，加工前热烫，加入半胱氨酸、同型半胱氨酸、谷胱甘肽等含巯基化合物可促进丙烯酰胺的降解；加入柠檬酸、苹果酸、琥珀酸、山梨酸、苯甲酸、氯化钙、亚硫酸氢钠和维生素C可抑制丙烯酰胺的产生；添加食用酵母进行发酵等措施降低原料中还原糖、天门冬酰胺等丙烯酰胺合成所需前体物质含量，从而降低丙烯酰胺在加工过程中形成。

（五） 建立标准， 加强监测

WHO建议，成年人每天摄入的丙烯酰胺不应超过$1\mu g$。应加强膳食中丙烯酰胺的监测，

对人群的暴露水平进行评估，并将其列入食品安全风险计划中，为建立食品中丙烯酰胺限量值提供依据。2018 年 4 月 11 日起，欧盟关于控制食物中丙烯酰胺含量的新法律正式生效，其主要内容包括，薯条不能炸得过焦，白面包不能烤成深色，炸薯条的油温也不能超过168℃。对烹炸好的薯条成品也有更高的标准，要求它们在制作过程中尽量少地生成丙烯酰胺。

第八节　氯丙醇对食品的污染

氯丙醇（Chloropropanols）是丙三醇上 3 个羟基分别被氯取代所生成的一系列同系物的统称，以酸水解植物蛋白质为原料的食品中都会存在不同水平的氯丙醇，主要包括 4 种氯丙醇化合物，单氯取代的 3-氯-1，2-丙二醇（3-MCPD）、2-氯-1，3-丙二醇（2-MCPD）和双氯取代的 1，3-二氯-2-丙醇（1，3-DCP，DC2P）、2，3-二氯-1-丙醇（2，3-DCP，DC1P）。精炼植物油中主要以单氯丙醇酯和双氯丙醇酯的形式存在。氯丙醇化合物均比水重，沸点高于 100℃，主要同系物 3-MCPD 的分子式为 $C_3H_7ClO_2$，相对分子质量为 110.54，沸点 213℃，密度 1.322g/mL（25℃）。常温下为无色液体，放置后逐渐变成微带绿色的黄色液体；一般溶于水、丙酮、甘油、乙醇、乙醚，微溶于甲苯，不溶于苯、石油醚和四氯化碳。由于丙三醇是构成油脂的组分，所以加工食品过程中的化学反应极易引起氯丙醇的产生。食物中的 3-MCPD 酯可在高温下或脂肪酶的水解作用下分解成 3-MCPD。

一、　食品中氯丙醇的来源

食品加工贮藏过程中均会受到氯丙醇污染，在生产过程中，食品原料中的脂肪被水解为丙三醇，其与盐酸中的氯离子发生亲核取代反应，生成一系列氯丙醇副产物。在亲核取代反应中盐酸只提供单个氯离子，所以与丙三醇反应时优先生成 3-MCPD 和 2-MCPD，两者比值为 10∶1。它们进一步与盐酸的氯离子发生亲核取代反应，生成 1，3-DCP 和 2，3-DCP。在氯丙醇类污染物中，3-MCPD 毒性大，含量高，约占 70%。氯丙醇主要存在于盐酸水解法生产的酸水解植物蛋白调味液中。

（一）　酸水解植物蛋白

蛋白质水解物是指在酸或酶的作用下，水解富含蛋白质的组织所得到的产物。其中以动物性原料水解是动物水解蛋白（Hydrolyzed Animal Protein，HAP）；以植物性原料水解是水解植物蛋白（Hydrolyzed Vegetable Protein，HVP），两者总和简称 HP。HVP 产物成本低，含有氨基酸，能增加食品中的营养成分，同时含有呈味成分，可作为食品调味料和风味增强剂，成为近年来蓬勃发展起来的新型调味品原料。英国的调查资料表明，在鲜味食物中 3-MCPD检出率约为 30%，平均浓度为 0.012mg/kg。而另一项调查资料表明，90 份市售酱油样品中3-MCPD 平均含量为 18.0mg/kg，其中 40 份样品中浓度高于 1mg/kg。我国在某些牛肉膏、方便面调味料和蚝油等产品以及部分酱油中检出 3-MCPD 水平在 1.0mg/kg 以上，还有检测结果显示某些酱油中 3-MCPD 的含量高达 100mg/kg，膨化虾条 3-MCPD 水平在 0.02~0.32mg/kg，均超过了 3-MCPD 的正常水平，这可能与添加劣质酸水解植物蛋白产品有关。传统的盐酸水解植物蛋白生产工艺是将植物蛋白质用浓盐酸在 109℃ 回流酸解。在此过程中，为了提高氨基酸产量，需要加入过量的盐酸，此时若原料（如豆粕或菜籽粕等）中还留存脂肪和油脂，则其中的甘油三酯就被水解成丙三醇，并且与盐酸反应由氯离子对丙三醇的亲核性攻击而合成 3-MCPD、2-MCPD、1，3-DCP 和 2，3-DCP。研究证明，豆粕或菜籽粕分别含粗蛋白质 45%~51% 和 33%~37%，还分别含粗脂肪 0.5%~1.5% 和 1.0%~3.0%。因此，用酸水解法生产蛋白调味液时，将不可避免地产生氯丙醇系列产物。

（二）　酱油

酱油有不同的生产工艺，有传统发酵酱油和酸水解生成。传统方法生产天然酿造酱油过程中，不存在强酸和高温的生产工艺，因此并不会产生氯丙醇。超标的氯丙醇主要存在于以酿造酱油为主体，与 HVP 调味液、食品添加剂（焦糖色素）等调配而成的配制酱油中。目前，食品工业中采取浓盐酸水解蛋白的方法来生产 HVP，当分解条件恰当，蛋白质可以全部水解为游离氨基酸，其他反应不会发生。但事实上，由于原料中除了蛋白质以外，还有脂质的存在（主要是三酰甘油与甘油磷脂）。加工过程中为了确保高效的氨基酸转化，投入大量过剩或高浓度的盐酸，结果引起除蛋白质肽键以外的键也发生了分解，脂肪酸断裂，在生成甘油和游离脂肪酸的同时，甘油的第三位可能被氯离子取代而生成氯丙醇。

经我国初步调查发现，采用不同加工方法生产的酱油中 3-MCPD 含量差别相当大（最高可达 220.7mg/kg）。欧盟（特别是英国）曾对我国及东亚地区出口的酱油进行检测，发现不同加工方法所生产的酱油中 3-MCPD 含量差别相当大，部分酱油含量相当高。1999 年，瑞典食品国家管理局在中国产的酱油中查出了 3-MCPD，决定禁止 5 种原产于中国的酱油在瑞典市场销售。随后，荷兰、英国、德国、瑞典等国相继颁令在其市场查封或禁止销售我国生产的酱油。

（三）　食品生产用水

除了以酸水解蛋白为原料的食品外，3-MCPD 也可以在饮水中少量检出。其来源是自来水厂和某些食品厂用阳离子交换树脂法进行水处理时，所采用的交换树脂含有 1，2-环氧-3-氯丙烷（ECH）成分。在水处理过程中，从树脂中可能溶出少量 ECH 单体，与水中的氯离子发生化学反应形成 3-MCPD。总的来说，水中氯丙醇的含量相对较低，并不是氯丙醇的主要污染来源。

（四）　食品包装材料及添加剂

由于包装材料的迁移，食品和饮料中可能含有低水平的氯丙醇污染物。用含有环氯树脂作交联剂的强化树脂生产的食品包装材料中（如茶袋、咖啡滤纸和纤维肠衣等）也是食品中 3-MCPD 的来源之一。

（五）　其他来源

有研究表明深度酿造麦芽中含有较高的 3-MCPD，达到 247μg/kg，尽管在最终产品啤酒中被极大稀释，但 3-MCPD 可能会与啤酒中其他成分如酸、醛或酒精结合，表现出较高含量水平的 3-氯丙醇酯。另有调查显示，咖啡中 3-MCPD 酯含量在 6（可溶咖啡）~390μg/kg（脱除咖啡因咖啡），比游离 3-MCPD 含量高出 8~33 倍。发酵面团中含有的氯离子和甘油（前体物质）在烘烤过程中发生反应而产生 3-MCPD，主要存在于面包皮中，可以达到 400μg/kg。此外，还有研究发现，3-MCPD 酯在所有精炼油中均有存在，一般以精炼菜籽油含量最低，为 0.3~1.3mg/kg；精炼棕榈油中含量最高，达 4.5~13mg/kg。浓度从低到高排序分别是菜籽油、大豆油、葵花籽油、红花油、核桃油和棕榈油。脱臭是影响 3-MCPD 酯形成的主要因素。对大豆油精炼过程的研究发现，氯化钠的添加量与 3-MCPD 酯生成量呈正比，当水分含量为 20% 时，3-MCPD 酯的含量最高。国外的研究表明，动植物油脂及含动植物油脂的食物中含有 3-MCPD 酯，尤其是在含精炼油脂的婴幼儿配方食物中发现了高浓度的 3-MCPD 酯。

二、 氯丙醇在体内的代谢

3-MCPD 经过消化道吸收后，广泛分布于全身各个组织和器官，并可通过血睾丸屏障和血脑屏障，甚至在小鼠附睾中蓄积。给大鼠腹腔注射 100mg/kg 的 3-MCPD，24h 后发现 8.5% 3-MCPD 以原形从尿排出。3-MCPD 在体内可通过与谷胱甘肽结合产生 2,3-二羟基半胱氨酸和硫醚氨酸而部分解毒，但主要被氧化为 β-氯乳酸，进一步分解成 CO_2 和草酸，且可形成具有致突变和致癌作用的环氧化合物。因此尿中 β-氯乳酸可作为机体接触氯丙醇的标志物。

三、 氯丙醇的毒性

（一） 急性毒性

3-MCPD 大鼠经口 LD_{50} 为 150mg/kg 体重、1,3-DCP 为 120~140mg/（kg 体重·d）、2,3-DCP 为 218mg/（kg 体重·d），根据急性毒性分级，属中等毒物质。在大鼠和小鼠亚急性毒性试验中发现，肾脏是 3-MCPD 毒性作用的主要靶器官，主要表现为肾脏的质量显著增加和肾小管增生，其机制是由于 3-MCPD 在代谢为 β-氯乳酸的过程中抑制了糖酵解的代谢过程。糖酵解产能的过程受到破坏可导致肾毒性作用。此外，肾脏中 3-MCPD 代谢草酸盐的增加也可能导致其毒性损伤作用。1,3-DCP 的主要靶器官是肝脏，主要表现为肝脏质量增加，组织病理改变，酶活性增加等，对肾脏也有一定的伤害。在亚急性大鼠毒性试验中，1,3-DCP 摄入剂量达到 10mg/（kg 体重·d）以上时会出现显著肝毒性，这与其氧化代谢过程中氧化代谢中间产物消耗了大量的谷胱甘肽有关。研究表明，摄入 30mg/（kg 体重·d）的 3-MCPD 会使大鼠肾小管坏死或扩张；摄入 30mg/（kg 体重·d）连续 4 周会引起猴贫血、白细胞减少、血小板减少。有报道称 1,3-DCP 和 2,3-DCP 都能引起小鼠的肝脏和肾脏损伤。用 3-MCPD 给 Wistar 大鼠染毒后，血清中超氧化物歧化酶、全血谷胱甘肽过氧化物酶的活性降低，血清中丙二醛的含量增加，提示其可能损伤氧化应激系统。

（二） 慢性毒性

慢性毒性试验发现，大鼠从饮用水中摄入 3-MCPD 后（3-MCPD 的浓度分别为 0、20、100、200ng/kg），试验组大鼠随着 3-MCPD 的摄入量增加，肾脏绝对质量显著增加，组织学检验发现有肾小管增生。有报道 1,3-DCP 和 2,3-DCP 都会引起小鼠慢性肾脏损伤，且 2,3-DCP 比 1,3-DCP 引起损伤更为严重。

小鼠连续 15 次吸入浓度为 250mg/kg 体重的 2-氯-1-丙醇，每次 6h 后，表现为嗜睡、体重异常增加、肺部充血、血管周围水肿；吸入 100mg/kg 体重时仅见肺部充血、血管周围水肿；吸入 30mg/kg 体重时则没有影响。给大鼠和小鼠口服剂量 ≥25mg/（kg 体重·d）的 3-MCPD 能引起中枢神经，特别是脑干损伤，损伤程度与剂量相关。SD 大鼠连续 13 天经口摄入 1、7、50mg/（kg 体重·d）的氯丙醇溶液（1-氯-2-丙醇与 2-氯-1-丙醇比例为 3:1），可见胰腺泡组织病理学发生改变。

（三） 生殖毒性

研究表明重复给小鼠口服剂量超过 1mg/（kg 体重·d）的 3-MCPD 会出现精子活力降低、雄性生育能力损伤。当小鼠口服剂量超过 20mg/（kg 体重·d）时，精子发生形态学改变和附睾损伤。对于其他哺乳类动物引起损伤剂量略高于小鼠。

Omura 等给予 Wistar 雄性大鼠 0.34mg/（kg 体重·d）剂量，6 周后将其睾丸和附睾取出，处理组较对照组无明显病理变化。2，3-DCP 和 1，3-DCP 对大鼠睾丸毒性没有明显不同，但睾丸重量都下降，此外 2，3-DCP 可使附睾重量明显降低，精子数量明显降低，表明 2，3-DCP 和 1，3-DCP 对大鼠睾丸有毒性，对生殖系统有一定潜在影响。李宁等发现当 3-MCPD 剂量达到 8mg/（kg 体重·d）和 16mg/（kg 体重·d）时，大鼠精子存活率和睾丸乳酸脱氢酶-X 显著降低，睾丸和附睾出现病理改变，说明 3-MCPD 可能通过影响酶的活性干扰睾丸能量代谢和分裂过程而导致生殖毒性。

氯丙醇除能对大鼠睾丸造成损伤外，还能对受精和早期胚胎发育产生影响。有研究发现，3-MCPD 能够抑制小鼠卵母细胞体外受精和早期胚胎发育，3-MCPD 和 1，3-DCP 可以抑制孕酮合成。

（四） 遗传毒性

大鼠骨髓微核试验及肝脏程序外 DNA 合成试验，彗星试验均未显示 3-MCPD 有遗传毒性。但一系列的细菌和哺乳动物体外细胞培养试验均表明，1，3-DCP 可损伤 DNA，有明显的致突变和遗传毒性。

（五） 神经毒性

氯丙醇类物质具有一定的神经毒性。机体摄入 3-MCPD 后可广泛分布于全身各处并可通过血脑屏障。有研究表明，3-MCPD 对神经元细胞有损伤作用，当剂量达到 90mg/（kg 体重·d）时可导致小鼠四肢麻木。小鼠和大鼠对 3-MCPD 的神经毒作用敏感性相同，主要表现为脑干的对称性损伤。当 3-MCPD 染毒剂量大于 25mg/（kg 体重·d）时，实验动物中枢神经系统损伤呈现显著的剂量效应关系。3-MCPD 可代偿性调节新皮质和纹状体处的神经元一氧化氮合酶（nNOS）和诱导性一氧化氮合酶（iNOS）表达。当一氧化氮合成通路中的关键酶失调时会导致神经传递过程受损，进一步引起神经毒性。

（六） 免疫毒性

对 3-MCPD 及其代谢物的免疫毒性研究中发现其能抑制脾细胞和巨噬细胞的功能。有研究表明，雌性小鼠喂食含 0、25、50、100mg/kg 体重的 3-MCPD 14d 后，小鼠免疫系统中的脏器没有相关病理学的改变，但在高剂量组小鼠脾脏重量显著下降，脾细胞和胸腺细胞数量所占的比例明显下降，抗体合成量也显著降低。自然杀伤细胞活性在 50 和 100mg/（kg 体重·d）组下降明显。混合淋巴细胞反应和延迟性超敏反应没有明显的变化，但 CD4+ 和 CD8+ 细胞明显减少，腹腔巨噬细胞活力明显不如对照组。Lee Jong Kwon 等研究发现，使用雌性 Balb/c 小鼠每天灌胃 3-MCPD，连续 14d，结果发现在 100mg/kg 体重组，小鼠胸腺重量明显下降，脾和胸腺的细胞构成明显降低，3-MCPD 明显降低了小鼠对绵羊红细胞的抗体形成反应。在 50、100mg/kg 体重剂量组，小鼠自然杀伤细胞的活性明显降低。Byun Jung A 等研究发现 3-MCPD 在体外可以降低淋巴细胞和腹腔巨噬细胞的活性。

（七） 致癌性

目前大多数研究者认为 3-MCPD 属于非遗传毒性致癌物，与一些器官良性肿瘤的发生率增高有关，但引起剂量远远高于导致肾小管增生的剂量。研究表明只有在 19mg/（kg 体重·d）高剂量下 1，3-DCP 才具有明显致癌性，肿瘤发生在肝脏、肾脏、口腔、上皮细胞和甲状腺。在低于 2.1mg/（kg 体重·d）剂量下未发现肿瘤。

四、 氯丙醇污染的预防措施

由于氯丙醇形成的主要来源是酸水解植物蛋白，此外油和脂肪也可在高温、强酸的条件下形成氯的醇类化合物。因此降低产品中氯丙醇的措施和方法主要是生产优质酸水解蛋白以及改进食品生产加工工艺。

（一） 减少原料中反应物

减少氯丙醇形成最有效的方法就是在油脂精炼前将原料中的反应物去除，这样精炼过程中将不会产生额外的氯丙醇。蛋白质原料在盐酸水解过程中，甘油三酸酯是形成氯丙醇的前体产物。因此，控制原料中甘油三酸酯的含量可以从源头上杜绝产生氯丙醇的条件。油脂精炼前抑制三酰基甘油的酶解或减少二酰基甘油的含量将有助于减少精炼油中 3-MCPD 的生成。豆粕蛋白质含量高达 50%，油脂含量仅有 0.5%~1.5%，是生产优质酸水解蛋白液的理想原料。

（二） 改善食品生产工艺

经过压榨或浸出后得到的油为毛油，毛油一般都需经过精炼后才能食用。毛油物理精炼过程一般包含脱胶、脱酸、脱色、脱臭、脱蜡等步骤。氯丙醇主要在脱臭过程中产生，如果在脱臭前减少氯丙醇前体物质的生成，就可以降低成品油中氯丙醇的含量。据此可对油脂精炼工艺进行改善：例如在脱胶步骤中可联合使用酸炼脱胶及水化脱胶。单独使用水化脱胶不能完全脱除油脂中的非水化磷脂，而酸炼脱胶会活化氯丙醇酯的前体物质；在脱色步骤中，在活性白土中加入一定量的合成硅酸镁辅助吸附剂有助于脱除油脂中的氯丙醇前体物质。

不少食品公司开发了很多相关专利工艺，如酸酶法加工工艺，就是先采用中性蛋白酶水解蛋白，然后在缓和条件（40~45℃，pH 6.5~7.0）下进行酸水解，这样制得 HVP 产品检测不出氯丙醇。水蒸气蒸馏法工艺为：水解液处理温度为 62℃，流量为 8000kg/h，连续不断进入，蒸馏塔头保持 20kPa 压力，将 1440kg/h 饱和水蒸气逆流射入塔内，塔釜温度为 63℃。另外，加入 NaOH 使冷凝液 pH 为 11，以除去其中氯丙醇。

（三） 将 3-MCPD 从产品中除去的方法

降解法：酶解法脱除 3-MCPD 及其脂肪酸酯的基本思路是：在水相和两相系统中，将 3-MCPD 及 3-MCPD 酯转变成甘油，从而除去 3-MCPD。此外还有用酵母菌生物降解 3-MCPD 的报道。

吸附法：一些吸附剂能吸附煎炸油脂中的极性成分，可用于改善煎炸油脂的品质。

（四） 按照标准组织生产， 加强监测

GB 2762—2017《食品安全国家标准 食品中污染物限量》关于 3-MCPD 的限量规定为：添加酸水解植物蛋白的液态调味品中的限量值为 ≤0.4mg/kg，固态调味品为 ≤1.0mg/kg。应依据相关标准加强对酸水解植物蛋白调味液和添加酸水解植物蛋白的产品进行监测，加强生

产过程中的管理，原辅料应符合相应标准的要求，严禁使用动物蛋白氨基酸、味精废液、胱氨酸废液和非食品原料生产的氨基酸液生产配制酱油，以保证产品的质量和安全。

第九节　食品接触材料及制品的污染及其预防

食品接触材料及制品是指在正常使用条件下，各种已经或预期可能与食品或食品添加剂（以下简称食品）接触或其成分可能转移到食品中的材料和制品，包括食品生产、加工、包装、运输、贮存、销售和使用过程中用于食品的包装材料、容器、工具和设备及可能直接或间接接触食品的油墨、黏合剂、润滑油等，不包括洗涤剂、消毒剂和公共输水设施。随着食品工业的发展，食品接触材料及制品的品种越来越多，食品接触材料及制品的安全问题也进行了广泛研究。除了符合耐高温、耐油脂、耐冷性、抗酸、防高渗、防潮、保色、保味、保香、美观等要求外，还应更加关注食品接触材料及制品对食品的污染。国内外都曾发生过由于食品接触材料及制品中有毒成分向食品迁移而发生的食物中毒事件。因此对其卫生质量须严格把关，食品接触材料及制品和食品接触用工具、设备必须符合卫生标准和卫生管理法规的要求，保障人体健康。

总体上，我国 GB 4806.1—2016《食品安全国家标准　食品接触材料及制品通用安全要求》对于食品接触材料及制品的基本安全要求做了明确规定，包括：

①食品接触材料及制品在推荐的使用条件下与食品接触时，迁移到食品中的物质水平不应危害人体健康；

②食品接触材料及制品在推荐的使用条件下与食品接触时，迁移到食品中的物质不应造成食品成分、结构或色香味等性质的改变，不应对食品产生技术功能（有特殊规定的除外）；

③食品接触材料及制品中使用的物质在可达到预期效果的前提下应尽可能降低在食品接触材料及制品中的用量；

④食品接触材料及制品中使用的物质应符合相应的质量规格要求；

⑤食品接触材料及制品生产企业应对产品中的非有意添加物质进行控制，使其迁移到食品中的量符合①和②的要求；

⑥对于不和食品直接接触且与食品之间有有效阻隔的、未列入相应食品安全国家标准的物质，食品接触材料及制品生产企业应对其进行安全性评估和控制，使其迁移到食品中的量不超过 0.01mg/kg。致癌、致畸、致突变物质及纳米物质不适用于以上原则，应按照相关法律法规规定执行；

⑦食品接触材料及制品的生产应符合 GB 31603 的要求。

不同类别的食品接触材料由于其主要成分及工艺不同，其安全性及卫生管理也具有各自的特点。

一、塑料制品

塑料材料是以一种或几种树脂或预聚物为主要结构组分，添加或不添加添加剂，在一定的温度和压力下加工制成的具有一定形状、介于树脂和塑料制品之间的高分子材料，包括塑料粒子（或切片）、母料、片材等。以塑料树脂或塑料材料为原料，添加或不添加添加剂，成形加工成具有一定形状的成形品称为塑料制品。在众多的食品包装材料中，塑料制品及复合包装材料占有举足轻重的地位。这种包装材料重量轻，运销方便，化学稳定性好，易于加工，装饰效果好，具有良好的食品保护作用。塑料一般可分为热塑性和热固性两类，用于食品包装及容器的热塑性塑料有聚乙烯、聚丙烯、聚苯乙烯、聚氯乙烯等；热固性塑料有尿醛树脂及三聚氰胺等。

（一）聚乙烯

聚乙烯（Polyethylene, PE）塑料是由乙烯单体聚合而成。由于聚合方法和密度不同，分为高密度、低密度和线性低密度聚乙烯。PE塑料透明度不高，有一定透气性能，阻湿性能好，有一定的拉伸强度和撕裂强度，柔韧性好。PE塑料化学稳定性好，室温下不溶于任何有机溶剂，耐大多数酸碱，不耐浓硝酸。有很好的耐低温性能（-70℃），易成形加工，热封性好，但印刷性差，常采用电晕处理或化学表面处理改善其印刷性。由于其低毒、阻湿性好、柔韧性好、热封性能好等优点，PE常用于复合材料的热封层和防潮涂层，目前日常使用的塑料薄膜袋也大多为此类材质。

聚乙烯塑料属于聚烯烃类长直链烷烃树脂，本身毒性极低，在肠道中不吸收，大白鼠经口 LD_{50} ＞7.95g/kg 体重，受试动物体重增长正常，无中毒症状及病理学变化。在亚急性毒性试验、慢性毒性试验、致畸试验和致癌试验中均未见明显的毒性作用。

对于聚乙烯塑料回收再生制品，由于回收来源复杂，难以保证完全清除掉回收容器上残留的有害污染物，从而可能将杂质带入再生制品中。同时，为了掩盖色泽上的缺陷，部分厂家可能添加大量深色染料，不符合食品安全标准。因此，我国规定聚乙烯回收再生制品禁止用于盛装食品。

（二）聚丙烯

聚丙烯（Polypropylene, PP）塑料是由丙烯聚合而成的一类高分子化合物，质量轻，透明度、光泽度较好。PP塑料具有优良的机械性能、拉伸强度、硬度和韧性，耐热性好，可在120℃高温连续使用，可在开水中蒸煮。PP化学性质稳定，在一定温度范围内对酸、碱、盐及许多溶剂具有稳定性。聚丙烯有一定的阻气性，并且由于这种产品有较好的物理性能及相对低廉的价格，成为被最广泛使用的食品包装复合薄膜的基材。聚丙烯主要用于制作食品塑料袋、保鲜盒、薄膜等。聚丙烯加工中使用的添加剂和聚乙烯塑料相似，一般认为聚丙烯是安全的，对大鼠 LD_{50} 超过最大灌胃量，其安全性高于聚乙烯塑料。

（三）聚氯乙烯

聚氯乙烯（Polrvinyl Chloride, PVC）塑料大致可分为硬制品、软制品和糊状制品三类。硬制品中增塑剂一般少于5%，软制品中增塑剂多达20%以上。硬质PVC机械强度优良，质轻，化学性质稳定。聚氯乙烯材料的安全性一直较为被关注。以聚氯乙烯为基质的食品接触材料及制品在销售和食品保存过程中，氯乙烯单体可能逸出迁移到食品中。动物实验证明，氯乙烯可引起胚胎毒性和肌肉骨骼发育异常，是已知的人类和动物的直接致癌物，可引起肝血管肉瘤。

食品接触用聚氯乙烯相关卫生标准明确规定：食品接触用聚氯乙烯树脂中氯乙烯单体和二氯乙烷的最大迁移限量为"不得检出"，最大残留量分别为 1mg/kg 和 5mg/kg。

增塑剂也是影响PVC安全性的重要因素，邻苯二甲酸酯类（Phthalic Acid Esters, PAEs）

是应用最广泛的增塑剂，其安全性一直受到关注。目前国内外对 PAEs 的毒性研究多集中在 PAEs 的生殖毒性、发育（包括胚胎）毒性、致癌、过氧化物酶体增殖作用等。动物实验表明，PAEs 能引起雄性动物睾丸发育异常，雌鼠孕期暴露会导致子代畸形，比如骨骼、心血管系统、眼和神经管的发育畸形，同时也会影响子代的神经系统发育。此外，PAEs 还对动物肾脏、心脏、肺等器官产生毒性作用。

（四）　聚苯乙烯

聚苯乙烯（Polystyrene，PS）是由苯乙烯单体经自由基加聚反应合成的聚合物。普通聚苯乙烯树脂为无毒、无臭、无色的透明颗粒，似玻璃状脆性材料，其制品具有极高的透明度，透光率可达 90% 以上，电绝缘性能好，易着色，加工流动性好，刚性好及耐化学腐蚀性好等。普通聚苯乙烯塑料的不足之处在于性脆，冲击强度低，易出现应力开裂，耐热性差及不耐沸水等。聚苯乙烯卫生安全性较好，但其单体苯乙烯及其他一些挥发性物质，包括乙苯、异丙苯、甲苯等可能有一定毒性。尤其是苯乙烯单体，大鼠的最大无作用剂量为 133mg/kg 体重，能抑制中枢神经系统、抑制大鼠生育能力、减少肝脏及肾脏的平均重量。

（五）　聚对苯二甲酸乙二醇酯

聚对苯二甲酸乙二醇酯（Polyethylene Terephthalates，PET）是一种结晶性好、无色透明、极为坚韧的材料，具有玻璃的外观，无臭、无味，气密性良好。PET 膨胀系数小，成形收缩率低，所以其制品尺寸稳定。机械性能相当好，有很好的延伸率，拉伸强度为聚酯的 9 倍，冲击强度是一般薄膜的 3~5 倍，其薄膜还有防潮和保香功能。近年来聚酯瓶生产发展迅速，耐热聚酯瓶广泛应用于茶饮料、果汁饮料等需要热罐装的饮料。日常饮用的瓶装可乐及茶饮料瓶均为此类材质。

PET 塑料属无毒级，小鼠经口的 $LD_{50} > 10g/kg$ 体重，致畸变试验、Ames 试验、精子突变分析和微核试验均为阴性。PET 在缩聚过程中使用锑（三氧化二锑或醋酸锑）作为催化剂，因此树脂中可能有锑的残留。锑为中等急性毒性的金属，三氧化二锑的大鼠 LD_{50}（腹腔）为 3.25g/kg 体重，以 100mg/kg 体重喂养大鼠12 个月，对心肌有损害作用。GB 4806.6—2016《食品安全国家标准　食品接触用塑料树脂》规定 PET 特定迁移限量（以锑计）为 0.04mg/kg。对聚酯塑料瓶还要控制其乙醛量。我国相关标准也有明确规定。

除上述材料外，为了改进塑料的性能，通常还要在聚合物中添加各种辅助材料，才能将塑料加工成为性能良好、能满足食品包装要求的材料。目前常用添加剂主要有稳定剂、增塑剂、填充剂、润滑剂等。

1. 稳定剂

塑料在成形加工、贮存和使用过程中，会逐渐老化，物理机械性能逐渐降低，直至最后丧失使用价值。通常会添加阻缓塑料老化变质的物质，即稳定剂。稳定剂主要有硬脂酸锌盐、铅盐、铬盐、钡盐等，但铅盐、铬盐、钡盐对人体危害较大，锌盐稳定剂在许多国家都允许使用，其用量规定为 1%~3%。食品接触材料一般不用稳定剂。

2. 增塑剂

增塑剂是指增加塑料的可塑性，改善在成形加工时树脂的流动性，并使制品具有柔韧性的有机物质。它通常是一些高沸点、难以挥发的黏稠液体或低熔点的固体，一般不与塑料发生化学反应。添加增塑剂可降低塑料的玻璃转化温度，使硬而刚性的塑料变得软且柔韧。增塑剂主要有邻苯二甲酸酯类、磷酸酯类等。其中邻苯二甲酸酯类应用最广，如前所述对生殖、免疫系统等有一定毒性。

3. 填充剂

塑料制品加入填充剂的目的是改善塑料的成形加工性能，提高制品的某些性能，赋予塑料新的性能和降低成本。目前使用量较多的填充剂有碳酸钙、滑石粉、石棉、碳黑、金属粉末、聚四氟乙烯粉或纤维等。

4. 其他

着色剂主要为染料及颜料；润滑剂主要是一些高级脂肪酸、高级醇类或脂肪酸酯类；抗氧化剂一般为丁基羟基茴香醚（BHA）和二丁基羟基甲苯（BHT）；抗静电剂有烷基苯磺酸盐、α-烯烃磺酸盐等，毒性较低。

二、 纸及其制品

纸是最传统的包装材料，可以制成纸袋、纸箱、纸桶、纸杯、纸罐等容器。因其成本低、易获得、易回收等优点，在食品行业被广泛应用。纸及其制品包装材料在部分发达国家占整个包装材料总量40%~50%，在中国占40%。由于原料可能受到污染，或在加工过程中，纸浆中加入辅料，可能会有部分杂质、细菌和某些化学物质，存在食品安全隐患。包装纸中有害物质的来源及对食品安全的影响主要在以下几个方面。

（一） 制纸原料本身带来的污染

生产食品包装纸的原材料有木浆、草浆、棉浆等，其中木浆最佳。由于作物在种植过程中可能使用农药等，因此原料中存在一定量的农药残留。部分纸制品使用一定比例的回收废纸制纸，纸浆中可能存在铅、镉、多氯联苯等有害物质或存在大量霉菌。因此，制作食品包装纸时，禁止利用废旧回收纸作原料。

（二） 制纸过程中加入的助剂

制纸中所用的助剂有亚硫酸钠、硫酸铝、次氯酸钠、氢氧化钠、松香和防霉剂等。纸的溶出物大多来自纸浆的添加剂、染色剂和无机颜料中使用的各种金属，这些金属即使在 mg/kg 级以下也可能溶出。此外，从纸制品中还可能溶出防霉剂或树脂加工时使用的甲醛。关于食品接触用纸及纸制品中荧光增白剂的毒性目前尚存在争议，一般认为其可能具有一定的致癌性，GB 4806.8—2016《食品安全国家标准　食品接触用塑料树脂》中规定食品接触用纸及纸制品中不得检出荧光性物质。

（三） 油墨

目前，食品包装纸的油墨污染较严重，可能存在食品安全隐患。在纸包装上印刷的油墨，大多是含甲苯、二甲苯的有机溶剂型凹印油墨，存在的主要安全问题包括：一是残留的苯类溶剂超标的问题。苯类溶剂在 GB 9685—2016《食品安全国家标准　食品接触材料及制品用添加剂使用标准》中不被许可使用，但实际上仍被大量使用；二是油墨中所使用的颜料、染料中，可能存在着重金属（铅、镉、汞、铬等）、苯胺或稠环化合物等物质污染。食品包装纸在印刷时因相互叠在一起，造成无印刷面也可能接触油墨，造成二次污染。因此，应选用安全的颜料和溶剂作为油墨配方，禁止印刷面直接接触食品。

三、 金属材料及制品

食品接触用金属材料及制品是指在正常使用条件下，预期或已经与食品接触的各种金属（包括各种金属镀层及合金）材料及其制品。金属包装制品主要是以铁、铝等加工成形的桶、罐等以及用铝箔制作的复合材料容器，具有良好的阻隔性、机械性，废弃物容易处理等特点。金属材料的缺点主要是化学稳定性差，包装高酸性食物时，金属离子容易析出影响食品质量。铁制容器的安全问题主要是镀锌层接触食品后锌会迁移至食品可能引起食物中毒。铝制材料含有铅、锌等元素，长期迁移到食物中可能造成慢性蓄积中毒。铝的抗腐蚀性很差，易发生化学反应析出或生成有害物质。回收铝的杂质和有害金属难以控制。不锈钢制品中加入了大量镍元素，受高温作用时，使容器表面呈黑色，同时其传热快，容易使食物中不稳定物质发生糊化、变性等。不锈钢与乙醇接触可能会导致镍溶出。

由于食品与金属制品直接接触会造成金属溶出，因此对某些金属溶出物都有控制指标。国家标准溶出限量见表3-10所示。

表3-10 不锈钢制品金属溶出量标准

项 目	溶出量标准		国家标准
	直接接触食品	其他（4%乙酸浸泡液迁移量）	
铅（Pb）≤	0.05mg/kg	0.2mg/kg	
镉（Cd）≤	0.02mg/kg	0.02mg/kg	GB 4806.9—2016《食品安全国家标准 食品接触用金属材料及制品》
砷（As）≤	0.04mg/kg	0.04mg/kg	
镍（Ni）≤	0.5mg/kg	—	
铬（Cr）≤	2.0mg/kg	—	

四、 橡胶制品

天然橡胶是以异戊二烯为主要成分的天然长链高分子化合物，含烃量达90%以上。本身不分解也不被人体吸收，一般认为对身体无害。由于加工时橡胶的添加剂有交联剂、防老化剂、加硫剂、硫化促进剂及填充料等。合成橡胶是用单体聚合而成，使用的防老化剂对溶出物的量有一定影响，单体和添加物的残留对食品安全有一定影响。合成橡胶中丁腈橡胶制品耐热性和耐油性均较好，但其单体丙烯腈毒性较大，大鼠LD_{50}为78~93mg/kg体重，可能有溶血及致畸作用。因此在食品工业选择橡胶制品作为包装材料应十分慎重。

五、 陶瓷制品

陶瓷制品的主要卫生问题在于釉彩。釉涂覆在陶瓷制品坯料表面，配方复杂，釉料主要由铅、锌、镉、锑、钡、铜、铬、钴等多种金属氧化物及其盐类组成。陶瓷在1000~1500℃下烧制而成，如果烧制温度低，就不能形成不溶性的硅酸盐，在盛装酸性食品（如醋、果汁）和酒时，上述金属物质容易溶出而迁入食品，例如铅溶出量过多甚至会引起中毒。陶瓷制品中镉、铅溶出限量标准见表3-11所示。

表 3-11 陶瓷制品中镉、铅溶出量标准

项　目	指　标						检测方法参见标准
	扁平制品/（mg/dm²）	贮存罐/（mg/L）	大空心制品/（mg/L）	小空心制品（杯类除外）/（mg/L）	杯类/（mg/L）	烹饪器皿/（mg/L）	
铅（Pb）≤	0.8	0.5	1.0	2.0	0.5	3.0	GB 31604.34—2016《食品安全国家标准　食品接触材料及制品　铅的测定和迁移量的测定》
镉（Cd）≤	0.07	0.25	0.25	0.30	0.25	0.30	

六、 玻璃制品

玻璃主要由硅酸盐、碱性成分（碳酸钠、碳酸钾、碳酸钙、碳酸镁、硼砂等）组成，在1000～1500℃高温下熔融而成。玻璃容器使用的原、辅料主要有二氧化硅、各种玻璃着色剂（氧化钴、氧化铜、红丹粉等）。玻璃是一种惰性材料，无毒无害，与大多数内容物不发生化学反应，是一种比较安全的包装材料。其存在问题主要是部分玻璃制品如使用着色剂，可能会使玻璃着色而添加的金属盐从玻璃中溶出迁移，如着色剂中所含铅化合物可能迁移到酒或饮料中，对人体造成危害。另外，在玻璃制品的原料中，二氧化硅的毒性虽然很小，但也注意二氧化硅原料的纯度。玻璃制品中镉、铅溶出限量标准见表3-12所示。

表 3-12 玻璃制品中镉、铅溶出量标准

项　目	指　标						检测方法参见标准
	扁平制品/（mg/dm²）	贮存罐/（mg/L）	大空心制品/（mg/L）	小空心制品/（mg/L）	烹饪器皿/（mg/L）	口缘要求/（mg/L）	
铅（Pb）≤	0.8	0.5	0.75	1.5	0.5	4.0	GB 31604.34—2016《食品安全国家标准　食品接触材料及制品　铅的测定和迁移量的测定》
镉（Cd）≤	0.07	0.25	0.25	0.5	0.05	0.4	

七、 食品接触材料及制品的卫生管理

近年来，食品工业得到迅猛发展，食品包装材料、容器种类繁多，其成分有可能迁移至

食品中，造成对身体的健康损害。为加强对食品接触材料及制品的管理、以避免或降低其健康风险，相关部门已制定具体的管理方法，内容涉及原材料、生产工艺、包装、运输、贮存、销售以及食品卫生监督等各个环节。主要的卫生管理措施包括：

①生产食品接触材料及其制品，从原辅料采购、加工、包装、贮存和运输等各个环节的场所、设施、人员的基本卫生要求和管理准则都必须符合相应的国家标准和其他有关安全标准。

②利用新原料生产食品接触材料及其制品要注重其安全性，开发新型、绿色包装，提高分析检测水平，优化检测方法。

③食品容器包装材料设备在生产、运输、贮存过程中，应有效预防有毒有害化学品造成的污染。

④建立健全食品接触材料及其制品相关法规制度，加快产品质量和安全标准修改制定工作，制定与国际接轨的食品接触材料及其制品质量标准体系。

第十节　食品化学性污染案例分析

一、　塑化剂污染背景信息

2011 年 4 月，我国台湾地区卫生事务主管部门在例行抽检时，发现一款净元益生菌粉末中含有邻苯二甲酸二（2-乙基）己酯（DEHP），这是一种塑化剂。由此引发台湾地区食品加工业的极大震动，因此又称"塑化剂风暴"。随后，在果汁、运动饮料、茶饮、果酱果冻及粉状胶囊等五大类食品领域的某些产品中检测出"塑化剂"成分。方便面食品、保鲜膜行业等也都涉及其中，一度引发关于限量、标准等多方面的争议。2011 年关于白酒中塑化剂的争论对国内白酒行业也造成了极大的负面影响。

二、　相关解读

（一）　塑化剂简介

塑化剂（又称增塑剂）是一类常用的塑料添加剂，主要作用是增加塑料材料的柔软性、延展性和可加工性。塑化剂的种类多达上百种，如邻苯二甲酸酯类、己二酸酯类等。

邻苯二甲酸酯类物质是使用最普遍的塑化剂，2011 年台湾发生的塑化剂事件中主要涉及的就是邻苯二甲酸酯类物质，白酒塑化剂事件中涉及的也是邻苯二甲酸酯类。常见的邻苯二甲酸酯类塑化剂有 20 多种，如邻苯二甲酸二甲酯（DMP）、邻苯二甲酸二乙酯（DEP）、邻苯二甲酸二丁酯（DBP）、邻苯二甲酸二（2-乙基）己酯（DEHP）、邻苯二甲酸二异壬酯（DINP）等。

随着工业废气、废水的排放，以及塑料制品的广泛应用，邻苯二甲酸酯类物质早已进入环境，普遍存在于大气、水体、土壤和生物体中。粮食在生产过程中也会富集环境中的塑化剂，因此用粮食制造的产品，包括酿造得来的白酒中也很可能存在塑化剂。塑料应用于食物包装材料时，邻苯二甲酸酯类物质可能会迁移至食物中，对食品造成污染。大多数白酒在生产和包装过程中都有可能接触到塑料制品，这些塑料材料中的塑化剂都很有可能会溶入白酒中。

相关研究与调查结果显示，通过饮食而摄入邻苯二甲酸酯类物质的情况普遍存在。丹麦研究人员曾在 2000 年调查研究了 29 种成人食品和 11 种儿童食品，发现 50% 的食品中含有邻苯二甲酸酯类物质，其中 DBP 的含量为 0.09~0.19mg/kg，DEHP 的含量为 0.11~0.18mg/kg。另有文献报道，健康人血清中塑化剂 DBP 的含量最高可达 7mg/L。

（二）塑化剂的毒性

DEHP、DBP、邻苯二甲酸丁基苄酯（BBP）具有 2 类生殖毒性，即对动物产生生殖毒性，具有类雌激素作用，有可能引起男性内分泌紊乱，导致精子数量减少，但对人类致癌性证据不足，也尚未发现人体受危害的临床病例，大部分邻苯二甲酸酯类物质并没有列入致癌物名单中。

DEHP 等邻苯二甲酸酯类物质对健康的影响取决于其摄入量。世界卫生组织、美国食品药品监督管理局（FDA）和欧盟分别认为，成人摄入 $25\mu g/$（kg 体重·d）、$40\mu g/$（kg 体重·d）和 $50\mu g/$（kg 体重·d）及以下的 DEHP 是安全的。美国国家环境保护局（EPA）通过对 DBP 的生殖发育毒理学研究，提出了"未观察到有害作用剂量"（NOAEL），在此基础上提出 DBP 经口摄入参考剂量为 $10\mu g/$（kg 体重·d）。欧盟食品科学委员会（SCF）通过科学评估，认为 DEHP 的人体每日允许摄入量（ADI）为 $50\mu g/$（kg 体重·d），邻苯二甲酸二异壬酯（DINP）的毒性更低，即每天摄入不超过 $150\mu g/kg$ 体重也是安全的。

（三）我国相关法律法规及管理措施

邻苯二甲酸酯类物质不是食品原料，也不是食品添加剂。2011 年我国卫生部发布《关于公布食品中可能违法添加的非食用物质和易滥用的食品添加剂名单（第六批）的公告》（卫生部公告 2011 年第 16 号），将邻苯二甲酸酯类物质列为食品中可能违法添加的非食用物质，并且禁止在食品中使用。

2013 年底发布的《国家卫生计生委办公厅关于通报成人饮酒者 DEHP 和 DBP 初步风险评估结果的函》（国卫办食品函〔2013〕283 号）中明确对白酒产品中 DEHP 和 DBP 的含量做出了限量规定，规定 DEHP 含量在 5.0mg/kg、DBP 含量在 1.0mg/kg 以下时为合格。

2016 年，国家卫生和计划生育委员会发布了包括 GB 9685—2016《食品安全国家标准 食品接触材料及制品用添加剂使用标准》在内的一系列食品安全国家标准，对原有的国家标准进行更新。新的国家标准中删除了邻苯二甲酸二甲酯等 4 种邻苯二甲酸酯类物质，并调整了其他邻苯二甲酸酯类物质的使用范围和限制接触的食品类型。

针对白酒中塑化剂污染的管理措施包括：

①制定并及时更新白酒中塑化剂的国家标准。

②研制开发并推广使用更安全的塑化剂，从根本上解决邻苯二甲酸酯类塑化剂的潜在危害，保护环境和人民健康。

③严控原辅材料的质量，从源头上控制塑化剂污染；更换设备及部件，改进工艺；优化白酒的贮藏和运输条件。

🔍 思考题

1. 预防农药残留、兽药残留、渔药残留的措施。

2. 食品中存在的有害重金属有哪些？分布如何？怎么预防？

3. N-亚硝基化合物对人体有哪些危害？如何预防？

4. 多环芳烃化合物对人体有哪些危害？如何预防？

5. 杂环胺类化合物对人体有哪些危害？如何预防？

6. 试简述食品中氯丙醇的污染来源有哪些？如何控制？

7. 试简述食品中丙烯酰胺的危害。

8. 试简述食品中丙烯酰胺的污染来源及形成机制。

9. 试简述如何预防食品中丙烯酰胺的污染。

10. 食品接触材料及制品的定义是什么？

11. 食品接触材料及制品主要有哪些种类？其理化性质是什么？

12. 食品接触材料及制品主要卫生管理措施包括哪些？

13. 通过对本章案例的分析，结合你所接触的生活实际，思考如何预防食品中的化学污染。

第四章

CHAPTER

食品添加剂及其卫生管理

4

[学习要点]

1. 了解食品添加剂的定义、分类以及各国对食品添加剂的安全监管。
2. 掌握食品添加剂的使用原则与使用规定。
3. 熟悉常见添加剂的安全性、使用范围和使用量。
4. 熟悉并理解常见的添加剂违规使用案例。

第一节　概述

随着食品工业的快速发展，食品添加剂已经成为现代食品工业的重要组成部分。食品添加剂在食品中广泛使用的同时，其使用安全性问题也越来越受到社会的关注。人们希望食品添加剂对人体有益无害，但食品添加剂毕竟不是食品的基本成分，因此国家对食品添加剂的质量标准以及使用都有严格的规定，对添加剂在食品中的含量也制定了相应的检测方法，以确保食品添加剂的使用安全合理。

一、　食品添加剂的定义

GB 2760—2014《食品安全国家标准　食品添加剂使用标准》规定，食品添加剂是指为改善食品品质和色、香、味，以及为防腐、保鲜和加工工艺的需要而加入食品中的人工合成或者天然物质。根据该定义，食品用香料、胶基糖果中基础剂物质、食品工业用加工助剂也包括在内。由于各自理解的不同，一些国际性组织和不同国家对食品添加剂的定义不尽相同。1983 年，联合国粮农组织（FAO）和世界卫生组织（WHO）联合组成的食品法典委员会（CAC）在集中各国意见的基础上规定："食品添加剂是指其本身通常不作为食品消费，不用作食品中常见的配料物质，无论其是否具有营养价值，在食品中添加该物质的原因是出于生产、加工、制备、处理、装填、包装、运输或保藏等食品的工艺需求（包括感官），或者期望它或其副产品（直接或间接）成为食品中的一部分，或者改善食品的性质。该定义不包括污染物或者为保持、提高食品营养价值而加入食品中的物质。"

二、　食品添加剂的分类和编码

随着食品工业产品的多样化，食品添加剂的种类和数量发展相当迅速，据统计，国际上批准可直接使用的食品添加剂包括香精香料在内有 5000 余种。

（一）　分类

食品添加剂按来源不同可分为天然食品添加剂和人工化学合成添加剂。天然食品添加剂是利用动植物或微生物的代谢产物为原料，经提取所得的天然物质。人工化学合成添加剂是通过化学手段，使元素或化合物发生包括氧化、还原、缩合、聚合、成盐等合成反应所制得的物质。

我国 GB 2760 按主要功能的不同将食品添加剂具体分为酸度调节剂（01）、抗结剂（02）、消泡剂（03）、抗氧化剂（04）、漂白剂（05）、膨松剂（06）、胶姆糖基础剂（07）着色剂（08）、护色剂（09）、乳化剂（10）、酶制剂（11）、增味剂（12）、面粉处理剂（13）、被膜剂（14）、水分保持剂（15）、防腐剂（17）、稳定和凝固剂（18）、甜味剂（19）、增稠剂（20）、香料（21）、食品加工助剂（22）、其他（00）。其中括号内数字为添加剂的功能类别代码。

此外，FAO/WHO 下设的食品添加剂联合专家委员会（JECFA）根据添加剂的安全评价资料把添加剂分为四类。第一类为 GRAS（General Recognized As Safe）物质，即一般认为是安全的物质，可以按正常需要使用，不需要建立 ADI 值；第二类为 A 类，是 JECFA 已经制定 ADI 和暂定 ADI 的添加剂，它又分为 A1、A2 类，其中 A1 类为经过 JECFA 评价认为毒理学资料清楚，已制定出 ADI 值的类别，A2 类为 JECFA 已经制定出暂定 ADI 值的类别，但毒理学资料不够完善，暂时允许用于食品；第三类为 B 类，是 JECFA 曾经进行过安全评价，包括因毒理学资料不足而未制定 ADI 值者（B1 类），或未进行过安全评价者（B2 类）；第四类为 C 类，是 JECFA 根据毒理学资料认为在食品中使用不安全（C1 类）或应该严格限制作为某些食品的特殊用途者（C2 类）。

（二）　编码

随着添加剂品种的增多，为了解决技术资料、生产、质量标准，以及商品流通等领域中快速、准确无误的确认、传递、贮存和检索等需求，FAO/WHO 制定了食品添加剂的国际编码系统（INS），用于代替复杂的化学结构名称表述。INS 系统的数字顺序分三列给出认定码、食品添加剂的名称及其工艺作用。用于标签上的认定码通常由 3 到 4 位数构成，如苯甲酸 INS 号为 210，丁基羟基茴香醚的 INS 号为 320。中国编码系统（CNS）由食品添加剂的主要功能类别代码和在本功能类别中的顺序号组成，采用 5 位数字表示法（＊＊.＊＊＊），其前 2 位为分类号，小数点后 3 位数字表示分类号下的编号代码，如防腐剂苯甲酸的功能分类代码为 17，其 CNS 号为 17.001，增稠剂阿拉伯胶的功能分类代码为 20，其 CNS 号为 20.008。

三、　食品添加剂的使用原则与使用规定

GB 2760—2014《食品安全国家标准　食品添加剂使用标准》规定了食品添加剂的使用原则，其内容包括食品添加剂使用的基本要求、使用条件、质量标准要求及带入原则。

（一）　食品添加剂使用的基本要求

食品添加剂在使用时应符合以下基本要求：①不应对人体产生任何健康危害；②不应掩盖食品腐败变质；③不应掩盖食品本身或加工过程中的质量缺陷或以掺杂、掺假、伪造为目的而使用食品添加剂；④不应降低食品本身的营养价值；⑤在达到预期的效果下尽可能降低在食品中的用量。

（二）　食品添加剂的使用条件

在下列情况下可使用食品添加剂：①保持或提高食品本身的营养价值；②作为某些特殊膳食用食品的必要配料或成分；③提高食品的质量和稳定性，改进其感官特性；④便于食品的生产、加工、包装、运输或者贮藏。

（三）　食品添加剂的质量标准

按照 GB 2760—2014《食品安全国家标准　食品添加剂使用标准》使用的食品添加剂应当符合相应的质量规格要求。如苯甲酸钠的质量指标应符合 GB 1886.184—2016《食品安全国家标准　食品添加剂　苯甲酸钠》的规定。

（四）　食品添加剂的带入原则

除了直接添加外，在下列情况下食品添加剂可以通过食品配料（含食品添加剂）带入食品中：①根据本标准，食品配料中允许使用该食品添加剂；②食品配料中该食品添加剂的用量不应超过允许的最大使用量；③应在正常生产工艺条件下使用这些配料，并且食品中该添加剂的含量不应超过由配料带入的水平；④由配料带入食品中的该添加剂的含量应明显低于直接将其添加到该食品中通常所需要的水平。

此外，当某食品配料作为某特定终产品的原料时，批准用于特定终产品的添加剂允许添加到这些食品配料中，同时该添加剂在终产品中的量应符合 GB 2760—2014《食品安全国家标准　食品添加剂使用标准》的要求。在该特定食品配料的标签上应明确标示该食品配料用于特定食品的生产。

四、　食品添加剂的卫生管理

（一）　我国对食品添加剂的卫生管理

我国从 20 世纪 50 年代开始对食品添加剂实行管理，20 世纪 60 年代后加强了对食品添加剂的生产管理和质量监督。根据 2015 年修订的《食品安全法》及其实施条例的规定，食品监管体制调整后，食品添加剂监管部门主要有国家卫生和计划生育委员会、国家食品药品监督管理总局（CFDA）、国家发展和改革委员会及工业和信息化部。卫计委负责食品添加剂的安全性评估和新品种许可，制定食品添加剂的使用标准、产品标准等食品安全国家标准；食药局负责食品添加剂生产加工、流通、餐饮环节以及食品企业使用监管；发改委及工信部门负责食品添加剂行业管理、制定产业政策和指导生产企业诚信体系建设，各部门监管职责明确，并且要协调配合，共同保障食品添加剂合理使用和食品安全。

（二）　国际上对食品添加剂的安全监管

国际上食品添加剂的应用开发由 FAO 和 WHO 加以管理，其中负责世界共同食品添加剂标准的是食品添加剂标准委员会（CCFA）。1955 年 FAO/WHO 召开了第一次国际食品添加剂会议，并于 1956 年设立了 JECFA，JECFA 负责对添加剂的安全性进行评估，确定食品添加剂的 ADI 值和食品添加剂的特性和纯度规格，出版"WHO 食品添加剂丛书"。CCFA 每年定期召开会议，对 JECFA 所通过的各种食品添加剂的标准、试验方法、安全性评价等进行审议和认可，再提交 CAC 复审后公布，目的是在广泛的国际贸易中制定统一的规格和标准，确定统一的试验方法和评价系统等，克服各国由于法规不同所造成的贸易上的障碍。迄今为止，联合国为各国所提供的主要法规和标准包括以下几个方面：①准许用于食品的各种食品添加剂的名单，以及它们的毒理学评价（ADI）；②各种准用食品添加剂的质量指标等规定；③各种食品添加剂在食品中的允许使用范围的建议用量；④各种食品添加剂质量指标的通用测定方法。

（三）　美国对食品添加剂的安全监管

美国的食品监管由美国食品药品监督管理局（FDA）和美国农业部（USDA）贯彻实施，另有一部分与食品有关的熏蒸剂和杀虫剂由美国环境保护局管理。各种食品添加剂的质量标准和各种指标的分析方法，收录于由 FDA 所委任的《食品用化学品法典》委员会负责编写的《食品用化学品法典》（FCC）中，定期出版，由 FDA 认可。FDA 直接参与食品添加剂法规的制定和管理以及食品添加剂上市审批。肉禽制品监管非常严格，其中使用的食品添加剂必须得到 FDA 和 USDA 的食品安全检验署（FSIS）双方的认证，最后还须获得 USDA 的批准。美国有关的法规包括：《联邦食品、药品和化妆品法》《公共健康服务法》《食品添加剂修正案》《色素添加剂修正案》《婴儿食品配方法》《联邦肉类检查法》等。

第二节　常用的食品添加剂

一、　酸度调节剂

酸度调节剂是指用以维持或改变食品酸碱度的物质，是增强食品中酸味和调节 pH 或具有缓冲作用的酸、碱、盐类物质的总称。常用的酸度调节剂有磷酸、柠檬酸、酒石酸、苹果酸、延胡索酸、乳酸、乙酸、氢氧化钾、氢氧化钙、柠檬酸钠、碳酸钾、乳酸钙等。

（一）　柠檬酸

柠檬酸（CNS 号 01.101，INS 号 330）又称枸橼酸，学名为 3-羟基-3-羧基戊二酸，分子式 $C_6H_8O_7 \cdot H_2O$。柠檬酸是一种有机酸，为无色晶体、白色颗粒或白色结晶粉末，无臭，具有强酸味，酸味柔和爽快，入口即达到最高酸感。其刺激阈的最大值为 0.08%，最小值为 0.02%。

1. 安全性

柠檬酸以游离状态存在于多种植物果实中，如柠檬、菠萝、葡萄等，也存在于动物组织内，是生物体内糖、脂肪和蛋白质代谢产物之一。小鼠经口 LD_{50} 为 5040~5790mg/kg 体重，大鼠经口 LD_{50} 为 11.7g/kg 体重，ADI 不需要规定。在人体中，柠檬酸为三羧酸循环的重要中间体，无蓄积作用，但多次内服大量含高浓度柠檬酸的饮料，可腐蚀牙齿珐琅质。

2. 使用范围及限量

柠檬酸在食品中的作用不仅仅是酸味剂，还可改善食品的风味和糖酸比，可作为抗氧化增效剂，延缓油脂酸败，防止果蔬褐变以及杀菌防腐等。我国规定柠檬酸可在各类食品中（包括婴幼儿配方食品和婴幼儿辅助食品）按生产需要适量使用。

（二） 乳酸

乳酸（CNS 号 01.102，INS 号 270），学名为 α-羟基丙酸、2-羟基丙酸，分子式 CH_3CH（OH）COOH，为无色到浅黄色固体或糖浆状透明液体。有特异收敛性，味酸，酸味阈值为 0.004%。

1. 安全性

乳酸的大鼠经口 LD_{50} 为 3730mg/kg 体重。乳酸可分为 L-乳酸、D-乳酸和 DL-外消旋乳酸三类，但人体只具有代谢 L-乳酸的 L-乳酸脱氢酶，因此只有 L-乳酸能被人体完全代谢，且不产生任何有毒副作用的代谢产物。D-乳酸或 DL-乳酸的过量摄入则有可能引起代谢紊乱甚至导致中毒。L-乳酸是食品的正常成分，可参与人体正常代谢，在体内分解为氨基酸及二羧酸物，在胃中即可大部分分解，几乎无毒，ADI 不需规定。

2. 使用范围及限量

乳酸是世界上最早使用的酸味剂，存在于发酵食品、腌渍物、果酒、清酒、酱油及乳制品中，具有较强的杀菌作用，能防止杂菌生长，抑制异常发酵。我国规定乳酸可在各类食品（包括婴幼儿配方食品）中按生产需要适量使用。

（三） 磷酸

磷酸（CNS 号 01.106，INS 号 338）为无机酸，分子式 H_3PO_4。食用级磷酸通常浓度在85% 以上，为无色透明或略带浅色稠状液体，无臭，味酸。酸味是柠檬酸的 2.3～2.5 倍，有强烈的收敛味和苦涩味，多用于可乐型饮料。

1. 安全性

磷酸大鼠经口 LD_{50} 为 1530mg/kg 体重，ADI 为 0～70mg/kg 体重（以食品和食品添加剂总磷量计）。磷酸可参与机体正常代谢，最终可由肾及肠道排泄，用含 0.4%、0.75% 磷酸的饲料喂养大鼠，经 90 周 3 次实验，结果发现对生长和生殖没有不良影响，在血液及病理学上也没有发现异常。

2. 使用范围及限量

磷酸及其盐类（焦磷酸二氢二钠、焦磷酸钠、磷酸二氢钙、磷酸二氢钾、磷酸氢二铵、磷酸氢二钾、磷酸氢钙、磷酸三钙、磷酸三钾、磷酸三钠、六偏磷酸钠、三聚磷酸钠、磷酸二氢钠、磷酸氢二钠等）在食品中可作为酸度调节剂、水分保持剂、膨松剂、稳定剂、凝固剂、抗结剂，可单独或混合使用。用于乳及乳制品、方便米面制品等 23 类食品，最大使用量为 5.0g/kg（以 PO_4^{3-} 计，下同）；用于乳粉和奶油粉、调味糖浆，最大使用量为 10.0g/kg；用于油炸坚果与籽类、膨化食品，最大使用量为 2.0g/kg；用于杂粮罐头和其他杂粮制品（仅限冷冻薯条、冷冻薯饼、冷冻土豆泥、冷冻红薯泥），最大使用量为 1.5g/kg；用于米粉（包括汤圆粉等）、水产品罐头等 6 类食品，最大使用量为 1.0g/kg；用于植脂末、复合调味料，最大使用量为 20.0g/kg；用于再制干酪，最大使用量为 14.0g/kg；用于方便湿面调味料包，最大使用量为 80.0g/kg；用于生湿面制品、八宝粥罐头等 14 类食品，最大使用量为15.0g/kg。

二、 抗氧化剂

抗氧化剂是指能防止或延缓油脂或食品成分氧化分解、变质，提高食品稳定性的物质。抗氧化剂按来源可分为人工合成抗氧化剂、天然抗氧化剂两类。常见的天然抗氧化剂有抗坏血酸及其钠盐、D-异抗坏血酸及其钠盐、茶多酚、植酸及其钠盐、甘草抗氧物、磷脂、迷迭香提取物等；常用的人工合成抗氧化剂主要有丁基羟基茴香醚、二丁基羟基甲苯、没食子酸丙酯与特丁基对苯二酚等。

（一） 丁基羟基茴香醚（BHA）

丁基羟基茴香醚（CNS 号 04.001，INS 号 320）又称叔丁基-4-羟基茴香醚，是一种国内外广泛使用的脂溶性抗氧化剂。为无色到微黄色的结晶或白色结晶性粉末，具有特异的酚类臭气及刺激性味道。BHA 对热较稳定，在弱碱条件下也不易被破坏，故有较好的持久能力。

1. 安全性

BHA 的大鼠经口 LD_{50} 为 2.2～5.0g/kg 体重，ADI 为 0～0.5mg/kg 体重（FAO/WHO，1994）。过去人们认为 BHA 的毒性较低，并被世界各国许可使用。目前对其安全性的关注主要是其对啮齿类动物前胃的作用以及在其他类动物的相关组织中可能引起损害的问题。如日本于 1981 年报道 BHA 对大鼠前胃有致癌作用，故自 1982 年 5 月起限令 BHA 只准用于棕榈油和棕榈油仁油。目前的实验还不能推断出 BHA 对人引起相关反应的可能性，也没有发现 BHA 有生殖毒性。而人体每天可能摄入的 BHA 量比无作用剂量低 2～3 倍，因此应用 BHA 作为食品抗氧化剂对人的健康不会引起毒害，即在正常应用范围内是安全的。目前除一些个别国家外，为绝大多数国家所允许使用。

2. 使用范围及限量

GB 2760—2014《食品安全国家标准 食品添加剂使用标准》规定，BHA 可用于脂肪、油和乳化脂肪制品、基本不含水的脂肪和油、熟制坚果与籽类（仅限油炸坚果与籽类）、坚果与籽类罐头、油炸面制品、杂粮粉、即食谷物（包括碾轧燕麦、燕麦片）、方便米面制品、饼干、腌腊肉制品类（如咸肉、腊肉、板鸭、中式火腿、腊肠）、固体复合调味料（仅限鸡肉粉）、膨化食品以及风干、烘干、压干等水产品，最大使用量为 0.2g/kg（以油脂中的含量计），用于胶基糖果的最大使用量为 0.4g/kg。

（二） 二丁基羟基甲苯（BHT）

二丁基羟基甲苯（CNS 号 04.002，INS 号 321）又称 2，6-二叔丁基对甲酚，为无色结晶或白色结晶性粉末，无臭，对热稳定，抗氧化效果好，与金属反应不着色，价格低廉。

1. 安全性

BHT 大鼠经口 LD_{50} 为 1.7～1.97g/kg 体重，小鼠经口 LD_{50} 为 1.39 g/kg 体重，其急性毒性比 BHA 稍大，ADI 为 0～0.3mg/kg 体重（FAO/WHO，1995）。BHT 作为食品抗氧化剂始用于 1940 年，但近年有 BHT 抑制人体呼吸酶活性，使肝脏微粒体的酶活性增加等报道，故一些国家如土耳其、希腊等国禁止使用，美国 FDA 也曾一度禁用，后证明在允许使用剂量范围内安全性还是有保证的，故仍列为 GRAS 类范围内。

2. 使用范围及限量

GB 2760—2014《食品安全国家标准 食品添加剂使用标准》规定，BHT 用于脂肪，油和乳化脂肪制品、基本不含水的脂肪和油、干制蔬菜（仅限脱水马铃薯粉）、熟制坚果与籽类（仅限油炸坚果与籽类）、坚果与籽类罐头、油炸面制品、即食谷物（包括碾轧燕麦、燕麦片）、方便米面制品、饼干、腌腊肉制品类（如咸肉、腊肉、板鸭、中式火腿、腊肠）、膨化食品以及风干、烘干、压干等水产品，最大使用量为 0.2g/kg（以油脂中的含量计），用于胶基糖果的最大使用量为 0.4g/kg。

（三） 茶多酚

茶多酚是茶叶中多酚类物质的统称，其主要成分包括儿茶素类、黄酮类、花青素、酚酸等。作为抗氧化剂，它的抗氧化效果非常好，抗氧化作用强于维生素 E、BHT、BHA、维生素 C 等。其能中止油脂的自由基链反应，主要是由于儿茶素 B 环和 C 环上的酚性羟基有供氢体的活性，与脂肪的游离基结合，消耗脂肪酸的游离基，从而中断连锁反应，达到油脂抗氧化目的。

1. 安全性

茶多酚是常用的天然抗氧化剂，对人体无害，并具有多种保健功效。据毒理学试验表明其对小白鼠的口服 LD_{50} 为 10g/kg 体重，远小于 BHA 和 BHT，属实际无毒级，人体试验证明，茶多酚无排异反应，无毒性。

2. 使用范围及限量

GB 2760—2014《食品安全国家标准 食品添加剂使用标准》规定，茶多酚用于基本不含水的脂肪和油、糕点、焙烤食品馅料及表面用挂浆（仅限含油脂馅料）、腌腊肉制品类（如咸肉、腊肉、板鸭、中式火腿、腊肠），最大使用量为 0.4g/kg（以油脂中儿茶素计，下同）；用于熟制坚果与籽类（仅限油炸坚果与籽类）、油炸面制品、即食谷物（包括碾轧燕麦、燕麦片）、方便米面制品、膨化食品，最大使用量为 0.2g/kg；用于酱卤肉制品类、熏烧烤肉类、油炸肉类、西式火腿（熏烤、烟熏、蒸煮火腿）类、肉灌肠类、发酵肉制品类、预制水产品（半成品）、熟制水产品（可直接食用）、水产品罐头以及熏、烧、烤肉类，最大使用量为 0.3g/kg；用于复合调味料、植物蛋白饮料，最大使用量为 0.1g/kg（以儿茶素计）；用于蛋白固体饮料，最大使用量为 0.8g/kg（以儿茶素计）。

三、 漂白剂

漂白剂是指能够破坏、抑制食品的发色因素，使其褪色或使食品免于褐变的物质。目前，我国允许使用的漂白剂主要为还原型漂白剂，包括二氧化硫、焦亚硫酸钾、焦亚硫酸钠、亚硫酸钠、亚硫酸氢钠、低亚硫酸钠以及硫磺，其主要通过产生的二氧化硫的还原作用而使食品漂白。

（一） 安全性

亚硫酸类物质在食品加工中的应用已有很长历史，我国劳动人民自古以来就已利用浸硫、熏硫来保藏与漂白食品。我国对亚硫酸类物质的使用量均以二氧化硫的残留量计。二氧化硫是一种有害气体，在空气中浓度较高时，对于眼和呼吸道黏膜有强刺激性。亚硫酸盐在人体内可被代谢成硫酸盐，通过解毒过程从尿中排出。因其能导致过敏反应而在美国等国家的使用受到严格限制。1994 年 FAO/WHO 规定了亚硫酸盐的 ADI 为 0～0.7mg/kg 体重，并要求在控制使用量的同时还应严格控制 SO_2 的残留量。

（二） 使用范围及限量

二氧化硫及其亚硫酸盐类对维生素 B_1 有破坏作用，因此用在维生素较多的食品如肉类、谷物、乳制品及坚果类食品中不适合。GB 2760—2014《食品安全国家标准 食品添加剂使用标准》规定，二氧化硫、焦亚硫酸钾、焦亚硫酸钠、亚硫酸钠、亚硫酸氢钠、低亚硫酸钠的使用范围相同，其使用标准如表4-1所示。

表4-1 亚硫酸及其盐类的使用范围及最大使用量

使用范围	最大使用量（以二氧化硫残留量计）/（g/kg）	备注
食用淀粉	0.03	
淀粉糖（果糖、葡萄糖、饴糖、部分转化糖等）	0.04	
经表面处理的鲜水果、蔬菜罐头（仅限竹笋、酸菜）、干制的食用菌和藻类、食用菌和藻类罐头（仅限蘑菇罐头）、坚果与籽类罐头、生湿面制品（仅限拉面）、冷冻米面制品（仅限风味派）、调味糖浆、半固体复合调味料、果蔬汁（浆）、果蔬汁（浆）类饮料	0.05	浓缩果蔬汁（浆）按浓缩倍数折算，固体饮料按稀释倍数增加使用量
水果干类、腌渍的蔬菜、饼干、食糖、可可制品、巧克力和巧克力制品（包括代可可脂巧克力及制品）以及糖果	0.1	
干制蔬菜、腐竹类（包括腐竹、油皮等）	0.2	
蜜饯凉果	0.35	
干制蔬菜（仅限脱水马铃薯）	0.4	
葡萄酒、果酒（甜型葡萄酒及果酒系列产品最大使用量为 0.4g/L）	0.25g/L	
啤酒和麦芽饮料	0.01	

四、 膨松剂

膨松剂是指在食品加工过程中加入的，能使产品发起形成致密多孔组织，从而使制品具有膨松、柔软或酥脆的物质，主要用于焙烤食品的生产。化学膨松剂可分为碱性和酸性膨松剂两类。常用的碱性膨松剂有碳酸钠、碳酸氢钠、碳酸氢铵、碳酸钙等；常用的酸性膨松剂有硫酸铝钾、硫酸铝铵、酒石酸氢钾、磷酸氢钙、葡萄糖酸及其 δ 内酯等，主要用作复合膨松剂的酸性成分。

（一） 碳酸氢钠

碳酸氢钠（CNS 号 06.001，INS 号 500ii）又称小苏打、重碱、酸式碳酸钠，为白色结晶性粉末，无臭、味咸。碳酸氢钠受热分解放出二氧化碳，使食品产生多孔海绵状疏松组织，但由于产气过快，容易使食品出现大空洞，且其分解后残留碳酸钠，使成品呈碱性，影响口味，使用不当还会使成品表面成橙黄色斑点，因此可和酸性成分复配后使用。

1. 安全性

ADI 不作规定。钠离子是人体内正常成分，一般长期摄入碳酸氢钠对身体无害。此外。碳酸氢钠与碳酸在体内形成 $NaHCO_3/H_2CO_3$ 缓冲体系，对多量酸或碱性物进入体内起缓冲作用，使 pH 无显著变化。一次服用大量碳酸氢钠可引起胃膨胀，甚至胃破裂。

2. 使用范围及限量

GB 2760—2014《食品安全国家标准　食品添加剂使用标准》规定，碳酸氢钠属于该标准附录中表 A.2，可在各类食品（表 A.3 食品类别除外）中按生产需要适量使用的一类食品添加剂。另外，还可用于表 A.3 中的大米制品（仅限发酵大米制品）、婴幼儿谷类辅助食品，按生产需要适量使用。

（二）　碳酸氢铵

碳酸氢铵（CNS 号 06.002，INS 号 503ii），又称食臭粉、臭碱等。为白色晶体粉末，有氨臭，在 36℃ 以上分解为二氧化碳、氨和水，60℃ 可完全分解。碳酸氢铵受热后分解产生二氧化碳和氨气，使食品形成海绵状疏松结构体。碳酸氢铵的起发能力大，容易使成品内部或表面出现大的空洞。此外，加热时产生带强烈刺激性的氨气，如残留在成品中，会给制品带来不良的风味，因此要适当控制其用量，或和其他膨松剂配合使用。

1. 安全性

碳酸氢铵的分解产物为二氧化碳和氨，均为人体代谢物，适量摄入对人体健康无害。美国 FDA 将碳酸氢铵列为一般公认安全物质。

2. 使用范围及限量

GB 2760—2014《食品安全国家标准　食品添加剂使用标准》规定，碳酸氢铵属于该标准附录中表 A.2，可在各类食品（表 A.3 食品类别除外）中按生产需要适量使用的一类食品添加剂。另外，还可用于表 A.3 中的婴幼儿谷类辅助食品，按生产需要适量使用。

（三）　硫酸铝钾

硫酸铝钾（CNS 号 06.004，INS 号 522），别名钾明矾、明矾、烧（明）矾。分子式为 $KAl(SO_4)_2 \cdot 12H_2O$，为无色透明结晶，或白色晶体粉末。硫酸铝钾为酸性盐，主要用于中和碱性疏松剂，避免食品产生不良气味，并能控制疏松剂产气的快慢。

1. 安全性

硫酸铝钾为含铝添加剂。动物和人体内含铝量很少，铝主要通过肾脏排泄，过量铝的摄入可使铝在体内蓄积并产生慢性毒性。已有研究表明，铝的过量接触和蓄积可能是导致阿尔茨海默病的原因之一，过量铝的摄入会导致血磷降低、骨质脱钙，过量铝摄入可导致儿童神经系统发育障碍。因此对含铝添加剂的使用应注意控制。

2. 使用范围及限量

GB 2760—2014《食品安全国家标准　食品添加剂使用标准》规定，硫酸铝钾可用于豆类制品、面糊（如用于鱼和禽肉的拖面糊）、裹粉、煎炸粉、油炸面制品、虾味片、焙烤食品、腌渍水产品（仅限海蜇），按生产需要适量使用，铝的残留量 ≤100mg/kg（干样品，以 Al 计）。

五、　着色剂

着色剂又称食品色素，是赋予食品色泽和改善食品色泽的食品添加剂。着色剂按来源不同可分为天然色素和人工合成色素。

合成色素由于着色力强、色泽鲜艳、稳定性好、使用方便以及成本低廉等一系列优点，曾一度被广泛应用。但其存在安全隐患，即致泄性、脏器功能损害与致癌性。目前世界各国允许使用的品种均有严格限制。我国允许使用的合成色素有苋菜红、胭脂红、赤藓红、新红、柠檬黄、日落黄、亮蓝、靛蓝、诱惑红和它们各自的铝色淀，以及合成的叶绿素铜钠盐、叶绿素铜钾盐、β-胡萝卜、二氧化钛、酸性红、氧化铁黑和氧化铁红、喹啉黄、番茄红素、β-阿朴-8′-胡萝卜素醛等。

天然色素是指天然食物中的色素物质。天然色素的安全性较高，且来源丰富、色调自然，有的天然色素本身就是一种营养素，具有一定的营养效果和药理作用。但其稳定性、着色力等性能不如合成色素。近年来天然色素发展很快，我国目前允许使用的天然色素有甜菜红、姜黄、辣椒红、焦糖色、高粱红、红曲红、天然苋菜红等约 50 种。

（一）　苋菜红及其铝色淀

苋菜红，化学名称 1-（4′-磺基-1′-萘偶氮）-2-萘酚-3，6-二磺酸三钠盐，是一种水溶性偶氮类色素。为红棕色或紫红色粉末或颗粒，无臭，耐光、耐热性强，耐氧化还原性差。苋菜红铝色淀为分布于氧化铝水合物上的水溶性食品着色剂苋菜红铝色淀。

1. 安全性

苋菜红的 LD_{50} ＞10g/kg 体重（小鼠，经口），大鼠腹腔注射 LD_{50} ＞1g/kg 体重。ADI 为 0～0.5mg/kg 体重（FAO/WHO，2001）。苋菜红多年来公认其安全性较高，并被世界各国普遍使用。但 1970 年前后有关于苋菜红致癌、可降低生育能力、增加死产数并产生畸胎等有关报道，FAO/WHO 联合食品添加剂委员会将其 ADI 一降再降，挪威、美国等不允许使用。

2. 使用范围及限量

苋菜红及其铝色淀的使用范围及最大使用量如表 4-2 所示。

表 4-2　　　　　　　　　苋菜红及其铝色淀的使用范围及最大使用量

使用范围	最大使用量（以苋菜红计）／（g/kg）	备注
冷冻饮品（食用冰除外）	0.025	
果酱、水果调味糖浆	0.3	
蜜饯凉果、腌渍蔬菜、可可制品、巧克力和巧克力制品（包括代可可脂巧克力及制品）以及糖果、糕点上彩妆、焙烤食品馅料及表面用挂浆（仅限饼干夹心）、果蔬汁（浆）类饮料、碳酸饮料、果味饮料、固体饮料、配制酒、果冻	0.05	饮料按照稀释倍数加入，果冻粉按冲调倍数增加使用量
装饰性果蔬	0.1	
固体汤料	0.2	

（二）　柠檬黄及其铝色淀

柠檬黄又称酒石黄、酸性淡黄，化学名称为 1-（4′-磺酸基苯基）-3-羧基-4-（4′-磺酸苯基偶氨基）-5-吡唑啉酮三钠盐，为橙黄至橙色均匀颗粒或粉末，无臭。易溶于水，耐光性、耐热性、耐酸性和耐盐性强，耐氧化性较弱，遇碱微变红，还原时褪色。柠檬黄铝色淀呈黄色微细粉末，耐光、耐热性较柠檬黄好，不溶于水和有机溶剂，在酸碱溶液中能缓慢溶解。

1. 安全性

柠檬黄 ADI 为 0～7.5mg/kg 体重（FAO/WHO，1994），$LD_{50}>2g/kg$ 体重（大鼠，经口），$LD_{50}>12.75 g/kg$ 体重（小鼠，经口）。柠檬黄被认为是合成色素中毒性最弱的，在动物性实验中，未发现不良反应，也不会引起肿瘤。但其主要问题是致敏性，据统计，每万人中就有一人对柠檬黄敏感，其过敏症状包括风疹、哮喘和血管性浮肿等，且有潜在的生命危险。

2. 使用范围及限量

柠檬黄常与其他色素复配使用，匹配性好，易着色，是色素中使用最多、应用最广泛的，约占全部食用色素使用量的 1/4 以上。我国规定，柠檬黄及其铝色淀的使用范围及最大使用量如表 4-3 所示。

表 4-3　　　　　　　　　　柠檬黄及其铝色淀的使用范围及最大使用量

使用范围	最大使用量（以柠檬黄计）/（g/kg）	备注
风味发酵乳、调制炼乳（包括加糖炼乳及使用了非乳原料的调制炼乳等）、冷冻饮品（食用冰除外）、焙烤食品馅料及表面挂浆（仅限风味派馅料，仅限使用柠檬黄）、焙烤食品馅料及表面挂浆（仅限饼干夹心和蛋糕夹心）、果冻	0.05	用于果冻粉，按冲调倍数增加使用量
蜜饯凉果、腌渍蔬菜、装饰性果蔬、熟制豆类、加工坚果与籽类、可可制品、巧克力和巧克力制品（包括代可可脂巧克力及制品）以及糖果、虾味片、糕点上彩妆、香辛料酱、饮料类（包装饮用水除外）、配制酒、膨化食品（仅限使用柠檬黄）	0.1	固体饮料按稀释倍数增加使用量
果酱、水果调味糖浆、半固体复合调味料	0.5	
除胶基糖果以外的其他糖果、面糊、裹粉、煎炸粉、焙烤食品馅料及表面用挂浆（仅限布丁、糕点）、其他调味糖浆	0.3	
粉圆、固体复合调味料	0.2	
即食谷物，包括碾轧燕麦片	0.08	
谷类和淀粉类甜品（用于布丁粉，按冲调倍数增加使用量）	0.06	
蛋卷	0.04	
液体复合调味料（不包括醋、酱油）	0.15	

（三）　甜菜红

甜菜红又称甜菜根红，是从食用红甜菜根中提取、精制而成的一种纯天然色素，主要显色物质为甜菜花青素。甜菜红呈红紫色至深紫红色粉末、液体、块状或糊状物，有异臭，易溶于水，色泽鲜艳，着色力强，耐热性差，金属离子对其影响小，但铁、铜离子含量多时会发生褐变。

1. 安全性

甜菜苷在药理学上属惰性物质，与食用甜菜同样安全。大鼠口服 $LD_{50} > 10g/kg$ 体重，ADI 不作特殊规定。

2. 使用范围及限量

甜菜红在 GB 2760—2014 中属于附录中所列表 A.2 添加剂，即可在各类食品中按生产需要适量使用的食品添加剂。

六、　护色剂

护色剂又称发色剂、助色剂或固色剂，是能与肉及肉制品中呈色物质作用，使之在食品加工、保藏等过程中不致分解、破坏，呈现良好色泽的物质。护色剂一般泛指硝酸盐和亚硝酸盐类物质，硝酸盐和亚硝酸盐本身并无着色能力，但当其应用于动物类食品后，腌制过程中其产生的一氧化氮能使肌红蛋白或血红蛋白形成亚硝基肌红蛋白或亚硝基血红蛋白，从而使肉制品保持稳定的鲜红色。我国允许使用的护色剂有硝酸钠、硝酸钾、亚硝酸钠、亚硝酸钾、葡萄糖酸亚铁以及兼有抗氧化剂作用的护色助剂 D-异抗坏血酸及其钠盐。

（一）　护色剂的安全性

亚硝酸盐在食品添加剂中是急性毒性较强的物质之一。亚硝酸钠大鼠经口 LD_{50} 为 85mg/kg 体重，小鼠经口 LD_{50} 为 220mg/kg 体重，ADI 值 0~0.06mg/kg 体重。当人体大量摄取亚硝酸盐（一次性摄入 0.3 g 以上）进入血液后，可使正常的血红蛋白变成一氧化氮血红蛋白（Fe^{3+}），使血红蛋白失去携氧功能，导致组织缺氧，在 0.5~1h，产生头晕、呕吐、全身乏力、心悸、皮肤发紫、严重时呼吸困难、血压下降甚至昏迷、抽搐，如不及时抢救，会因呼吸衰竭而死亡。硝酸盐的毒性作用主要是它在食物中、水中或在胃肠道内，尤其是在婴幼儿的胃肠道内被还原成亚硝酸盐所致。

近年来，人们发现亚硝酸盐能与多种氨基化合物反应，产生致癌的 N-亚硝基化合物，如亚硝胺等。亚硝胺是目前国际上公认的一种强致癌物，动物试验结果表明，不仅长期小剂量作用有致癌作用，而且一次摄入足够的量，也有致癌作用。因此，国际上对食品中添加硝酸盐和亚硝酸盐的问题十分重视，在没有理想的替代品之前，要求把用量限制在最低水平。国内外仍在继续使用（有的国家禁止使用）的原因，主要是它对肉类制品增强风味的作用以及对肉毒梭菌的抑制作用。

（二）　使用范围及限量

常用的发色剂主要有亚硝酸钠、硝酸钠、硝酸钾。GB 2760—2014《食品安全国家标准 食品添加剂使用标准》规定，亚硝酸钠（钾）可用于腌腊肉制品类（如咸肉、腊肉、板鸭、中式火腿、腊肠）、酱卤肉制品类、油炸肉类、西式火腿（熏烤、烟熏、蒸煮火腿）类、肉灌肠类、发酵肉制品类、肉罐头类以及熏、烧、烤肉类，其最大使用量为 0.15g/kg，残留量以亚硝酸钠计，肉类罐头不得超过 50mg/kg，西式火腿不得超过 70mg/kg，其他类不得超过 30mg/kg。硝酸钠（钾）可用于腌腊肉制品类（如咸肉、腊肉、板鸭、中式火腿、腊肠）、酱卤肉制品类、油炸肉类、西式火腿（熏烤、烟熏、蒸煮火腿）类、肉灌肠类、发酵肉制品类以及熏、烧、烤肉类，其最大使用量为 0.5g/kg，残留量以亚硝酸钠（钾）计，不得超过 30mg/kg。

七、 乳化剂

乳化剂是指能改善乳化体系中各种构成相之间的表面张力，形成均匀分散体或乳化体的物质。乳化剂在食品中不仅有乳化作用，而且具有消泡、润湿、溶解、稳定等作用，可改善食品的组织结构、口感和外观，提高食品的品质和保藏性。我国允许使用的乳化剂有单硬脂酸甘油酯、蔗糖脂肪酸酯、山梨醇酐单硬脂酸酯、山梨醇酐三硬脂酸酯、木糖醇酐单硬脂酸酯、单棕榈酸山梨糖苷酯、硬脂酰乳酸钙等 30 余种。

（一） 单硬脂酸甘油酯

单硬脂酸甘油酯（CNS 号 10.006，INS 号 471）又称甘油脂肪酸酯，简称单甘酯，分子式为 $C_{21}H_{42}O_{47}$，是由甘油和一分子硬脂酸酯化而成。通常还含有少量甘油二酯，甚至甘油三酯。作为乳化剂，具有乳化能力的只有单酯，双酯的乳化能力仅为单酯的 1%。甘油单酯为乳白至微黄色蜡状固体物，HLB（亲水亲油平衡值）3.8，具有良好的亲油性，为油包水（水/油）型乳化剂。

1. 安全性

单硬脂酸甘油酯的水解物可参与体内代谢，是世界各国公认的无毒食品添加剂，其 ADI 不作限制性规定（FAO/WHO，2001）。

2. 使用范围及限量

GB 2760—2014《食品安全国家标准　食品添加剂使用标准》规定，单硬脂酸甘油酯用于香辛料类，最大使用量为 5.0g/kg，用于黄油和浓缩黄油 20.0g/kg，用于生干面制品 30.0g/kg，用于其他糖和糖浆 6.0g/kg，用于稀奶油、生湿面制品（如面条、饺子皮、馄饨皮、烧卖皮）、婴幼儿配方食品、婴幼儿辅助食品等，均为按生产需要适量使用。

（二） 蔗糖脂肪酸酯

蔗糖脂肪酸酯（CNS 号 10.001，INS 号 473），又称脂肪酸蔗糖酯，简称蔗糖酯（SE），是由蔗糖和脂肪酸酯化而成。商品 SE 一般是单酯、双酯及多酯的混合物。蔗糖脂肪酸酯为无色至微黄色稠厚凝胶、软质固体或白色至黄褐色粉末，视脂肪酸种类和酯化程度而异。单酯的 HLB 值为 10~16，亲水性强，双酯为 7~10，三酯则为 3~7。

1. 安全性

蔗糖脂肪酸酯的 ADI 为 0~16mg/kg 体重（FAO/WHO，1994），LD_{50} 为 30g/kg 体重（大鼠，经口）。

2. 使用范围及限量

GB 2760—2014《食品安全国家标准　食品添加剂使用标准》规定，蔗糖脂肪酸酯的使用范围及最大使用量如表4-4所示。

表 4-4　　　　　　　　蔗糖脂肪酸酯在食品中的使用范围及最大使用量

食品名称	最大使用量/（g/kg）
稀奶油（淡奶油）及其类似品、基本不含水的脂肪和油、水油状脂肪乳化制品、水油状脂肪乳化制品类以外的脂肪乳化制品，包括混合的和调味的脂肪乳化制品、可可制品、巧克力和巧克力制品以及糖果、乳化天然色素	10.0
调制乳、焙烤食品	3.0
冷冻饮品（食用冰除外）、经表面处理的鲜水果、杂粮罐头、肉及肉制品、鲜蛋、饮料类（包装饮用水除外）	1.5
果酱、专用小麦粉、面糊、裹粉、煎炸粉、调味糖浆、调味品、即食菜肴	5.0
生湿面制品、生干面制品、方便米面制品、果冻	4.0

（三）　改性大豆磷脂

改性大豆磷脂（CNS 号 10.019）是以大豆磷脂为原料，经过乙酰化和羟基化改性及脱脂后制成，为黄色或黄棕色粉粒。经改性后，大豆磷脂的水分散性、溶解性及乳化性等均比大豆磷脂好。改性大豆磷脂为可在各类食品中按生产需要适量使用的添加剂，其 ADI 不作特殊规定。

八、　酶制剂

酶制剂是指动物或植物的可食或非可食部分直接提取，或由传统通过基因修饰的微生物（包括但不限于细菌、放线菌，真菌菌种）发酵、提取制得，用于食品加工，具有特殊催化功能的生物制品。

（一）　食品工业用酶制剂的要求

食品工业用的酶制剂均属于蛋白酶，其本身安全性较高。为了确保酶制剂的安全性，FAO/WHO 在制定每种酶制剂的 ADI 的同时，也规定了该酶制剂的来源。我国 GB 2760—2014《食品安全国家标准　食品添加剂使用标准》对允许使用的各种酶的来源和供体也做了明确规定，以确保酶制剂的安全。如食品工业中用的 β-淀粉酶，其来源为大麦、山芋、大豆、小麦、麦芽或枯草芽孢杆菌（Bacillus Subtilis）。此外，GB 1886.174—2016《食品安全国家标准　食品添加剂　食品工业用酶制剂》也对生产酶制剂的原料以及酶制剂产品的理化指标和微生物指标作出了如下规定。

1. 原料要求

用于食品工业用酶制剂的生产原料，必须满足以下要求：原料必须符合良好生产规范或相关要求，在正常使用条件下不应对最终食品产生有害健康的残留污染；来源于动物的酶制剂，其动物组织应符合肉类检疫要求；来源于植物的酶制剂，其植物组织不得霉变；微生物生产菌种应进行分类学和（或）遗传学的鉴定，并应符合有关规定。菌种的保藏方法和条件应保证发酵批次之间的稳定性和可重复性。

2. 产品要求

酶制剂产品酶活力在标示值的 85%～115%，污染物铅含量应 ≤5.0mg/kg；总砷含量应

≤3.0mg/kg，其菌落总数应≤50000CFU/g 或 CFU/mL；大肠菌群应≤30CFU/g 或 CFU/mL；大肠埃希氏菌应＜10CFU/g（CFU/mL）或≤3.0MPN/g（MPN/mL）；沙门氏菌（25g 或25mL）应不得检出。对于微生物来源的酶制剂不得检出抗菌活性。

（二） 常用酶制剂种类

我国允许使用的酶制剂共有 54 种，常用的酶制剂如 α-淀粉酶、糖化酶、蛋白酶、葡萄糖异构酶、果胶酶、脂肪酶、纤维素酶和葡萄糖氧化酶等。酶由于作用条件温和、反应容易控制已被广泛地用于食品加工过程以更好地保持食品的色、香、味。如 α-淀粉酶和糖化酶被用于生产葡萄糖，果胶酶被用于果汁提取和澄清；蛋白酶被用于肉质嫩化，淀粉酶、葡萄糖氧化酶被用于焙烤行业等。

九、 增味剂

增味剂是指补充或增强食品原有风味的物质。我国允许使用的有谷氨酸钠、5′-鸟苷酸二钠、5′-肌苷酸二钠、5′-呈味核苷酸二钠、琥珀酸二钠、L-丙氨酸、氨基乙酸等。其中应用最广泛的为谷氨酸钠、5′-肌苷酸和 5′-鸟苷酸。

（一） 谷氨酸钠

谷氨酸钠（MSG），又称味精、麸氨酸钠，是以碳水化合物为原料，经微生物发酵、提取、中和、结晶，制成的具有特殊鲜味的白色结晶或粉末，有很强的肉类鲜味，鲜味阈值140mg/L。味精对光稳定，水溶液加热也比较稳定。在通常的食品加工和烹调时不分解，但在高温和酸性条件（pH 2.2~4.4）下可部分水解，并转变成 5′-吡咯烷酮-2-羧酸（焦谷氨酸）。在更高的温度和强酸或碱性条件下，可消旋化成为 DL-谷氨酸盐，呈味力均降低。

1. 安全性

谷氨酸钠进入肠胃以后，很快分解出谷氨酸，谷氨酸是蛋白质分解产物，可被人体直接吸收，在人体内起到改善和保持大脑机能的作用，一般不存在毒性问题。大鼠经口 LD_{50} 为17g/kg 体重，小鼠经口 LD_{50} 为 16.2g/kg 体重，属无毒级别，ADI 不作特殊规定（FAO/WHO，1994）。

2. 使用范围及限量

GB 2760—2014《食品安全国家标准　食品添加剂使用标准》规定可在各类食品生产中按需要适量使用。但应注意使用温度不能过高，尤其避免在高温条件下长时间加热。

（二） 5′-肌苷酸二钠和 5′-鸟苷酸二钠

5′-肌苷酸二钠（IMP）和 5′-鸟苷酸二钠（GMP）为核苷酸类增味剂。5′-肌苷酸二钠为无色结晶或白色粉末，无臭，有特异鲜鱼味，鲜味阈值为 250mg/L。5′-鸟苷酸二钠为无色或白色结晶或白色粉末，无臭，有特殊的类似香菇的鲜味，鲜味阈值 125mg/L，鲜味强度为肌苷酸钠的 2.3 倍。

1. 安全性

IMP 的小鼠经口 LD_{50} 为 12g/kg 体重，大鼠口服 LD_{50} 为 15900mg/kg 体重；GMP 的大鼠经口 LD_{50} 为 10000mg/kg 体重。肌酸和核苷酸是核酸的成分，所组成的核蛋白是生命和遗传现象的物质基础，故其安全性很高，ADI 均不作特殊规定。

2. 使用范围及限量

IMP 和 GMP 可在各类食品中按生产需要适量使用。一般不单独使用，多与味精混合使用。IMP 和 GMP 各占 50% 的混合物简称 I+G，即 5′-呈味核苷酸二钠。

十、 防腐剂

防腐剂是指能防止由微生物所引起的腐败变质，以延长食品保存期的食品添加剂。防腐剂按来源不同可分为化学合成防腐剂和天然防腐剂。天然防腐剂主要有乳酸链球菌素、溶菌酶、纳他霉素、聚赖氨酸等，一般都存在效价低、用量大等缺点，但其安全性较高。由于化学合成防腐剂使用方便、成本较低，传统的食品保藏主要使用化学合成防腐剂。常用的化学防腐剂主要有苯甲酸及其盐类、山梨酸及其盐类、对羟基苯甲酸酯类、丙酸盐类、脱水醋酸及其盐类、过氧乙酸及其他防腐剂等。

（一） 苯甲酸及其钠盐

苯甲酸（CNS 号 17.001，INS 号 210）及其钠盐（CNS 号 17.002，INS 号 211）是我国最常用的防腐剂之一，又称安息香酸（钠）。苯甲酸为白色针状或鳞片状结晶或粉末，无臭或微带安息香的气味，味微甜而有收敛性，由于苯甲酸难溶于水，故实际生产中多用苯甲酸钠。

1. 安全性

苯甲酸钠的大鼠经口 LD_{50} 为 4070mg/kg 体重，ADI 为 0~5mg/kg 体重（FAO/WHO，1994，苯甲酸及其盐的总量，以苯甲酸计）。限量的苯甲酸类物质进入机体后，大部分在 9~15h 与甘氨酸化合成马尿酸而从尿中排出，剩余部分与葡萄糖醛酸合成糖苷，而不在体内蓄积。但近年来有报道，苯甲酸及其钠盐有叠加中毒现象，过量食用可引起过敏性反应、痉挛、尿失禁等。由于对其安全性上有争议，因此其应用有减少趋势，且应用范围越来越窄。在日本、新加坡等进口食品中的应用受到限制，甚至部分禁用。

2. 使用范围及限量

GB 2760—2014《食品安全国家标准 食品添加剂使用标准》规定，苯甲酸及苯甲酸钠的使用范围与最大使用量如表 4-5 所示。

表 4-5　　　　　　　　苯甲酸及其钠盐的使用范围及最大使用量

使用范围	最大使用量（以苯甲酸计）/（g/kg）
风味冰、冰棍类、果酱（罐头除外）、腌渍的蔬菜、调味糖浆、醋、酱油、酱及酱制品、半固体复合调味料、液体复合调味料、果蔬汁（浆）类饮料、蛋白饮料类、茶、咖啡、植物（类）饮料、风味饮料	1.0
蜜饯凉果	0.5
胶基糖果	1.5
除胶基糖果以外的其他糖果、果酒	0.8
复合调味料	0.6
浓缩果蔬汁（浆）（仅限食品工业用）	2.0
碳酸饮料、特殊用途饮料	0.2
配制酒	0.4

（二） 山梨酸及其钾盐

山梨酸（CNS 号 17.003，INS 号 200）的化学名称为 2，4-己二烯酸，又称花楸酸。山梨酸为无色针状结晶或白色结晶状粉末，无臭或稍带刺激性臭味。由于山梨酸难溶于水，故多使用其钾盐。

1. 安全性

山梨酸的毒性比苯甲酸小，大鼠经口 LD_{50} 为 10.5g/kg 体重，ADI 为 0~25mg/kg 体重（以山梨酸计）。山梨酸是一种不饱和脂肪酸，在机体内可正常地参加新陈代谢，据此，它基本上和天然不饱和脂肪酸一样可以在机体内分解产生二氧化碳和水。按照目前的资料可以认为对人体是无害的，可用于婴幼儿、老年、肝脏弱人群食物的防腐。

2. 使用范围及限量

GB 2760—2014 规定，山梨酸及其钾盐的使用范围与最大使用量如表 4-6 所示。

表 4-6　　　　　　　　　　山梨酸及山梨酸钾的使用范围及最大使用量

使用范围	最大使用量 （以山梨酸计）／（g/kg）
风味冰、冰棍类、经表面处理的鲜水果、蜜饯凉果、经表面处理的新鲜蔬菜、加工食用菌和藻类、果冻、酱及酱制品、胶原蛋白肠衣、饮料类（包装饮用水类除外）	0.5
熟肉制品、预制水产品（半成品）	0.075
干酪和再制干酪及其类似品、氢化植物油、人造黄油（人造奶油）及其类似制品（如黄油和人造黄油混合品）、果酱、腌渍的蔬菜、豆干再制品、新型豆制品（大豆蛋白及其膨化食品、大豆素肉等）、除胶基糖果以外的其他糖果、面包、糕点、焙烤食品馅料及表面用挂浆、调味糖浆、醋、酱油、熟制水产品（可直接食用）、其他水产品及其制品、复合调味料、乳酸菌饮料以及风干、烘干、压干等水产品	1.0
胶基糖果、其他杂粮制品（仅限杂粮灌肠制品）、方便米面制品（仅限米面灌肠制品）、肉灌肠类、蛋制品（改变其物理性状）	1.5
浓缩果蔬汁（浆）（仅限食品工业用）	2.0
果酒	0.6
葡萄酒	0.2
配制酒	0.4
配制酒（仅限青稞干酒）	0.6g/L

（三） 乳酸链球菌素

乳酸链球菌素（Nisin；CNS 号 17.019，INS 号 234）又称尼生素、乳酸菌素、乳球菌肽，是从乳酸链球菌发酵产物中提制的一种多肽抗菌素类物质。Nisin 为白色或略带黄色的结晶粉末或颗粒，使用时需溶于水或液体中。其溶解度和稳定性与溶液的 pH 有关，pH 越低，稳定性越高，溶解度也越高。

1. 安全性

早在 1938 年人们就发现牛乳中存在乳酸链球菌所产生的 Nisin。1968 年 JECFA 对 Nisin 的安全性进行了认定，并在法规中规定可作为食品添加剂使用。1983 年，Nisin 被美国 FDA 批准使用，我国于 1990 年批准使用。Nisin 的小鼠经口 LD_{50} 为 9.26g/kg 体重（雄性）、6.81g/kg 体重（雌性），大鼠经口 LD_{50} 为 14.7g/kg 体重（雄性）、6.81g/kg 体重（雌性），ADI 为 0~33000IU/kg 体重。

Nisin 为天然多肽物质，食用后可被人体消化道中的一些蛋白酶快速降解为氨基酸，不会在人体内蓄积而引起不良反应。如人体在摄入 10min 后，在唾液中就检测不到 Nisin 的活性，也不会改变肠道正常菌群。目前，对 Nisin 已进行的毒性和生物学研究包括致癌性、存活性、再生性、血液化学、肾功能、脑功能等，都证明 Nisin 对人体无毒。

2. 使用范围及限量

GB 2760—2014《食品安全国家标准 食品添加剂使用标准》规定，Nisin 用于醋，最大使用量为 0.15g/kg；用于食用菌和藻类罐头、杂粮罐头、饮料（包装饮用水除外）、酱油、酱及酱制品、复合调味品，最大使用量为 0.2g/kg；用于杂粮灌肠制品、方便湿面制品、米面灌肠制品、蛋制品（改变其物理性状），最大使用量为 0.25g/kg；用于乳及乳制品、预制肉制品、熟肉制品、熟制水产品（可直接食用），最大使用量为 0.5g/kg。

十一、 甜味剂

甜味剂是指能够赋予食品甜味的食品添加剂。我国允许使用的甜味剂有糖精钠、环己基氨基磺酸钠（钙）、天门冬酰苯丙氨酸甲酯、甜菊糖苷、乙酰磺胺酸钾、木糖醇、L-α-天冬氨酰-N-（2，2，4，4-四甲基-3-硫化三亚甲基）-D-丙氨酰胺、罗汉果甜苷、三氯蔗糖等 20 种。

（一） 糖精钠

糖精钠（CNS 号 19.001，INS 号 954）分子式 $C_7H_4NNaO_3S \cdot 2H_2O$，为无色至白色结晶或白色结晶粉末。无臭，微有芳香气，味极甜并带微苦，易溶于水，甜味为蔗糖的 300~500 倍，甜味阈值约为 0.00048%。

1. 安全性

自 1879 年应用以来，糖精钠一直是广泛使用的甜味剂。一般认为糖精钠不能被人吸收利用，大部分原样从尿排出，在实际应用中也未见有对人体产生毒害作用的报道。但 20 世纪 70 年代初美国 FDA 在动物实验中发现糖精有致膀胱癌的可能性，故实际应用逐渐减少。1992 年我国轻工业部宣布控制压缩糖精生产，限制食品饮料使用糖精。1993 年 JECFA 对糖精的毒性进行评价，认为流行病调查资料不能证明食用糖精与膀胱癌有关。故 FAO/WHO（1997）将糖精 ADI 定为 5mg/kg 体重，小白鼠腹腔注射 LD_{50} 为 17.5g/kg 体重。

2. 使用范围及限量

GB 2760—2014《食品安全国家标准 食品添加剂使用标准》规定，糖精钠的使用范围及最大使用量如表 4-7 所示。

表 4-7 糖精钠在食品中的使用范围及最大使用量

食品名称	最大使用量（以糖精计）/（g/kg）
冷冻饮品（食用冰除外）、腌渍的蔬菜、复合调味料、配制酒	0.15
果酱	0.2
蜜饯凉果、新型豆制品（大豆蛋白膨化食品、大豆素肉等）、熟制豆类、脱壳熟制坚果与籽类	1.0
带壳熟制坚果与籽类	1.2
水果干类（仅限芒果干、无花果干）、凉果类、话化类、果糕类	5.0

（二） 环己基氨基磺酸钠

环己基氨基磺酸钠（CNS 号 19.002，INS 952），又称甜蜜素，分子式为 $C_6H_{12}NNaO_3S \cdot nH_2O$（结晶品 $n=2$，无水品 $n=0$），为白色结晶粉末、针状结晶或白色针状、片状结晶，无臭，有甜味。易溶于水，甜度约为蔗糖的 40~50 倍。

1. 安全性

美国于 1949 年批准甜蜜素可用于食品，当时在美国曾被列为"一般认为是安全物质"而被广泛使用。但有研究认为，甜蜜素过量食用会对人体有害，如有人用甜蜜素和糖精的混合物，对大鼠进行长期高剂量的实验，结果使动物发生了膀胱癌。因此，从 1969 年起，该甜味剂在美国、英国和其他一些国家被禁止使用。但也有很多国家相继对其进行毒性研究，未见异常。由于甜蜜素中往往含有能致癌的环己胺和二环己胺，我国对甜蜜素有强制性限量使用规定。小白鼠经口 LD_{50} 为 18g/kg 体重，ADI 为 0~11mg/kg 体重。

2. 使用范围及限量

GB 2760—2014《食品安全国家标准　食品添加剂使用标准》规定，甜蜜素的使用范围及最大使用量如表 4-8 所示。

表 4-8 甜蜜素在食品中的使用范围及最大使用量

食品名称	最大使用量（以环己基氨基磺酸计）/（g/kg）	备注
冷冻饮品（食用冰除外）、水果罐头、腐乳类、饼干、复合调味料、配制酒、饮料类（包装饮用水类除外）、果冻	0.65	固体饮料按冲调倍数增加使用量，果冻粉按冲调倍数增加使用量
果酱、蜜饯凉果、熟制豆类、腌渍的蔬菜	1.0	
脱壳熟制坚果与籽类	1.2	

续表

食品名称	最大使用量（以环己基氨基磺酸计）/（g/kg）	备注
带壳熟制坚果与籽类	6.0	
凉果类、话化类、果糕类	8.0	
面包、糕点	1.6	

（三） 三氯蔗糖

三氯蔗糖（CNS 号 19.016，INS 955），又称蔗糖素、三氯半乳蔗糖，分子式为 $C_{12}H_{19}C_{13}O_8$。为白色至近白色结晶性粉末，无臭，甜度为蔗糖的 400~800 倍，甜味特性和蔗糖十分类似，没有任何后苦味。

1. 安全性

三氯蔗糖是一种新型非营养性甜味剂，其安全性已被世界各地的公共卫生组织所认可。小鼠经口 LD_{50} 为 16g/kg 体重，ADI 为 0~15mg/kg 体重。大部分的三氯蔗糖不参与人体新陈代谢，在体内无蓄积性，不存在致畸性、致突变性、繁殖毒性和神经毒性。然而，也有研究认为三氯蔗糖对 DNA 有潜在损害性，可能打破胃肠内有益菌和有害菌的平衡，且在烘烤过程中会产生有潜在毒性的氯丙醇。

2. 使用范围及限量

三氯蔗糖在食品中的使用较为广泛。GB 2760—2014《食品安全国家标准　食品添加剂使用标准》规定，三氯蔗糖用于调制乳、风味发酵乳、加工食用菌和藻类，最大使用量为 0.3g/kg；用于调制乳粉和调制奶油粉、腐乳类、加工坚果与籽类、即食谷物，包括碾轧燕麦（片），最大使用量为 1.0g/kg；用于冷冻饮品（食用冰除外）、水果罐头、腌渍的蔬菜、杂粮罐头、焙烤食品、醋、酱油、酱及酱制品、复合调味料、饮料类（包装饮用水除外，固体饮料按稀释倍数增加使用量）、配制酒，最大使用量为 0.25g/kg；用于水果干类、煮熟或油炸水果，最大使用量为 0.15g/kg；用于果酱、果冻（果冻粉按冲调倍数增加使用量），最大使用量为 0.45g/kg；用于蜜饯凉果、糖果，最大使用量为 1.5g/kg；用于微波爆米花，最大使用量为 5.0g/kg；用于方便米面制品，最大使用量为 0.6g/kg；用于餐桌甜味料，最大使用量为 0.05g/份；用于香辛料酱（如芥末酱、青芥酱），最大使用量为 0.4g/kg；用于蛋黄酱、沙拉酱，最大使用量为 1.25g/kg；用于发酵酒，最大使用量为 0.65g/kg。

（四） 糖醇类

糖醇是世界上广泛采用的甜味剂之一，其在自然界特别是在植物界广泛存在。主要有木糖醇、山梨糖醇、甘露糖醇、乳糖醇、麦芽酮糖醇、赤藓糖醇等。其甜度与蔗糖差不多，但热值较低，且代谢途径与胰岛素无关，并有防龋齿作用，常用作糖尿病、肥胖病等患者的甜味剂。

1. 安全性

糖醇类的安全性较高，其 ADI 值均不作特殊规定。但糖醇类在大量食用时一般都具有缓泻作用，有的还有腹胀、产气作用，美国等国家规定在所加食品的标签上要注明"过量可导致腹泻"字样。

2. 使用范围及限量

GB 2760—2014《食品安全国家标准　食品添加剂使用标准》规定，赤藓糖醇、木糖醇、乳糖醇可在各类食品中按生产需要适量使用。麦芽糖醇用于冷冻鱼糜制品（包括鱼丸等），最大使用量 0.5g/kg，山梨糖醇用于生湿面制品，最大使用量 30.0g/kg，用于冷冻鱼糜制品（包括鱼丸等），最大使用量 0.5g/kg，用于面包、糕点等食品均为按生产需要适量使用。

第三节　食品添加剂案例分析

食品添加剂已经在食品工业广泛使用，而且我国对添加剂的监管也越来越规范化，但在食品添加剂使用过程中仍然存在着很多问题，食品添加剂的超量、超范围以及滥用等违规行为仍有发生。

一、　人工合成着色剂的超范围使用

2015 年 5 月 20 日，浙江省金华市食品药品监管部门对金华市某串串香食品有限公司监督检查，对"里脊肉串""蒙古肉串"等产品现场抽样送检，有 1 批次"蒙古肉串"检出日落黄，有 3 批次"里脊肉串"检出诱惑红。上述不合格速冻肉串共 13191 箱，涉案金额 180余万元。依据《最高人民法院 最高人民检察院关于办理危害食品安全刑事案件适用法律若干问题的解释》，该企业相关责任人涉嫌构成生产、销售不符合食品安全标准食品罪。金华市食品药品监管部门将该案移送金华市公安机关，该案已被提起公诉，并被食药监总局公布为 2015 年食品安全十大典型案例之一。

日落黄、诱惑红为我国允许使用的人工合成色素，按照 GB 2760—2014《食品安全国家标准　食品添加剂使用标准》，日落黄可用于调制乳、果酱等 35 类食品，诱惑红可用于果冻、配制酒等 21 类食品，其允许的食品使用范围均不包括调理肉制品（食品分类号08.02.01）。而金华市某串串香食品有限公司生产的"里脊肉串""蒙古肉串"等均属于预制肉制品（食品分类号 08.02）中的调理肉制品，根据国家标准规定，调理肉制品中可用的着色剂为天然着色剂焦糖色和辣椒红，因此该产品中使用合成着色剂日落黄和诱惑红为食品添加剂的超范围违规使用，是该企业为了使肉串"卖相"更好，在"里脊肉串""蒙古肉串"生产加工过程中滥用食品添加剂行为。

二、　二氧化硫及其盐类漂白剂的超量使用

2017 年 9 月 5 日，国家食品药品监督管理总局发布了对近期组织抽检的饼干、淀粉及淀粉制品、糕点、薯类和膨化食品、方便食品、冷冻饮品、肉制品和乳制品 8 类食品 491 批次样品的抽样检验结果，发现不合格样品 5 批次（2017 年第 147 号），其中临海市某豆业有限公司在淘宝（网站）销售的标称珠海市某食品有限公司分装的澄面（小麦淀粉），其二氧化硫残留量检出值为 0.068g/kg，比国家标准规定（不超过 0.03g/kg）高出 1.3 倍。对抽检中

发现的不合格产品，国家食品药品监督管理总局已通报相关省份依法予以查处，并要求上海、浙江、广东等省（市）食品药品监督管理局责令进口商、生产企业查清产品流向、召回不合格产品、分析原因进行整改；要求上海、浙江、湖北等省（市）食品药品监督管理局责令流通环节有关单位立即采取下架等措施控制风险；要求浙江省食品药品监督管理局责令网络食品交易平台对不合格产品立即采取下架等措施控制风险、查清入网经营者信息并及时通报相关食品药品监管部门。不合格食品生产经营者、网络食品交易平台所在地省级食品药品监管部门自通告发布之日起 7 日内向社会公布风险防控措施，3 个月内向国家食品药品监督管理总局报告核查处置情况并向社会公布。

在食品生产加工中，为了使食品保持特有的色泽，常加入漂白剂。二氧化硫（以及焦亚硫酸钾、焦亚硫酸钠、亚硫酸钠、亚硫酸氢钠、低亚硫酸钠、硫磺）是我国允许使用的漂白剂，对食品有漂白和防腐作用，是食品加工中常用的漂白剂和防腐剂，其主要通过产生的二氧化硫的还原作用而使食品漂白，使用后均产生二氧化硫的残留。我国对二氧化硫及其亚硫酸类物质的使用量均以二氧化硫的残留量计。GB 2760—2014《食品安全国家标准　食品添加剂使用标准》规定，二氧化硫及其亚硫酸盐类可用于食品淀粉（食品分类号 06.05.01），其最大使用量以二氧化硫残留量计不得超过 0.03g/kg。该产品淀粉中二氧化硫残留量超标可能是由于生产过程中二氧化硫及其盐类过量使用所致。少量的二氧化硫进入身体可能危害不大，但如果长期食用二氧化硫残留量超标的食品，可能会对人体健康造成一定的不良影响。二氧化硫溶于水生成亚硫酸，亚硫酸对胃肠道有刺激作用；还会破坏食品中维生素 B_1；影响人体对钙的吸收，因此，国家对二氧化硫及其亚硫酸盐类的使用范围和使用量都有严格控制。

三、　食品中违法添加使用非食用物质

2016 年 11 月 15 日，国家食品药品监督管理总局发布了对近期组织抽检的炒货食品及坚果制品、保健食品、蜂产品、调味品、饼干、乳制品、蛋及蛋制品 7 类食品 562 批次样品的抽样检验结果，发现不合格样品 13 批次（2016 年第 149 号），其中某食品专营店在天猫（网站）销售的标称东莞市某食品有限公司生产的咖喱粉，罗丹明 B 检出值为 0.006mg/kg。而国家标准规定为不得检出。对抽检中发现的不合格产品，国家食品药品监督管理总局要求生产企业所在地食品药品监管部门责令企业查清产品流向，召回不合格产品，并分析原因进行整改；经营单位所在地食品药品监管部门要求有关单位立即采取下架等措施，控制风险，并依法予以查处。对于涉及非法添加等严重违法行为，属地食品药品监管部门要高度重视，追根溯源，一查到底，并应举一反三，切实加强辖区生产企业日常检查工作。涉及其他部门职责的，要按程序移送有关部门彻查。

罗丹明 B 又称玫瑰红 B 或碱性玫瑰精，俗称花粉红，是一种鲜桃红色的化学合成染料，早在 2008 年我国就将其列入食品整治办〔2008〕3 号《食品中可能违法添加的非食用物质和易滥用的食品添加剂名单（第一批）》，不允许在食品中使用。经大鼠试验发现，罗丹明 B 会导致皮下组织生肉瘤，被怀疑是致癌物质。此外，有研究显示罗丹明 B 会直接危害到人体健康，具有潜在的致癌、致突变性和心脏毒性。长期大量摄取、吸入以及皮肤接触罗丹明 B 可能造成急性或慢性中毒。该咖喱粉中检出罗丹明 B，很可能是该企业为了使产品颜色鲜亮，违法添加该物质，也不能排除是采购的原料中添加了该物质。非食用物质并非食品添加

剂，除了罗丹明 B 外，吊白块、苏丹红、蛋白精、三聚氰胺、王金黄、块黄、硼酸与硼砂、罂粟壳、工业明胶等均属于非食用物质，如在食品中添加，均属于违法添加行为。

🔍 思考题

1. 什么是食品添加剂？GB 2760—2014《食品安全国家标准　食品添加剂使用标准》是如何对添加剂进行分类的？

2. 我国对食品添加剂的使用原则与使用规定有哪些？

3. 常见的防腐剂、抗氧化剂有哪些？

4. 常用的发色剂有哪些？亚硝酸盐的毒性较大，为什么各国仍允许用于肉类制品？

5. 常见的食品添加剂的违规使用行为有哪些？并举例说明。

第五章 CHAPTER

各类食品的安全及其管理

5

[学习要点]

1. 了解各类食品的主要安全卫生问题。
2. 熟悉各类食品的卫生管理措施。
3. 掌握无公害食品、绿色食品、有机食品的概念以及三者之间区别。

食品从农田到餐桌的各环节都可能受到不同污染物的污染，出现各种安全卫生问题，威胁人体健康。因此，研究和掌握各类食品的安全卫生问题，有利于采取适当的卫生管理措施，以确保食品安全。

第一节 粮豆类的卫生及其管理

粮豆类主要包括粮谷类和豆类，其中粮谷类是膳食的重要组成部分，是我国居民的主食。谷物主要包括原粮和成品粮。原粮一般是指未经加工的粮食统称，如稻谷、小麦、大麦、玉米、青稞和莜麦等；成品粮主要是指将原粮经过加工脱去皮壳或磨成粉状以后，符合一定标准的成品粮食统称，如面粉、大米、小米、玉米面等。豆科是植物学中的一个大科，很多豆科植物都可作为食品或饲料，如大豆、花生、蚕豆等，还有一些著名的药用植物，如甘草、黄芪等。我国豆类品种很多，分为大豆类（包括黄豆、黑豆、青豆）和其他豆类（包括绿豆、赤豆、蚕豆、豌豆等）。豆制品是以豆类为原料经加工制成的食品，分非发酵性豆制品和发酵性豆制品两大类。非发酵性豆制品包括豆腐类、豆腐干类、腐竹、豆乳及豆粉等。发酵性豆制品主要包括腐乳类和豆豉。大豆是我国居民优质蛋白质的重要来源。

一、 粮豆类的卫生问题

（一） 农药残留的污染

我国常用的农药包括有机磷、氨基甲酸酯类、拟除虫菊酯类等品种。粮豆类食品可通过施用农药和从被农药污染的环境吸收农药等途径受到直接或间接污染。

有机磷农药是目前使用量最大的一类杀虫剂，由于其性质不稳定，在食品中的残留可通过淘洗、加工、烹调等方法使其下降。氨基甲酸酯类农药被广泛用作杀虫剂、杀菌剂和除草剂，拟除虫菊酯类农药常用作杀虫剂和除螨剂，由于二者的理化性质不稳定易于分解，采用合理的施药方法后，在粮豆类残留量较低，对人畜毒性也相对较小。

有机氯农药对粮豆类的污染在 20 世纪 80 年代以前较为严重，我国自 1983 年禁止生产和进口以后，在主要食品中滴滴涕（DDT）、六六六的残留检出量不断下降。有机汞农药是防治水稻稻瘟病及麦类赤霉病的高效有毒杀虫剂，由于汞的残留毒性很大，我国在 20 世纪 70 年代已禁止使用和生产。有机砷农药主要用于防治水稻纹枯病，由于砷元素可长期残留在土壤中，目前已禁用。除草剂品种较多，不论喷洒或土壤处理，均有部分被植物吸收，并在植物体内积累，对粮豆类造成污染。但除草剂通常在农作物的生长早期使用，且在土壤中易被微生物分解，粮豆类中的残留量相对较低。

（二） 霉菌与霉菌毒素的污染

粮豆类富含蛋白质、碳水化合物、脂肪等营养成分，这些营养物质为粮豆中微生物的生长、繁殖提供了物质基础。粮食中的微生物主要分布在谷物表面，附着于表皮或颖壳上，有的侵入谷粒内部，分布在皮层、胚乳和胚芽中。粮食上的微生物主要有细菌、酵母菌和霉菌三大类群。就危害粮食的严重程度而言，以霉菌最为突出，细菌次之，酵母较为轻微。豆类中常见的霉菌有曲霉、青霉、毛霉、根霉以及镰刀菌等。当环境湿度较大，温度较高时，霉菌易在豆中生长繁殖，不仅改变豆类的感官特性，降低其营养价值，还可能产生相应的霉菌毒素，对人体健康产生危害。

霉菌在自然界分布很广，世界各国由于经纬度、地形、季节、日照、温度、湿度、贮存等的不同，各种粮食被霉菌污染的情况存在差异。对粮食作物危害最大以及对食品安全危害最严重的是霉菌毒素。据联合国粮农组织（FAO）资料，世界上每年约有 25% 的谷物受到霉菌毒素不同程度的污染。在我国小麦、稻谷和玉米三大粮食作物中，主要的霉菌毒素是黄曲霉毒素和镰刀菌毒素，其次是赭曲霉毒素 A 和杂色曲霉毒素。此外，粮食中常见的橘青霉、产黄青霉、黄绿青霉和岛青霉等也能在粮食贮藏中产生毒素，如黄变米中毒就是由以上几种真菌产生的毒素引起。

（三） 有毒植物种子对粮谷的污染

禾本科的粮食作物籽粒是人类粮食的主要来源，它们不含有毒成分，可安全食用。但自然界还存在一些有毒的植物种子，容易误食。

1. 毒麦

毒麦属于黑麦属的木本科，一年生草本植物，是混生在麦田中的一种恶性杂草，其繁殖力和抗逆性很强。成熟籽粒极易脱落，通常有 10% ~ 20% 落于田间。由于其种子含有黑麦草碱、毒麦碱、毒麦灵等多种生物碱，能麻痹人体中枢神经系统，故人畜食用含有 4% 以上的毒麦面粉即可引起中毒。

2. 麦角

麦角来源于麦角菌科麦角菌属的麦角菌，寄生在植物上所形成的菌核。麦角中含有麦角毒碱、麦角胺和麦角新碱等多种有毒生物碱，当人们食用了混杂有大量麦角谷物或面粉所做的食品后，可发生麦角中毒。长期摄入低剂量的麦角也可对人体产生慢性损伤。麦角毒性非常稳定，可保持数年之久，焙烤加工对其毒性影响很小。

此外，若禾本科植物种子籽粒中掺杂有其他有毒植物种子时，当食用面粉类制品后可产生食物中毒现象，例如麦仙翁籽、槐籽、毛果洋茉莉籽等均能引起人体肠胃道疾病。

（四）　豆类中常见的天然有毒有害物质

豆类营养价值丰富，但本身含有的一些抗营养成分降低了大豆及其他豆类的生物利用率。如果烹调加工合理，可有效去除这些抗营养因素。然而，由于加热温度或时间不足，使得这些有害成分不能彻底破坏，引起人体发生中毒。

1. 蛋白酶抑制剂

在豆科植物中，常含有能抑制人体某些蛋白质水解酶活性的物质，称为蛋白酶抑制剂。目前发现的蛋白酶抑制剂有7~10种，主要存在于大豆中，可以对胰蛋白酶、糜蛋白酶、胃蛋白酶等的活性起抑制作用，尤其对胰蛋白酶的抑制作用最为明显。研究表明，蛋白酶抑制剂的有害作用不仅能通过抑制蛋白酶活性以降低食物蛋白质的消化吸收，导致机体发生胃肠道的不良反应，还可通过负反馈作用刺激胰腺，使其分泌能力增强，导致内源性蛋白质、氨基酸的损失增加，对动物的正常生长起抑制作用。

2. 植物红细胞凝集素

在豆科植物的种子中普遍含有一种能使红细胞凝集的蛋白质，称为植物红细胞凝集素。凝集素的毒性主要表现在它可与小肠细胞表面的特定部位结合后对肠细胞的正常功能产生不利影响，尤其是影响肠细胞对营养物质的吸收，导致生长受到抑制，严重时可发生死亡。不同豆类凝集素的毒性大小存在差异，大豆中凝集素的毒性较小；而菜豆中的凝集素毒性较大，但不同品种间也存在差异性。

3. 脂肪氧化酶

目前在大豆中已发现近30种酶，其中脂肪氧化酶是较为突出的有害酶类。它能将大豆中的亚油酸和亚麻酸氧化分解，产生醛、酮、醇、环氧化物等物质，不仅产生豆腥味，还可产生有害物质，导致大豆营养价值下降。

4. 致甲状腺肿素

致甲状腺肿素是硫氰酸酯、异硫氰酸酯、恶唑烷硫酮等物质的总称。在大豆中致甲状腺肿素的前体物质是硫代葡萄糖苷。单个硫代葡萄糖苷无毒，但在硫代葡萄糖苷酶的作用下会产生致甲状腺肿大的一系列小分子物质。致甲状腺肿素是通过优先与血液中的碘结合，致使甲状腺素合成所需碘的来源不足，导致甲状腺代偿性增生肿大。

5. 苷类

在豆类中，含有多种苷类，主要是氰苷和皂苷。在豇豆、菜豆、豌豆等多种豆类中均发现有氰苷，水解时可产生氢氰酸，后者对人畜有严重毒性作用。大豆和四季豆主要含有皂苷，是类固醇或三萜类化合物的低聚配糖体的统称。皂苷具有溶血毒性。

6. 抗微量元素因子

像其他植物性食物一样，大豆中也含有多种有机酸，如植酸、草酸、柠檬酸等。这些有机酸能与铜、锌、铁、镁等矿物元素螯合，使这些营养成分不能被有效利用。

（五）　影响粮谷类食品安全性的其他因素

1. 污水灌溉的污染

中国是一个水资源相对匮乏的国家，水资源短缺和污染问题尤为突出。对污水的再生利用是减轻水体污染、改善生态环境、解决缺水问题的有效途径之一，这也是我国许多地方特别是北方地区采用污水灌溉的原因。污水中的多种有害有机成分经过生物、化学以及物理处理可以减轻甚至消除，而以金属毒物为主的无机有害成分可使农作物受到污染，尤其工业废水不经处理或处理不彻底灌溉农田，易使土壤遭到严重污染。据 2013 年环境保护部的资料显示，全国受污染耕地约有 1.5 亿亩，污水灌溉污染的耕地 3250 万亩，固体废弃物堆存占地和毁田 200 万亩，合计约占耕地总面积的十分之一以上，其中多数集中在经济较发达地区。据估算，全国每年因重金属污染的粮食达 1200 万吨，造成直接经济损失超过 200 亿元。土壤污染造成有害物质在农作物中积累，并通过食物链进入人体，引发各种疾病危害人体健康。

2. 仓贮害虫的污染

仓贮害虫为贮藏期间粮豆类及其产品的害虫和害螨的统称。仓贮害虫在粮豆原料、半成品中均能生长，若仓库温度、湿度较高，适于虫卵孵化繁殖。粮豆类被害虫蛀食后，碎粒增多；此外，虫粪、虫尸和害虫分泌物、排泄物也能污染粮豆类，或促使粮豆类发生霉变。我国的仓贮害虫有 50 多种，其中甲虫损害米、麦、豆类；蛾类损害稻谷；螨类损害麦、面粉、花生等。

3. 意外污染和掺伪

粮豆意外污染是指粮豆因运输工具未清洗消毒或清洗消毒不彻底而被污染，或使用盛放过有毒物质的旧包装物的污染，以及贮存库位、库房不专用而被有毒有害物质污染，灭鼠药等药物保管不当的污染。此外，还包括加工粮食制品、豆制品时误用了有毒有害的非食品添加剂等。粮豆类食品允许使用的食品添加剂种类较多，如作为面制品的含铝添加剂所引起的金属残留问题不容忽视。粮食熏蒸剂的使用不合理也是导致粮食污染的重要因素之一。

粮食掺假是指为了掩盖劣质粮食或以低质粮冒充高质粮或掺入沙子或使用增白剂等。如在大米中掺入霉变米、陈米；在面粉中掺入滑石粉、石膏、吊白块等。尤其在面粉掺入非法使用的吊白块（次硫酸氢钠甲醛）等工业增白剂，在全国多个地区都有报道。吊白块漂白食品后会有甲醛残留，可损害肝、肾以及中枢神经系统，影响机体的代谢功能。目前豆制品的掺假问题也较为严重。如为了缩短豆芽的生长周期，在豆芽生长过程中加入农药、化肥等催发；在豆制品中添加非食用色素；在豆腐生产中使用工业石膏点制等，这些都可产生多种污染物，当人食用后会对机体带来潜在危害。

二、 粮豆类的卫生管理

（一） 控制粮豆类的水分和贮藏条件

粮豆类具有季节生产、周年供应的特点，因而仓贮过程对维持粮豆的原有质量，减少贮藏损失至关重要。造成粮豆贮藏及加工期间变质的主要因素有霉菌、昆虫、酶等。尤其在贮藏期间若水分含量过高，粮豆的呼吸代谢活动就会增强且发热，而霉菌、仓虫等也易生长繁殖，造成粮豆霉变。因此，应将粮豆的水分含量控制在安全水分线以下，一般粮豆安全水分含量为 12%~14%。还必须对仓库定期清扫和消毒，严格执行粮库的卫生管理工作。其次，要尽量降低粮豆贮藏的温度和湿度，以减少粮豆发霉和变质的危险性。

（二） 钝化豆类中的抗营养因子

通常豆类在经过加工以后可对抗营养因子起到不同程度的钝化作用。如采用常压蒸汽加热 30 min 可破坏生大豆中的蛋白酶抑制剂；采用95℃以上加热15 min，再用乙醇处理后减压蒸发可以钝化脂肪氧化酶；大豆通过加工成豆制品以后，可以有效去除植物红细胞凝集素、致甲状腺肿素、苷类、植酸等抗营养因子。

（三）　防止农药和有害金属污染

粮豆类在种植过程中要合理使用农药，确定用药品种、用药剂量、施药方式及残留量标准。在使用熏蒸剂、杀虫剂、杀菌剂等防治各种贮粮害虫时，也应注意其使用剂量和残留量。要定期检测农田、粮豆的金属毒物水平。此外，农田灌溉用水必须符合标准，工业废水和生活污水必须经处理达标后才能使用。

（四）　防止有毒种子及无机夹杂物污染

加强选种、田间管理及收获后的清理可减少有毒种子的污染。我国相关标准规定，按质量计毒麦不得大于 0.1%，麦角不得大于 0.01%。在粮豆加工过程中安装过筛、吸铁、风车筛选等设备可有效除去无机夹杂物，有条件时可逐步推广无夹杂物、无污染物的小包装粮。

（五）　做好运输、包装、销售的卫生管理

粮豆在运输时，铁路、交通、粮食部门要严格执行安全运输的各项规章制度。粮豆运输应有清洁卫生的专用车辆以防止意外污染。粮豆类的包装必须专用，并在包装上标明"食品包装用"字样，包装袋口应缝牢固，防止撒漏。在销售过程中应防虫、防鼠、防潮、防霉变等，不符合要求的粮豆禁止加工销售。发酵豆制品所使用的菌种应定期鉴定，防止污染和变异产毒。成品贮存应有防腐措施，逐步做到低温冷藏，还应注意与贮存有关的害虫。

（六）　加强安全监管

在粮豆类的生产加工过程中除了执行 GMP、HACCP 规程以外，还要使产品符合我国的相关食品安全标准，主要有：GB 2715—2016《食品安全国家标准　粮食》、GB 2713—2015《食品安全国家标准　淀粉制品》、GB 1352—2009《大豆》、GB 2711—2014《食品安全国家标准　面筋制品》、GB 2712—2014《食品安全国家标准　豆制品》、GB 2762—2017《食品安全国家标准　食品中污染物限量》、GB 2763—2019《食品安全国家标准　食品中农药最大残留限量》等。

第二节　蔬菜、水果类的卫生及其管理

蔬菜、水果在我国居民膳食结构中占有重要地位，不仅可为人体提供丰富的维生素和矿物质，而且还可提供具有特殊生物学作用的植物化学物，如植物固醇、单萜类、硫化物、多酚等。然而，蔬菜、水果的可食用部分多为根、茎、叶、花、果实等，在其生长过程中直接暴露在环境中，易受到多种有害物质的污染。

一、蔬菜、水果的卫生问题

（一）　蔬菜、水果中常见的天然有毒有害物质

蔬菜、水果中含有大量的维生素、矿物质、膳食纤维等营养成分，但少量品种也含有一些天然毒素，若食用不当会引起中毒。

1. 蔬菜中的亚硝酸盐

蔬菜在生长期间，若过量施用氮肥，易使其受到硝酸盐的污染，尤其叶菜类蔬菜容易累积硝酸盐。当蔬菜采收后在不适当环境中存放，尤其腐烂时或煮熟后放置过久易导致亚硝酸

盐含量明显升高。当机体摄入亚硝酸盐含量较高的蔬菜时，可使人体出现中毒症状。

2. 十字花科蔬菜中的有毒成分

十字花科植物中常见的蔬菜包括油菜、甘蓝、芥菜，萝卜等，它们均含有芥子油苷，可对人体的生长产生抑制作用和致甲状腺肿大。由于油菜和甘蓝不仅可作为人类食用，部分还可作为牲畜饲料。近年来，国内外有关家畜食用将油菜、甘蓝榨油后的菜籽饼引起中毒的报道也日渐增多。

3. 鲜黄花菜中的有毒成分

黄花菜又称金针菜，是多年生草本植物，通常为干制品。鲜黄花菜含有一种叫秋水仙碱的化学物质，它本身并无毒，但进入机体被氧化后可产生剧毒物质——二秋水仙碱。人体若一次摄入 50~100g 的鲜黄花菜即可引起中毒。

4. 白果中的有毒成分

白果又名银杏，是我国特产，在其肉质外种皮、种仁和胚中均含有白果二酚、白果酚等有毒物质，尤其白果二酚毒性较大。当人体食用过量或生食白果，以及直接接触种皮层和种仁后均可引起中毒。

（二） 细菌污染

新鲜蔬菜、水果的体表易受到微生物污染，主要来自环境中的土壤。尤其可被土壤中的产芽孢菌群、棒状杆菌及一些其他土壤微生物污染。若土壤采用粪便施肥还可能含有沙门氏菌等致病微生物。其次用未经处理的污水灌溉农田也可造成微生物污染。此外，在收获、搬运、销售过程中，操作人员的手也是导致蔬菜、水果受到微生物污染的主要因素之一。

（三） 霉菌及霉菌毒素污染

多数水果由于其酸度较高，细菌难以生长，但易受到霉菌及霉菌毒素污染。以果汁为例，在变质果汁中以青霉属最为常见，其次是曲霉属。二者均可产生展青霉素，该毒素具有细胞毒性作用，动物实验已证明该毒素还具有"三致"作用。

（四） 寄生虫污染

食源性寄生虫病是一类严重危害人类健康的疾病。而生食蔬菜、水果是感染寄生虫的主要途径。生菜类受到的主要污染来源是含有寄生虫卵而未经无害化处理的人畜粪便、生活污水及土壤；当蔬菜、水果食用前清洗不净或加热不彻底，食用后就易使机体感染肠道寄生虫病。

（五） 农药残留污染

随着栽培技术的不断进步，蔬菜、水果的生长周期已日趋缩短，但随着环境污染的加剧，蔬菜、水果的病虫害却不断加重，使得绝大部分蔬菜、水果都需要多次施药后才能成熟上市。同时由于农药品种的增加，销售渠道混乱，指导监管不力，以及农民缺乏科学使用农药的方法或受经济利益的驱动，乱用或滥用农药的情况十分普遍，结果导致蔬菜、水果中农药残留增多，在诸多食品中受农药污染最为严重，它的直接危害是导致食物中毒。

（六） 其他污染

工业"三废"也是污染蔬菜的重要因素，若不经处理直接灌溉菜地，毒物可通过蔬菜进入人体产生危害。通常重金属造成的污染一般很难彻底清除。不同类别蔬菜对重金属的富集能力存在差异，一般规律是叶菜>根茎>瓜茄类>豆类。此外，放射性物质、多环芳烃类化合物、包装材料等也可能对蔬菜、水果造成污染，从而影响人体健康。

二、　蔬菜、水果类的卫生管理

（一）　防止腐败变质

蔬菜、水果含水量较高，组织脆弱，极易受损被细菌或霉菌污染而发生腐败变质。在种植期间加强田间管理是防止蔬菜、水果发生腐败变质的重要措施。在收获后要剔除有外伤的蔬菜、水果，保持其外形完整，采用低温贮藏并及时食用。低温贮藏是延缓衰老、保持新鲜、抑制微生物繁殖的关键因素。对水果也可采用防霉剂，杀灭和抑制产毒霉菌。

（二）　防止寄生虫污染

对人畜粪便采用无害化处理可有效防止寄生虫的污染，采用沼气池处理法不仅能有效杀灭寄生虫卵和肠道致病菌，而且还可提高肥效。生活污水灌溉前应经沉淀处理以去除寄生虫卵，避免污水与蔬菜直接接触，禁止使用未经处理的生活污水进行灌溉。水果和生食蔬菜在食用前应清洗干净，必要时应消毒。推荐将蔬菜、水果摘净残叶、去除烂根、清洗干净、包装后上市。

（三）　控制农药残留

预防农药污染，确保食用者安全，要切实执行预防为主、综合防治的方针。不仅要选用抗病品种、合理轮作、加强田间管理，最大限度减少病虫害的发生；而且要采用各种有效的非化学方法综合防治病虫害。若使用农药必须严格按照我国农药使用的相关规定执行，不得任意扩大农药使用品种、剂量、次数以及缩短安全间隔期。

（四）　控制有害化学物质污染

采用工业废水进行灌溉或经过无害化处理，水质应符合国家工业废水排放标准后才能使用；应尽量使用地下水灌溉。在污染区内应选择对有毒金属富集能力弱的蔬菜品种进行栽培，可以有效减轻污染；也可将蔬菜、水果生产基地转移到郊区或偏远农村。减少硝酸盐和亚硝酸盐污染的主要措施是进行合理的田间管理及采后低温贮藏。

（五）　加强安全监管

要严格执行蔬菜、水果的相关安全卫生标准，包括 GB/T 31121—2014《果蔬汁类及其饮料》、GB 2714—2015《食品安全国家标准　酱腌菜》、GB 7101—2015《食品安全国家标准　饮料》等。

第三节　肉类食品的卫生及其管理

一、　畜禽肉及肉制品的安全与卫生

肉是指供人类食用的，或已被判定为安全的、适合人类食用的畜禽的所有部分，包括畜禽胴体、分割肉和食用副产品，主要由肌肉组织、脂肪组织、结缔组织以及骨骼组成。胴体又称白条肉，是指放血、脱毛、剥皮或带皮、去头蹄（或爪）、去内脏后的动物躯体。食用副产品是指畜禽屠宰、加工后所得内脏、脂、血液、骨、皮、头、蹄（或爪）、尾等可食用的产品。肉类含有人体所需的多种营养成分，故食用价值较高。但肉类也易受到致病菌和寄生虫的污染发生腐败变质，是导致人体发生食物中毒的重要原因。

（一）原料肉的安全卫生问题

1. 肉的腐败变质

宰后的肉从新鲜到腐败变质要经过僵直、成熟、自溶和腐败四个变化。刚屠宰的肉呈中性或弱碱性（pH 7.0~7.4），由于肉中糖原和含磷有机化合物在组织蛋白酶作用下分解为乳酸和游离磷酸，使肉的 pH 下降（pH 5.4~6.7），pH 在 5.4 时达到肌凝蛋白等电点，使肌凝蛋白发生凝固，导致肌纤维硬化出现僵直。此时的肉风味较差，不适宜用作加工原料。僵直后，肉中糖原继续分解产生乳酸，使 pH 持续下降，组织蛋白酶将肌肉中的蛋白质分解为肽、氨基酸等；同时 ATP 分解产生次黄嘌呤核苷酸，此时肌肉组织逐渐变软并具有一定弹性，产生芳香味，肉的横切面有肉汁流出，在肉表面形成干膜，此过程称为肉的成熟。肉的成熟过程可以改进其品质。

宰后的肉若在不合理条件下贮藏，如温度较高，可以使肉中组织蛋白酶活性增强，导致肉中蛋白质发生强烈分解。除产生多种氨基酸外，还产生硫化氢、硫醇等物质，但氨的含量极微。若硫化氢、硫醇与血红蛋白结合，在肌肉表层和深层可形成暗绿色的硫化血红蛋白，并伴有肌纤维松弛的现象，此过程称为肉的自溶。肉发生自溶后为微生物入侵、繁殖创造了条件，微生物产生的酶不仅使肌肉中的蛋白质分解为氨基酸，而且还使氨基酸经过脱氨、脱羧等反应，进一步分解为胺、氨、硫化氢、吲哚、硫醇以及有机酸等具有强烈刺激性气味的物质，使肉完全失去使用价值，这个过程称为肉的腐败变质。通常肉发生腐败变质时，还包含脂肪和糖类也同时受到微生物的分解作用，产生各种低级产物，但脂肪等的变化相对于蛋白质的变化影响相对较小。

2. 人畜共患传染病

人畜共患传染病是指在脊椎动物与人类之间自然传播感染的疫病。病原体包括细菌、病毒、真菌、原生动物和内外寄生虫等，可通过直接接触或以节肢动物、啮齿动物为媒介以及病原污染的空气、水等传播。目前，全世界已证实的人畜共患传染病有 200 多种，已在多个国家流行，我国常见的人畜共患传染病包括炭疽、结核病、布鲁氏菌病、狂犬病、口蹄疫以及旋毛虫病等。人若食用了患有人畜共患传染病的动物组织，可出现由这些病原体引起的传染病和寄生虫病。

3. 农药和兽药残留的污染

畜禽饲料中农残可通过食物链在畜禽的肉、内脏中残留；畜禽在养殖期间使用的药物也可能在畜禽的肌肉、内脏等组织中残留。若长期食用农、兽药残留超标的食品将对健康产生危害。

4. 掺假

肉类的掺假主要表现在增重和掩盖劣质，目的是为了牟利。通常是在猪、牛等屠宰前进行强制灌水，或在屠宰后向肉中注水，形成"注水肉"。在"注水肉"中，可能添加了阿托品、洗衣粉、明胶、色素和防腐剂等，也可能注入污水，带入重金属、农药残留、病原微生物等有毒有害物质，使肉品失去营养价值，易腐败变质。因此，"注水肉"对人体健康的危害不容忽视。

（二）　肉制品加工中的安全卫生问题

1. 原料肉的预处理

原料肉的预处理包括清洗、切分、斩拌、腌制等，在这些过程中可能引起产品质量问题的原因有：清洗不干净留下污秽或病原物入侵；从屠宰分割后未得到即时冷却处理，微生物污染，导致肉的新鲜度降低；腌制时间过长，温度过高，引起肉品变质。

2. 辅料

肉制品生产的辅料包括各种调味料、香辛料和食品添加剂。对人体健康有一定不良影响的，如硝酸盐、亚硝酸盐、焦糖色素、姜黄色素等。再者就是辅料的变质或混入杂物，也可能带来潜在的安全隐患。

3. 热处理

易引起产品质量问题的原因有：热处理的温度、时间、蒸汽压力不足而导致的加热不均、杀菌不彻底，容易在后期引起食品的腐败变质，缩短食品货架期；烟熏、烘烤时间过长，燃料燃烧不完全，或产品被烧焦或炭化，使肉中聚集大量的多环芳烃类、杂环胺类化合物，带来潜在的致癌风险。

4. 生产加工卫生

生产车间的环境卫生及布局不合理会造成原料、产品的污染；加工人员自身有传染性疾病如甲肝、结核等，或不注意清洁操作、器械消毒等，会将自身或外界的病原物带入肉制品中，造成病原微生物大量繁殖，影响食品安全。

此外，包装材料或容器中有害物质如金属餐具或陶瓷容器中含有重金属、塑料包装中的游离单体如苯乙烯等，可通过与食品接触而迁移到食品中；包装后的密封性能不好以及在包装过程中由于不洁操作引起的二次污染。贮存的温度、湿度控制不好，易导致微生物在产品中大量繁殖，导致肉品的腐败变质；运输时包装破损将使产品受到污染。

二、　畜禽肉类食品的安全卫生管理

（一）　生产场所的卫生要求

根据我国《畜禽屠宰加工卫生规范》的规定，肉类联合加工厂、屠宰厂、肉制品厂应建在地势较高、干燥、水源充足、交通方便、无有害气体、灰沙及其他污染源、便于排放污水的地区；不得建在居民稠密的地区。生产作业区应与生活区分开设置。运送活畜与成品出厂不得共用一个大门；厂内不得共用一个通道。为防止交叉污染，原料、辅料、生肉、熟肉和成品的存放场所（库）必须分开设置。各生产车间的设置位置以及工艺流程必须符合卫生要求。肉类联合加工厂的生产车间一般应按饲养、屠宰、分割、加工、冷藏的顺序合理设置。屠宰车间必须设有兽医卫生检验设施，包括同步检验、对号检验、旋毛虫检验、内脏检验、化验室等。

（二）　宰前检验和管理

宰前检验是指屠宰动物通过宰前临床检查，初步确定其健康状况，尤其是能够发现许多在宰后难以发现的人畜共患传染病，从而做到及早发现，及时处置，减少损失。待宰动物必须来自非疫区，健康良好，并有产地兽医卫生检验合格证书。动物到达屠宰场后，须经充分休息，在临宰前停食不停水静养 12~14 h，再用温水冲洗动物体表以除去污物，防止屠宰中污染肉品。屠宰前要采集待宰生猪尿样，同时检测盐酸克伦特罗、莱克多巴胺和沙丁胺醇三种"瘦肉精"类物质。通过宰前检验挑选出符合屠宰标准的动物，送进待宰圈等候宰杀。同时剔出有病的动物分开屠宰。患有严重传染病或恶性传染病的动物禁止屠宰，采用不放血的方法捕杀后予以销毁。

（三） 屠宰加工卫生

畜禽屠宰工艺分为致昏、放血、剥皮或脱毛、开膛与净膛、酮体修整、冷却等。在屠宰过程中，可食用组织易被来自体表、呼吸道、鬃毛或羽毛、呼吸道、消化道、加工用具、烫池水中（大型屠宰企业已采用蒸汽烫毛可有效降低该环节的微生物污染）的微生物污染。因此，应注意卫生操作，宰杀口要小，严禁在地面剥皮。屠宰过程中还应采集膀胱尿样、肝脏，同时进行盐酸克伦特罗、莱克多巴胺和沙丁胺醇三种"瘦肉精"类物质的检测。宰杀后尽早开膛，防止拉破肠管。屠宰加工后的肉必须经冲洗后修整干净，做到胴体和内脏无毛、无粪便污染物、无伤痕病变。必须去除甲状腺、肾上腺和病变淋巴腺。肉尸与内脏统一编号，以便发现问题后及时查处。肉的剔骨和分割应在较低温度下进行，分割车间温度控制在12℃以下。只有经过检验合格、充分冷却后的肉才能出厂。

（四） 宰后检验和处理

宰后检验是指对屠宰动物生命终止后的检验，是宰前检验的继续和补充。特别是对于那些病程还处于潜伏期，临床症状还不明显的屠畜尤为重要。要求同一屠畜的胴体和内脏统一编号，进行同步检验，防止漏检或误判。宰后检验常采用视检、嗅检、触检和剖检的方法，对每头动物的胴体、内脏及其副产品进行头部检验、皮肤检验、胴体检验、内脏检验、寄生虫检验和复检，检查受检组织器官有无病变或其他异常现象。在动物屠宰过程中，必须加强传染病的检验，防止疫病传播。根据宰前、宰后检疫检验结果，合格肉被加盖兽医验讫印章作为检疫合格标识。

（五） 农药和兽药残留及其处理

为防止药物在动物组织中残留后导致人体中毒，要严格遵守农业农村部颁布的《动物性食品中兽药最高残留限量》公告，合理使用兽药，遵守休药期，加强兽药残留量的检测。国务院也颁布了《饲料和饲料添加剂管理条例》，要求严禁在饲料和饲料添加剂中添加盐酸克伦特罗等物品。

（六） 加强对"注水肉"的监管

我国《生猪屠宰管理条例》中明确规定，对生猪、生猪产品注水或者注入其他物质的，由商务主管部门没收注水或者注入其他物质的生猪、生猪产品、注水工具和设备以及违法所得，并处罚款；构成犯罪的，依法追究刑事责任。该条例还规定国家对生猪实行定点屠宰、集中检疫、统一纳税、分散经营的制度。未经定点屠宰，任何单位和个人不得屠宰生猪，但农村地区个人自宰自食者除外。

此外，在制作熏肉、腊肉、火腿时，应注意降低多环芳烃的污染；加工腌肉或香肠时应严格限制硝酸盐或亚硝酸盐用量。对肉与肉制品要严格执行相关的安全卫生标准，如 GB 2707—2016《食品安全国家标准 鲜（冻）畜禽产品》、GB 2726—2016《食品安全国家标准 熟肉制品》、GB 2730—2015《食品安全国家标准 腌腊肉制品》、GB 2760—2014《食品安全国家标准 食品添加剂使用标准》等标准。

第四节 乳及乳制品的卫生及其管理

乳是哺乳动物怀孕分娩后从乳腺分泌出的一种白色或稍带微黄色的不透明液体，利用乳可以加工乳酪、酸乳、冰淇淋等多种乳制品。乳及乳制品营养丰富，易受到微生物的污染，降低其食用价值和安全性。

一、乳及乳制品的安全与卫生

（一）原料乳的安全卫生问题

原料乳的安全性问题包括：在养殖过程中，若乳牛患有乳房炎、结核等疾病，所产乳不得食用；在收购环节，挤乳操作不规范，对挤乳、贮乳、运乳设备的冲洗不彻底及冷藏设施落后等造成原料乳质量的下降。乳的变质过程常始于乳糖被分解、产酸、产气，形成乳凝块；随后蛋白质被分解产生硫化氢、吲哚等物质，脂肪也被分解，使乳具有臭味，不仅影响乳的感官性状，而且失去食用价值。若乳牛（羊）的饲料中有农药残留及其他有害物质，可成为影响乳品安全的重要隐患。

（二）乳制品加工中的安全卫生问题

乳品在加工过程中，如果不注意管道、加工器具、容器设备的清洗、消毒，很容易影响产品质量。同时生产设备和工艺水平是否先进、新产品配方设计是否符合国家相关标准，包装材料是否合格也将影响产品的质量。由于乳品的易腐性和不耐贮藏性，其在贮藏、运输、销售过程中可能发生变化。此外，掺杂掺假也是影响乳品质量的重要因素，如"乳粉中三聚氰胺事件""阜阳劣质乳粉事件"等。

二、乳类食品的安全卫生管理

（一）原料乳的安全管理

个体饲养乳牛必须经过检疫，领取有效证件。乳牛应定期预防接种并检疫，如发现病牛应及时隔离饲养观察。对各种病畜乳必须经过卫生处理。挤乳操作要规范。挤乳前 1h 停喂干料并消毒清洗乳房，防止微生物污染。挤乳人员、容器、用具应严格执行卫生要求。开始挤出的一、二把乳汁、产犊前 15d 的胎乳、产犊后 7d 的初乳、兽药使用期间和停药 5d 内的乳汁、乳房炎乳及变质乳等应废弃。挤出的乳立即进行净化处理，除去乳中的草屑、牛毛等杂质，净化后的乳应及时冷却。乳品加工过程中各生产工序必须连续生产，防止原料和半成品积压变质。要逐步取消手工挤乳。加强对生鲜乳收购环节控制，避免掺杂作假发生。

（二）乳品加工环节的安全控制

在原料采购、加工、包装及贮运等过程中，关于人员、建筑、设施、设备的设置以及卫生、生产及品质等管理必须达到 GB 12693—2010《食品安全国家标准 乳制品良好生产规范》的条件和要求，全程实施 HACCP 和 GMP。鲜乳的生产、加工、贮存、运输和检验方法必须符合 GB 19301—2010《食品安全国家标准 生乳》的要求。乳制品的生产要严格执行相关的安全标准，包括 GB 19644—2010《食品安全国家标准 乳粉》、GB 19302—2010《食品

安全国家标准 发酵乳》等。

（三） 乳品流通环节的安全控制

乳的流通环节要有健全的冷链系统，销售环节需控温冷藏。在贮存过程中应加强库房管理，根据产品的贮存条件贮存产品。贮乳设备要有良好的隔热保温设施，最好采用不锈钢材质，以利于清洗和消毒并防止乳变色、变味。运送乳要有专用的冷藏车辆且保持清洁干净。市售点应有低温贮藏设施。每批消毒乳应在消毒 36 h 内售完，不允许重新消毒再销售。

第五节　蛋类的卫生及其管理

禽蛋含有人体所需要的多种营养成分，而且其消化吸收率很高，可以被人体充分利用。我国是农业大国，禽蛋资源丰富，在居民日常生活和食品加工中，蛋及蛋制品消费量较大。禽蛋在满足人们营养需要的同时，若在生产、加工、贮存、运输等方面受到污染而变质也可能危害人体健康。

一、 蛋类食品的安全卫生问题

（一） 微生物污染

鲜蛋具有良好的防御结构和多种天然的抑菌杀菌物质。首先，蛋壳具有天然屏障作用，可起到机械阻挡微生物入侵的作用；其次，蛋内含有溶菌酶、伴清蛋白等杀菌和抑菌因子，对微生物起抑制和杀灭作用。但蛋类含有丰富的营养物质，是微生物生长繁殖的良好基质，污染多来自养殖环境（如不洁净的产蛋场所、饲料）、卵巢、生殖腔和贮运等环节。鲜蛋的主要生物性污染问题是致病菌（沙门氏菌、空肠弯曲菌和金黄色葡萄球菌）和引起腐败变质的微生物污染。通常鲜蛋的微生物污染途径主要来自 3 个方面。

1. 卵巢的污染

若禽类感染沙门氏菌及其他微生物后，特别是水禽类，生殖器官的生物杀菌作用较弱，来自肠道的致病菌可通过血液循环进入卵巢，使卵黄在卵巢内形成时被致病菌污染。

2. 产蛋时污染

禽类的排泄腔和生殖腔是合一的，蛋壳在形成前，排泄腔里的细菌可以向上污染输卵管，从而导致蛋受到污染。蛋从泄殖腔排出后，由于外界空气的自然冷却，引起蛋的内容物收缩，空气中的微生物可通过蛋壳上的气孔进入蛋内。

3. 蛋壳的污染

蛋壳可被禽类自身、产蛋场所、人手以及装蛋容器中的微生物污染。当鲜蛋处于温暖、潮湿条件下，微生物可逐渐通过蛋壳气孔侵入内部。此外，蛋因搬运、贮藏受到机械损伤使蛋壳破裂时，极易受到微生物污染，发生变质。

（二） 农残、 兽残及其他污染

蛋的化学性污染与禽类的化学性污染关系密切。饲料若受农残、兽残（如抗生素、生长激素）、重金属污染，以及饲料本身含有的有害物质（如棉饼中游离棉酚）向蛋内转移和蓄积，均可造成蛋的污染。

（三）　违法、违规加工蛋类

我国曾发生过使用化学物质人工合成假鸡蛋事件。假鸡蛋的蛋壳由碳酸钙、石蜡及石膏粉构成，蛋清则主要由海藻酸钠、明矾、明胶、色素等构成，蛋黄主要成分是海藻酸钠液加柠檬黄类色素。假鸡蛋无任何营养价值，长期食用可造成过量摄入明矾中的铝而导致记忆力衰退、痴呆等严重后果。我国还发生过为生产高价红心鸭蛋，违法在饲料中添加具有致癌作用的化工染料"苏丹红"的事件。

二、　蛋类食品的安全卫生管理

（一）　安全管理

为防止微生物对禽蛋的污染，提高鲜蛋卫生质量，应加强对禽类饲养过程的安全卫生管理，确保禽体和产蛋场所的清洁卫生，确保科学饲养禽类和加工蛋制品。

（二）　蛋的贮藏、运输和销售卫生

气温是影响禽蛋腐败变质的重要因素，鲜蛋在较高温度下贮存容易发生腐败变质。所以鲜蛋最适宜在 1~5℃、相对湿度 87%~97% 的条件下贮藏或存放。当鲜蛋从冷库中取出时，应在预暖间放置一定时间，以防止因温度升高产生冷凝水而引起出汗现象，导致微生物对禽蛋的污染。若无冷藏条件，鲜蛋也可保存在米糠、稻谷或锯末中，以延长保存期。运输过程应尽量避免蛋壳发生破裂。装蛋容器和铺垫的草、谷糠应干燥、无异味。鲜蛋不应与散发特异气味的物品同车运输。运输途中要防晒、防雨，以防止蛋的变质和腐败。鲜蛋销售前必须进行安全卫生检验，符合鲜蛋要求方可在市场上出售。

（三）　蛋制品的安全管理

加工蛋制品的蛋类原料须符合鲜蛋质量和卫生要求，要严格遵守相关国家安全卫生标准，如 GB 2749—2015《食品安全国家标准　蛋与蛋制品》。皮蛋制作过程中须注意碱的含量，禁止加入氧化铅，严格执行 GB/T 9694—2014《皮蛋》标准。目前以硫酸铜或硫酸锌代替氧化铅加工皮蛋，可显著降低皮蛋中的铅含量。

第六节　食用油脂的卫生及其管理

食用油脂是日常膳食的主要组成部分，包括植物油和动物脂肪两大类。植物油来源于油料作物，不饱和脂肪酸含量较高，常温下一般呈液态，如菜籽油、花生油、豆油等；动物脂肪来源于动物的脂肪组织和奶油，饱和脂肪酸含量较高，常温下一般呈固态，如猪油、牛油、羊油等。

一、　食用油脂的安全卫生问题

（一）　油脂中常见的天然有毒有害物质

1. 霉菌毒素

油料作物的种子在高温、高湿条件下贮存，易被霉菌污染而产生毒素，导致榨出的油中含有霉菌毒素。最常见的霉菌毒素是黄曲霉毒素。在各类油料种子中，花生最容易受到污

染，其次是棉籽和油菜籽。黄曲霉毒素具有脂溶性，若采用污染严重的花生为原料榨出的油中黄曲霉毒素按每千克计可高达数千微克。

2. 棉酚

棉酚是棉籽色素腺体内含有的多种毒性物质，在棉籽油加工中常带入油中。棉酚有游离型和结合型之分，具有毒性作用的是游离棉酚。棉籽油中游离棉酚的含量因加工方法不同而存在差异性。通常冷榨生产的棉籽油中游离棉酚含量较高，而热榨生产的棉籽油中游离棉酚含量较低。因为棉籽经蒸炒加热后，游离棉酚与蛋白质作用形成结合棉酚，在压榨时多数残留在棉籽饼中。游离棉酚是一种原浆毒，对生殖系统有明显损害。

3. 芥子苷

芥子苷普遍存在于十字花科的植物，在油菜籽中含量较多。芥子苷在植物种子中葡萄糖硫苷酶作用下可水解为硫氰酸酯、异硫氰酸酯、噁唑烷硫酮和腈。腈的毒性很强，能抑制动物生长和致死；而硫化物具有致甲状腺肿大作用。

4. 芥酸

芥酸是一种二十二碳的单不饱和脂肪酸，在菜籽油中含量为 $20\% \sim 55\%$。动物实验证实，芥酸可对动物的心肌细胞造成损伤，还可引起动物的生长发育受阻和生殖功能下降。但芥酸对人体健康的危害还缺乏直接证据。

（二） 油脂酸败

当油脂含有杂质或在不适宜条件下贮藏可发生一系列化学变化，并对感官品质产生不良的影响，称为油脂酸败。油脂酸败的原因包含生物性和化学性两方面因素，一是油脂的酶解过程，即由动植物组织的残渣和微生物产生的酶等使甘油三酯水解为甘油和脂肪酸，随后进一步氧化生成低级的醛、酮和酸等，因此也把酶解酸败称为酮式酸败。二是油脂在空气、水、阳光等作用下发生的化学变化，包括水解过程和不饱和脂肪酸的自动氧化，一般多发生在含有不饱和脂肪酸的甘油三酯中。不饱和脂肪酸在光和氧的作用下，双键被打开形成过氧化物，再继续分解为低分子的脂肪酸以及醛、酮、醇等物质。某些金属离子如铜、铁、锰等在油脂氧化过程中可起催化作用。在油脂酸败过程中，生物性的酶解和化学性的氧化常同时发生，但油脂的自动氧化占主导地位。

（三） 多环芳烃类化合物

油脂中多环芳烃类化合物的来源主要有四个方面：烟熏油料种子时产生的苯并芘；采用浸出法生产食用油时，若使用不纯溶剂，而不纯溶剂中多含有多环芳烃类化合物等有害物质；在食品加工时，油温过高或反复使用导致油脂发生热聚合和热分解，易形成多环芳烃类化合物；油料作物生长期间若受到工业污染，也可使油中多环芳烃类化合物含量增高。

（四）"地沟油"的危害

"地沟油"是一个泛指的概念，是人们对日常生活中各类劣质油的统称。狭义的"地沟油"是指将下水道中的油腻漂浮物或者将宾馆、酒楼的剩饭、剩菜（通称泔水）经过简单加工、提炼出的油。此外，劣质、过期及腐败的动物皮、肉、内脏等经过简单加工提炼后产出的油以及油炸食品过程中重复使用的油，或往其中添加一些新油后重新使用的油也属于"地沟油"的范畴。"地沟油"是一种质量极差、极不卫生的非食用油。一旦食用，它会破坏人体的白细胞和消化道黏膜，引起食物中毒，甚至致癌的严重后果。

二、 食用油脂的安全卫生管理

（一） 原料的卫生要求

食用油脂质量的优劣与来自植物或动物的原料关系密切。因此，动物性油脂的原料要求来源于健康动物，且原料组织无污秽、无其他组织附着、无腐败变质现象，原则上当天的原料应在当天加工完成。而植物性油脂的原料要求油料果实应完整，不能有损伤，不得含有杂草籽及异物；而且不能使用发霉、变质、生虫、出芽或被有毒有害物质污染的原料。油料种籽在贮存期间也应采取相应措施避免发生霉变。

（二） 浸出溶剂

目前在采用浸出法生产植物油时，抽提溶剂多采用沸点在 61~76℃ 的低沸点石油烃馏分。若沸点过低会造成工艺上的不安全而且溶剂的消耗过大，沸点过高则会增加溶剂残留。

（三） 防止油脂酸败

油脂生产中最易发生的变质是酸败，而油脂酸败与本身纯度、加工及贮藏过程中各环节的环境因素关系密切。防止油脂酸败，首先在油脂加工过程中应保证油脂纯度，去除动植物残渣，避免微生物污染并且抑制或破坏酶的活性；其次，由于水能促进微生物繁殖和酶的活动，因此油脂水分含量应控制在 0.2% 以下；第三，高温会加速不饱和脂肪酸的自动氧化，而低温可抑制微生物活动和酶的活性，从而降低油脂自动氧化，故油脂应低温贮藏。第四，由于阳光、空气对油脂酸败有重要影响，因此油脂若长期贮存则应采用密封、隔氧、避光的容器，同时也应避免在加工和贮藏期间接触到金属离子。此外，应用抗氧化剂也可有效防止油脂酸败，延长贮藏期，常用抗氧化剂包括丁基羟基茴香醚、二丁基羟基甲苯、特丁基对苯二酚、没食子酸丙酯、维生素 E 等，目前多将不同的抗氧化剂混合使用，但要控制其用量。

（四） 加强安全监管

为了保证食用安全，应严格执行食用油脂的相关卫生标准和检验方法。包括：GB 19641—2015《食品安全国家标准　食用植物油料》、GB/T 5525—2008《植物油脂　透明度、气味、滋味鉴定法》、GB 2716—2018《食品安全国家标准　植物油》等。此外，监管部门要严厉打击生产"地沟油"的违法犯罪行为，主要以源头管理和现场监督检查为主，检验手段为辅，并注意充分发挥社会监督和群众投诉举报的作用。

第七节　冷饮食品的卫生及其管理

冷饮食品通常包括冷冻饮品和饮料。冷冻饮品是指以饮用水、甜味料、乳品、果品、豆品、食用油脂等为主要原料，加入适量的香精、着色剂、稳定剂、乳化剂等食品添加剂，经配料、灭菌、凝冻而制成的冷冻固态饮品。包括冰淇淋类、雪糕类、风味冰、冰棍类、食用冰和其他冷冻饮品。饮料是指经过定量包装，供直接饮用或用水冲调后饮用，乙醇含量不超过质量分数 0.5% 的制品，不包括饮用药品，主要原料为水、糖及各种食品添加剂。包括碳酸饮料类、果汁和蔬菜汁类、蛋白饮料类、包装饮用水类、茶饮料类、咖啡饮料类、植物饮料类、风味饮料类、特殊用途饮料类、固体饮料类、其他饮料类 11 类。

一、 冷饮食品的安全卫生问题

（一） 原料用水

水是冷饮食品生产中的主要原料，一般取自自来水、井水、泉水等，无论是地表水还是地下水均含有一定量的无机物、有机物和微生物，这些物质若超过一定范围就会影响到冷饮食品的质量和风味，甚至引起食源性疾病。

（二） 原料污染

冷饮食品中含有较多的乳、蛋、糖及淀粉类物质，适宜于微生物的生长繁殖，从配料、生产制作、包装到销售等各个环节中均易受到微生物的污染。由于冷饮食品上市的旺季正是急性胃肠道疾病的流行季节，原料污染也就促使冷饮食品成为夏季胃肠道疾病的一个重要传播途径。此外，乳、蛋等作为生产冷饮食品中的重要原料，若乳畜和蛋禽在养殖过程中患有某些传染病或被饲喂含有农药、兽药、有毒金属污染的饲料，则其产品也可产生相应的危害。

（三） 滥用食品添加剂

冷饮食品使用的食品添加剂主要有食用色素、食用香料、酸味剂、甜味剂、防腐剂等，若超范围使用或过量使用都可对产品的安全性产生影响。

（四） 容器和盛具污染

冷饮食品多是含酸较高的食品，当与某些金属容器或管道接触时，可将某些有毒重金属溶出后，迁移到食品内部，导致食品受到污染，危害消费者的健康。

二、 冷饮食品的安全卫生管理

（一） 原料

冷饮食品生产中的原料用水必须经沉淀、过滤、消毒，达到 GB 5749—2006《生活饮用水卫生标准》方可使用。饮料用水还必须符合加工工艺要求，如水的总硬度（以碳酸钙计）应低于 450mg/L，才能避免钙、镁等离子与有机酸结合形成沉淀物而影响饮料的风味和质量。贮水设施应有防污染措施，并应定期清洗消毒。

冷冻饮品和饮料所用的各种原辅料，如乳、蛋、果蔬汁、豆类、茶叶、甜味料以及各种食品添加剂等，均须符合国家相关的卫生标准。

（二） 加工、 贮存、 运输过程

各种冷冻饮品、饮料的生产工艺不同，其具体的安全管理也不相同。液体饮料的生产工艺因产品不同而有所不同，但一般均有水处理、容器清洗、原辅料处理和混料后的均质、杀菌、罐装等工序。对其卫生要求是原料必须符合食品原料的卫生要求和管理规定；保证陶瓷滤器滤水的效果，充加纯净的二氧化碳；生产设备采用不锈钢材质，以免有毒金属铅、锌、镉等从容器中溶出污染食品；回收的旧瓶，应用碱水浸泡、洗刷、冲净和消毒。固体饮料因含水分少，尤其多以开水冲溶后热饮，不易受到微生物污染。冷冻饮品的工艺为配料、熬料、消毒、冷却和冷冻，加工过程中的主要卫生问题是微生物污染，原料配制后的杀菌与冷却是保证产品质量的关键。为防止微生物污染和繁殖，不仅要保持各个工序的连续性，而且

还要尽可能缩短每一工序的时间间隔。完工后的成品必须检验合格后方可出厂。

此外，要严格执行相关安全卫生标准，包括 GB/T 5009.50—2003《冷饮食品卫生标准的分析方法》、GB 2759—2015《食品安全国家标准 冷冻饮品和制作料》、GB/T 10789—2015《饮料通则》等。

第八节 糕点、面包类食品的卫生及其管理

糕点、面包类食品是指以粮食、油脂、食糖、蛋等为主要原料，加入适量的辅料，经配制、成形、熟制等工序制成的食品。按加工方式不同分为热加工糕点、面包和冷加工糕点、面包。前者是指加工过程中以加热熟制作为最终工艺的糕点、面包类食品；后者则指加工过程中在加热熟制后再添加奶油、人造黄油、蛋清、可可等辅料而不再经过加热的糕点、面包类食品。糕点、面包类食品通常是不经加热直接食用，因此，这类食品的加工过程中，从原料选择到销售等诸环节的卫生管理尤为重要。

一、糕点、面包类食品的安全卫生问题

糕点、面包类食品营养丰富，微生物易在其中生长繁殖。由于通常不经加热直接食用，而且大多数糕点、面包是以销定产或前店后厂的加工模式，病原微生物污染是其安全的重要问题。

（一）原辅料的微生物污染

糕点、面包类食品的原料有面粉、糖、乳、蛋、油脂、食用色素、香科等。特别是以乳、蛋为主的糕点，微生物容易生长繁殖。如作为糕点、面包原料的乳及奶油未经过巴氏杀菌，乳中可污染较高数量的细菌及其毒素；含蛋品的糕点则易受到沙门氏菌污染。蛋类在打蛋前未洗涤蛋壳，不能有效地除去微生物。已有霉变和酸败迹象的花生仁、芝麻、核桃仁和果仁等也能对糕点、面包产生污染。

（二）加工过程灭菌不彻底

各种糕点、面包在食品生产时，都要经过高温处理，既是食品熟制又是杀菌的过程。在这个过程中大部分的微生物都能被杀死，但抵抗力较强的细菌芽孢和霉菌孢子易残留在食品中，遇到适宜条件，仍能生长繁殖，引起糕点、面包类食品变质。

（三）包装、贮藏不当

糕点、面包在生产过程中，由于包装及环境等方面的原因会使其污染许多微生物。而且糕点、面包中的含水量较高（20%~30%），很容易发生霉变。当其烘烤又未烤透时，则霉变更易发生。霉变的程度还与生产工艺、包装和存放有关。在通风不良的条件下存放，霉变现象特别容易出现。

此外，生产、销售人员如果不讲究卫生，用不清洁的手接触食品、打喷嚏、咳嗽，甚至谈话都可能带进细菌使食品受到污染。

二、 糕点、 面包类食品的安全卫生管理

（一） 原辅料

生产糕点、面包的粮食类原料应无霉变、无杂质、无粉螨，符合粮食卫生标准要求。糖类原料应有固有的外形、颜色、气味、滋味，无昆虫残骸和沉淀物，油脂类原料应符合相应的卫生标准。加工中使用的各类食品添加剂和生产用水应符合相关标准，为了防止糕点、面包的霉变以及油脂酸败，应对生产糕点、面包的原料进行消毒和灭菌。

（二） 加工过程

糕点、面包加工过程中，粮食原料及其他粉状原辅料使用前必须过筛，以去除金属杂质等大颗粒物质。糖浆应煮沸后经过滤再使用。煎炸油的最高温度不得超过 250℃，每次使用后的油应过滤除渣并补充新油后才能再用。为防止含乳糕点受到葡萄球菌污染，乳类原料须经巴氏消毒并冷藏存放，临用前从冰箱或冷库取出。蛋类易污染沙门氏菌，因此，制作糕点用蛋需剔除变质蛋和碎壳蛋，再经清洗消毒才能使用。糕点、面包加工过程中，要求以肉为馅料的糕点、面包，中心温度应达到 90℃ 以上，一般糕点、面包的中心温度应达到 85℃ 以上，以防止外焦内生，成品加工完毕后，须经彻底冷却再包装，否则易使其发生霉变、氧化酸败等。产品必须符合 GB 7099—2015《食品安全国家标准　糕点、面包》、GB/T 20977—2007《糕点通则》、GB 7100—2015《食品安全国家标准　饼干》等相关标准。

（三） 贮存、 运输及销售

糕点、面包所使用的包装材料应无毒、无味，含水量高的糕点、面包不宜用塑料材料包装。贮存糕点、面包的成品库应专用，并设有各种防止污染的设施和温控设施。奶油裱花蛋糕须冷藏；散装糕点、面包应用专用箱盖严存放。运输糕点、面包的车辆要专用。销售场所须具有防蝇、防尘等设施；销售散装糕点、面包的用具要保持清洁，销售人员不能用手直接接触。

第九节　方便食品的卫生及其管理

方便食品（Convenience Food）在国外称为快速食品（Instant Food）或快餐食品（Quick Serve-Meal）、即食食品（Ready to Eat Foods）。方便食品的出现反映了人们在繁忙的社会活动后，为减轻繁重家务劳动而出现的一种新的生活需求。因此，有学者将方便食品定义为不需要或稍需加工或烹调就可以食用，并且包装完好、便于携带的预制或冷冻食品。由于方便食品具有食用方便、简单快速、便于携带、营养卫生、价格便宜等特点，颇受消费者欢迎。

按照使用和供应方式不同，将方便食品分为即食食品和快餐食品。即食食品是指经过加工以后，部分或完全已制作好，只需稍加处理或不做处理即可食用的食品，通常主料比较单一，并未考虑合理的膳食搭配。快餐食品指在商业网点出售，由几种食品组合而成，作为正餐食用的方便食品，通常由谷物、蛋白质类食物、蔬菜和饮料组成，营养搭配合理，特点是从点菜到就餐时间很短，可在快餐厅就餐，也可将其包装后带走。

按照原料和用途不同，将方便食品分为方便主食、方便辅食、方便调味品、方便小食品

等。方便主食包括方便面、方便米饭、方便米粉、方便粥等可作为主食的方便食品。方便副食包括各种汤料和菜肴，方便汤料有固体和粉末两种，配以不同口味，用塑料袋包装，食用时水冲即可。方便菜肴也有多种，如牛肉系列（番茄牛肉）、羊肉系列（麻辣羊肉）、猪肉系列（红烧猪肉）等。方便调味品有粉状和液体状两种，如粉末酱油、调味汁等。方便小食品是指作为零食或下酒的各种小食品，如油炸锅巴、油炸薯条、香辣薄酥脆等。

一、 方便食品的安全卫生问题

我国方便食品在生产加工、卫生质量和标准制定等方面还存在着较大隐患，随着生活节奏的日益加快和家庭劳动社会化进程的不断提高，方便食品的安全性问题也越发明显。

（一） 丙烯酰胺含量

高温加工的淀粉类方便食品如油炸薯片和油炸薯条等，其中丙烯酰胺含量较高，若长期低剂量接触丙烯酰胺会出现嗜睡、情绪和记忆改变、幻觉和震颤等症状，伴随有末梢神经病变的发生。而我国居民食用油炸方便食品较多，暴露量较大，长期低剂量接触有潜在危害。

（二） 配料复杂

通常方便食品的配料都含多种、甚至几十种物质，相关检测部门无法每次都准确地检验出它们的来源、安全性和含量水平；同时，复杂的食品生产链会增加食品出现安全问题的风险，导致溯源追踪潜在问题食品的难度。

（三） 食品添加剂种类繁多

方便食品中常添加多种食品添加剂，尽管合理使用的食品添加剂对人体无害，但如果长期摄入食品的种类单一，有可能导致某种食品添加剂在人体内蓄积，造成危害。

（四） 食盐用量较大

通常在方便食品的配料中食盐使用量较大，而食盐的过量摄入可增加患高血压等疾病的风险。

二、 方便食品的安全卫生管理

（一） 原辅料

方便食品原辅料的规范管理是保障方便食品安全的首要环节。

1. 原料

粮食类原料应无杂质、无霉变、无虫蛀；畜禽肉类须经严格的检疫，不得使用病畜、禽肉作原料，加工前应去除毛污、血污、淋巴结等；果蔬类原料应新鲜、无腐烂变质、无霉变、无虫蛀，农药残留量应符合相关卫生标准。

2. 油脂

方便食品使用的油脂应无杂质、无酸败，防止矿物油、桐油等非食用油混入；含有油炸工艺的方便食品，应按 GB 2716—2018《食品安全国家标准 植物油》严格检测油脂的质量。

3. 食品添加剂

方便食品加工过程中使用食品添加剂的种类较多，应严格按照 GB 2760—2014《食品安全国家标准 食品添加剂使用标准》要求控制食品添加剂的使用种类、范围和剂量。

（二） 包装和贮藏

方便食品因品种繁多，其包装材料也各具特色，如纸、塑料袋（盒、碗、瓶）、金属罐

（盒）、复合膜、纸箱等，所有这些材料必须符合相应的国家标准，防止微生物、有毒重金属及其他有毒物质的污染。产品的标签和说明书要符合 GB 7718—2011《食品安全国家标准 预包装食品标签通则》的规定。

通常贮存方便食品的仓库要专库专用，库内须通风良好、定期消毒，并设各种防止污染的设施和温控设施，避免生、熟食品的混放或成品与原料的混放。

第十节　酒类的卫生及其管理

在现代社会中，酒类已成为日常生活不可缺少的饮料，在部分国家和地区饮酒已成为一种独特的饮食文化。酒类在生产过程中从原料到加工各环节若达不到卫生要求，就可能产生或混入多种有毒有害物质，对饮用者产生危害。酿酒的基本原理是将原料中的糖类在酶的催化作用下分解为寡糖和单糖，再由乙醇发酵菌种转化为乙醇。酒类按其生产工艺一般分为蒸馏酒、发酵酒和配制酒三类。我国的蒸馏酒称白酒或烧酒，一般是以粮谷、薯类、水果等为主要原料，经发酵、蒸馏、陈粮、勾兑而成，乙醇含量一般在 60% 以下。发酵酒是以粮谷、水果、乳类等为原料，主要经酵母发酵等工艺酿制而成，乙醇含量一般在 20% 以下，包括啤酒、果酒和黄酒等。配制酒是以蒸馏酒、发酵酒或食用酒精为酒基，加入可食用的辅料（糖、色素、香料、果汁等）配成，或以食用酒精浸泡植物的根、茎、叶、果实等配制而成。

一、　酒类的安全卫生问题

（一）　乙醇

乙醇是酒的重要成分，除供能外，无其他营养价值。血中乙醇含量一般在饮酒后 1~1.5h 达到最高，但其在体内清除速度较缓慢，若一次过量饮酒后 24h 内也能在血中检出。肝脏是乙醇代谢的主要器官，如果过量饮酒将使肝功能受到损伤。如一次大量摄入酒类，血中乙醇浓度为 2.0~9.9mg/L 时，将造成急性酒精中毒，表现为肌肉运动不协调、感觉功能减弱以及情绪、行为改变等症状；当乙醇浓度达到 40~70mg/L 时，可出现昏迷、呼吸衰竭、甚至死亡。长期过量饮酒可导致酒精依赖症，使患高血压、脑卒中以及消化道癌症等疾病的风险增加。

（二）　甲醇

酒中的甲醇来源于酿酒原料中植物细胞壁和细胞间质的果胶。原料在蒸煮过程中，果胶中半乳糖醛酸甲酯分子中的甲氧基可分解产生甲醇。此外，酒曲中的微生物也含有甲酯水解酶，能将半乳糖醛酸甲酯分解为甲醇。通常，糖化发酵温度过高、时间过长都会使甲醇含量增加。

甲醇具有神经毒性，主要侵害视神经，导致视网膜损伤、视力减退以及双目失明。甲醇经氧化后可产生甲醛和甲酸，其毒性远大于甲醇，并可使机体出现代谢性酸中毒。甲醇一次摄入 4 g 以上可引起急性中毒，临床症状为头痛、恶心、呕吐、视力模糊等表现，严重者可出现呼吸困难、昏迷甚至死亡。长期少量摄入可引起慢性中毒，主要损伤视神经，导致不可逆的视力减退。

（三）　杂醇油

杂醇油是酒在酿酒过程中原料和酵母中的蛋白质、氨基酸以及糖类分解和代谢产生的含3个以上碳原子的高级醇类，包括丙醇、异丁醇、异戊醇等。

杂醇油中碳链越长毒性越大，尤其以异丁醇、异戊醇的毒性为主。杂醇油在体内氧化分解缓慢，可使中枢神经系统充血。因此饮用杂醇油含量较高的酒常造成饮用者头痛和醉酒。

（四）　醛类

醛类包括甲醛、乙醛、丁醛和糠醛等，主要是在发酵过程中产生。醛类毒性比相应的醇类高，其中以甲醛的毒性较大，乙醛能引起脑细胞供氧不足而产生头痛。乙醛也被认为是使饮酒者产生酒瘾的重要原因之一。糠醛主要来自糠麸酿酒原料，其毒性仅次于甲醛。

（五）　氰化物

以木薯或果核为原料制酒时，原料中的氰苷经水解后可产生氢氰酸。由于氢氰酸相对分子质量低，又具有挥发性，因此能随水蒸气一起进入酒中。氰化物可以导致组织缺氧，使呼吸中枢及血管中枢麻痹而致死亡。

（六）　锰

采用非粮食原料（薯干、薯渣、糖蜜等）酿酒时，会使酒产生不良气味，常使用高锰酸钾进行脱臭处理。若使用不当或不经过复蒸馏，可使酒中残留较高的锰。锰虽然是人体必需的微量元素之一，但长期过量摄入可引起慢性中毒。

（七）　其他

酒类也可能受到黄曲霉毒素、展青霉毒素以及其他微生物毒素的污染。啤酒、果酒和黄酒是发酵后不经蒸馏的酒类，如果原料受到黄曲霉毒素和其他非挥发性有毒物质的污染，它们将全部保留在酒体中。展青霉素主要来自水果原料受到扩展青霉、巨大曲霉等污染后产生的有毒代谢产物，是果酒的主要安全问题之一。发酵酒由于乙醇含量低，若在生产过程中管理不严，从原料到成品的各个环节都可能被微生物污染，不仅影响产品质量也给消费者健康带来危害。葡萄酒和果酒生产过程中常加入二氧化硫以达到抑菌、澄清和护色等作用，但若用量过大或发酵时间过短，可产生二氧化硫残留，危害人体健康。

此外，白酒中塑化剂的问题引起了广泛关注。塑化剂又称增塑剂，是添加到塑料聚合物中增加塑料可塑性的物质。可用作增塑剂的物质很多，如邻苯二甲酸酯类、脂肪酸酯类、聚酯、环氧酯等，以邻苯二甲酸酯类化合物最常用，如邻苯二甲酸二（2-乙基己基）酯（DEHP）、邻苯二甲酸二丁酯（DBP）、邻苯二甲酸二异壬酯（DINP）等。白酒中塑化剂既可来自环境污染，也可来自包装材料的迁移，特别是塑料管道、密封垫和容器中的 DEHP 和 DBP 容易迁移至酒中，是白酒中塑化剂的主要来源。DEHP 和 DBP 急性毒性较低。动物实验表明，DEHP 和 DBP 具有内分泌干扰作用，啮齿类动物长期摄入该类物质可造成生殖和发育障碍，但目前尚缺乏它们对人体健康损害的直接证据。

二、　酒类的安全卫生管理

（一）　原辅料

酿酒原料包括粮食类、水果类、薯类以及其他代用原料等，所有原辅料均应具有正常的色泽和良好的感官性状，无霉变、无异味、无腐烂。原料在投产前必须经过检验、筛选和清蒸处理；发酵使用的纯菌种应防止退化、变异和污染。用于调兑果酒的酒精必须符合GB 31640—2016《食品安全国家标准　食用酒精》的要求；配制酒使用的酒基必须符合GB 2757—2012《食品安全国家标准　蒸馏酒及配制酒》和 GB 2758—2012《食品安全国家标准　发酵酒及其配制酒》的要求，不能使用工业酒精或医用酒精作为配制酒原料；生产用水必须符合 GB 5749—2006《生活饮用水卫生标准》的要求。

（二）　生产工艺

1. 蒸馏酒

要定期对菌种进行筛选、纯化以防止菌种退化和变异。清蒸是降低酒中甲醇含量的重要工艺，在以木薯、果核为原料时，清蒸还能使氰苷类物质提前释放。白酒蒸馏过程中，酒尾中甲醇含量较高，而酒头中杂醇油含量高。因此，在蒸馏工艺中多采用"截头去尾"以选择所需要的中段酒，可以大量减少成品酒中甲醇和杂醇油含量。对使用高锰酸钾处理的白酒，需要经过复蒸后除去锰离子。发酵设备、容器及管道还应经常清洗保持卫生。

2. 发酵酒

啤酒的生产过程主要包括制备麦芽汁、前发酵、后发酵、过滤等工艺。在原料经糊化和糖化后过滤制成麦芽汁，须添加啤酒花煮沸后再冷却至添加酵母的适宜温度（5~9℃），该过程易受到污染。因此，整个冷却过程中使用的各种容器、设备、管道等均应保持无菌状态。为防止发酵中杂菌污染，酵母培养室、发酵室及相关器械均需保持清洁并定期消毒。酿制成熟的啤酒在过滤处理时使用的滤材、滤器应彻底清洗消毒。在果酒生产中不能使用铁制容器或有异味的容器。水果类原料应防止挤压破碎后被杂菌污染。黄酒在糖化发酵中不得使用石灰中和以降低酸度。

3. 配制酒

配制酒应以蒸馏酒或食用酒精为酒基，浸泡其他材料如药食两用食物时，必须严格根据《按照传统既是食品又是中药材物质目录》进行选择，不得滥用中药作为配制酒的生产原料。目前有报道，部分配制酒生产企业存在违法向酒中添加西地那非等化学物质的行为。

此外，成品酒的质量必须符合 GB/T 10781.1—2006《浓香型白酒》、GB/T 10781.2—2006《清香型白酒》、GB 4927—2008《啤酒》、GB 15037—2006《葡萄酒》等相关标准和规范。

（三）　包装、贮藏和运输

成品酒的包装必须符合 GB 7718—2011《食品安全国家标准　预包装食品标签通则》规定，应存放在干燥、通风良好的地方，运输工具应清洁干燥，严禁与有毒、有腐蚀的物品混运和贮藏。改善生产工艺和减少塑料包装材料的使用能够降低白酒中塑化剂的污染。

第十一节　无公害食品、绿色食品、有机食品的卫生及其管理

一、无公害食品

为了改善农业的生产条件和生态环境，防止在农业、养殖业的生产过程中由于不合理使

用农药、化肥、兽药以及渔药等造成的公害与药物残留，从根本上解决我国农、畜产品的安全卫生问题，农业部从 2001 年开始实施"无公害食品行动计划"。该计划以提高农产品、特别是"菜篮子"产品的质量安全为中心，以农产品质量安全标准体系、监督检验检疫体系、认证体系、执法体系、生产技术推广体系和市场信息体系建设为重点，从产地和市场两个环节入手，对农产品实施从"农田到餐桌"的全过程质量监控，推动农产品的无公害生产和产业化经营。力争在短时间内，使我国农产品质量安全水平基本达到国外同类产品的质量安全水平，满足城乡居民生活水平日益提高的需要，全面增强我国农产品的国际市场竞争力。

（一）　概念

无公害食品（Non-Environmental Pollution Food）即无公害农产品，是指产地环境、生产过程和产品质量符合国家有关标准和规范的要求，经认证合格获得认证证书并允许使用无公害农产品标志的未经加工或者初加工的食用农产品。

（二）　生产技术要求

无公害食品在生产过程中允许限量、限品种、限时间地使用化学合成的安全农药、兽药、渔药、肥料、饲料添加剂等，禁止使用对人体和环境造成危害的化学物质。无公害食品标准以全程质量控制为核心，主要包括产地环境质量标准、生产技术标准和产品标准 3 个方面。无公害食品必须达到以下要求：①产地环境符合无公害食品产地环境的标准要求；②生产过程符合无公害食品生产技术的标准要求；③产品必须对人体安全，符合相关的食品安全标准；④必须取得无公害食品管理部门颁发的证书和标志。因此，无公害食品可概括为无污染、安全、优质、营养且通过相关管理部门认证的食品。

（三）　标志

无公害农产品标志是由农业部和国家认证认可监督管理委员会联合制定并发布，是施加于获得全国统一无公害农产品认证的产品或产品包装上的证明性标识。该标志是国家有关部门对无公害农产品进行有效监督和管理的重要手段。无公害食品的标志是由麦穗、对勾和无公害农产品字样组成，麦穗代表农产品，对勾表示合格，金色寓意成熟和丰收，绿色象征环保和安全（图 5-1）。

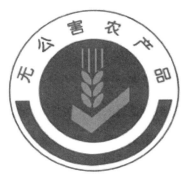

图 5-1　无公害农产品标志

（四）　管理

农业部、国家市场监督管理总局、国家认证认可监督管理委员会和国务院有关部门，根据职责分工依法组织对无公害农产品的生产、销售和无公害农产品标志使用等活动进行监督管理，管理工作按照《无公害农产品管理办法》的规定执行。

按照《无公害农产品认定暂行办法》，农业农村部负责全国无公害农产品发展规划、政策制定、标准制修订及相关规范制定等工作，中国绿色食品发展中心负责协调指导地方无公害农产品认定相关工作。各省、自治区、直辖市和计划单列市农业农村行政主管部门负责本辖区内无公害农产品的认定审核、专家评审、颁发证书及证后监管管理等工作。县级农业农村行政主管部门负责受理无公害农产品认定的申请。县级以上农业农村行政主管部门依法对无公害农产品及无公害农产品标志进行监督管理。

二、 绿色食品

绿色食品是我国特有的对无污染、安全、优质、营养类食品的总称。在 20 世纪 90 年代初，在农业部的倡导和支持下，我国开发和推出了第一类安全食品——绿色食品。随着人们对环保意识的增强以及新闻媒体的引导，消费者对绿色食品的需求不断增加，日益受到欢迎。

（一） 概念

绿色食品（Green Food）是指遵循可持续发展原则，按照特定生产方式生产，经过专门机构认定，许可使用绿色食品标志，无污染的安全、优质、营养类食品。绿色食品比一般食品更强调"无污染"或"无公害"的安全卫生特征，具备"安全"和"营养"的双重质量保证。

绿色食品分为 AA 级和 A 级两个技术等级。AA 级绿色食品是指产地环境质量符合 NY/T 391—2013《绿色食品　产地环境质量》要求，生产过程中不能使用化学合成的农药、肥料、兽药、食品添加剂、饲料添加剂及其他有害于环境和人体健康的物质，按有机农业生产方式生产，产品质量符合绿色食品产品标准，经专门机构认定，许可使用 AA 级绿色食品标志的产品。A 级绿色食品是指产地环境质量符合 NY/T 391-2013《绿色食品　产地环境质量》规定，生产过程中严格按照绿色食品生产资料使用准则和生产操作规程要求，限量使用限定的化学合成生产资料，产品质量符合绿色食品产品标准，经专门机构认定，许可使用 A 级绿色食品标志的产品。

（二） 生产技术要求

绿色食品是按照特定的技术规范生产和加工，在生产系统中实行全程质量控制。

1. 产地环境要求

绿色食品的植物生长地和动物养殖场必须选择在无污染和生态环境良好的地区。产品或产品的主要原料生产基地应避开工业和城市污染源的影响，远离工矿区和公路、铁路干线，以保证绿色食品最终产品的无污染、安全性，而且生产基地应具有可持续发展的生产能力。

2. 生产的基本要求

在 AA 级绿色食品生产中禁止使用化学合成的肥料、农药、兽药、生长调节剂、饲料添加剂、食品添加剂和其他有害物质；禁止使用基因工程技术和胚胎移植技术。在 A 级绿色食品生产中限量使用限定的化学合成的生产资料，严格遵守使用方法、使用剂量、使用次数、农药安全间隔期、兽药停药期和乳废弃期等。在农作物生产中，原料在种植、施肥、灌溉、喷药及收获等各生产环节必须采取无公害控制措施。要求农作物的品种应适合当地的环境条件，种子和种苗必须来自绿色食品产地。肥料的使用必须满足作物对营养素的需要。在畜牧业的生产中，畜禽的选种、饲养、繁殖、防病等各环节必须遵守畜牧业生产操作规程。畜禽须购自绿色食品畜禽繁育场，并应选择适合当地条件、生长健壮的畜禽作为绿色食品畜禽饲养生产系统的主要品种。饲料原料应来源于无公害地区的草场和种植基地，保持饲养场环境卫生。必须通过预防措施来保证动物的健康，不得使用各类化学合成激素、化学合成促生长剂及有机磷等抗寄生虫药物。

3. 加工要求

绿色食品的农业原料应全部或95%来自经认证的绿色食品产地；进口原料要经中国绿色

食品发展中心指定的食品监测中心，按绿色食品标准进行检验，符合标准的产品才能作为绿色食品加工原料；非农业原料（无机盐、维生素等）必须符合相应的卫生标准和有关的要求；生产用水应符合 GB 5749—2006《生活饮用水卫生标准》要求，食品添加剂应严格按NY/T 392—2013《绿色食品 食品添加剂使用准则》的规定执行，生产 AA 级绿色食品只允许使用天然食品添加剂。生产企业应有良好的卫生设施、合理的生产工艺、完善的质量管理体系和卫生制度。生产过程中严格按照绿色食品生产加工规程的要求操作。生产 AA 级绿色食品时，禁用石油馏出物进行提取、浓缩及辐照保鲜。清洗、消毒过程中使用的清洁剂和消毒液应无毒、无害。

4. 包装和贮藏要求

包装材料应安全、无污染，不得使用聚氯乙烯和聚苯乙烯等包装材料。库房应远离污染源，库内须通风良好、定期消毒，并设有各种防止污染的设施和温控设施，避免将绿色食品与其他食品混放。贮存 AA 级绿色食品时，禁用化学贮藏保护剂，禁用化学物质和辐照技术促进水果后熟。

（三） 标志

绿色食品标志图形由三部分构成：即上方的太阳、下方的叶片和中心的蓓蕾。标志图形为正圆形，意为保护。标志图形告诉人们绿色食品是来自纯净、良好生态环境的安全无污染食品，象征着蓬勃的生命力。AA 级绿色食品标志与标准字体为绿色，底色为白色（图 5-2）。A 级绿色食品标志与标准字体为白色，底色为绿色（图 5-3）。

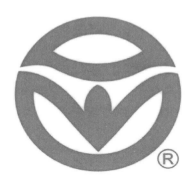

图 5-2　AA 级绿色食品标志

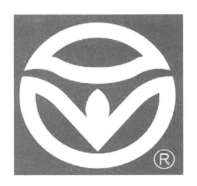

图 5-3　A 级绿色食品标志

（四） 绿色食品的管理

绿色食品的管理机构是农业农村部的中国绿色食品发展中心，该中心是组织和指导全国绿色食品开发和管理工作的权威机构。按照《绿色食品标志管理办法》和《绿色食品标志使用管理规范（试行）》的规定，中国绿色食品发展中心负责全国绿色食品标志使用申请的审查、颁证和颁证后跟踪检查工作。省级人民政府农业行政主管部门所属绿色食品工作机构负责本行政区域绿色食品标志使用申请的受理、初审和颁证后跟踪检查工作。绿色食品标志使用权自批准之日起 3 年有效。标志使用人应按《中国绿色食品商标标志设计使用规范手册》规定规范使用绿色食品标志，应加强对印制绿色食品标志的包装、标签、说明书的管理，建立相应的管理制度，确保印制绿色食品标志的包装、标签、说明书使用在相应的获证产品上。中国绿色食品发展中心和各级绿色食品工作机构应当加强绿色食品标志的管理工作，组织对绿色食品标志使用情况进行跟踪检查，省级绿色食品工作机构应定期组织开展绿色食品企业年检、标志市场监察活动，并积极鼓励、指导标志使用人规范使用绿色食品标志。

三、 有机食品

有机食品为高品质、纯天然、无污染、安全的健康食品，是国际上通行的环保生态食品，已成为发达国家主要的食品消费方式。20世纪90年代中期，我国为了提高食品的安全性和适应国际市场的需要，开始开发和生产国际上兴起的有机食品，但因其安全质量要求更高、产量低、价位高，目前仍难以接近广大普通消费者。

（一） 概念

有机食品（Organic Food）是指来自于有机农业生产体系，根据有机农业生产的规范生产加工，并经独立的认证机构认证的农产品及其加工产品等。与传统农业相比，有机农业是指在动植物生产过程中不使用化学合成的农药、化肥、生长调节剂、饲料添加剂等物质，以及基因工程生物及其产物，而是遵循自然规律和生态学原理，采取一系列可持续发展的农业技术，协调种植业和养殖业的平衡，维持农业生态系统持续稳定的一种农业生产方式。除有机食品外，目前国际上还把一些派生的产品如有机化妆品、纺织品、林产品或有机食品生产而提供的生产资料，包括生物农药、有机肥料等，经认证后统称为有机产品。

（二） 生产技术要求

1. 产地环境要求

生产基地应选择在没有污染源的区域，严禁未经处理的工业"三废"、生活垃圾和污水进入有机农业生产用地。进行有机农业生产地区的大气应符合 GB 3095—2012《环境空气质量标准》要求。有机农业的生产用水、土壤必须符合相关标准规定。

2. 生产的基本要求

有机食品生产的基本要求要符合 GB/T 19630—2019《有机产品 生产、加工、标识与管理体系要求》要求。即有机食品生产的边界应清晰，所有权和经营权应明确，要按照标准建立并实施有机食品农业生产管理体系。由常规生产向有机生产发展需要经过转换，经过转换期后的产品才可以作为有机产品销售；不应在有机生产中引入或在有机产品上使用基因工程生物、转基因生物及其衍生物；不应在有机生产中使用辐照技术；对于投入品应使用 GB/T 19630 中附录 A 和附录 B 列出的投入品，并按照规定的条件使用，不应使用化学合成的植物保护产品、肥料和城市污水污泥。

3. 加工要求

有机食品加工的基本要求要符合 GB/T 19630—2019《有机产品 生产、加工、标识与管理体系要求》要求。即加工时主要使用有机配料，尽可能减少使用常规配料；加工过程应最大限度保持产品的营养成分和原有属性；有机产品加工及其后续过程在空间或时间上要与常规产品加工及其后续过程分开；有机产品加工应考虑不对环境产生负面影响。

4. 包装和贮藏要求

有机食品的包装和贮藏也要符合 GB/T 19630—2019《有机产品 生产、加工、标识与管理体系要求》要求。包装宜使用可重复、可回收和可生物降解的包装材料，不应使用接触过禁用物质的包装物或容器。贮藏时应对仓库进行清洁，采取有害生物控制措施；可使用常温、气调、温控、干燥和湿度调节等贮藏方法。有机产品尽可能单独贮藏。

（三） 标志

我国有机产品认证标志由两个同心圆、图案以及中英文文字组成（图5-4）。内圆表示太阳，其中的图案泛指自然界的动植物；外圆表示地球。整个图案采用绿色，象征着有机产品是真正无污染、符合健康要求的产品以及有机农业给人类带来了优美、清洁的生态环境。中国有机产品认证标志标有"中国有机产品"字样和相应的英文（ORGANIC）。我国要求只有获得中国有机认证的食品才可以在其包装上标注有机认证的标志、"有机""ORGANIC"等字样、图案（包括国外的有机认证标志、标识）。未获得有机产品认证的或获证产品在认证证

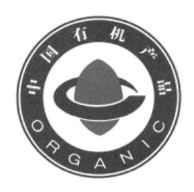

图5-4 有机产品认证标志

书标明的生产、加工场所外进行了再次加工、分装、分割的都不允许在产品、产品最小销售包装及其标签上标注"有机""ORGANIC"等。获证产品标签、说明书及广告宣传等材料上可以印制中国有机产品认证标志，并可以按照比例放大或者缩小，但不得变形、变色。

（四） 有机食品的管理

为了保证有机食品的质量安全、做好有机食品认证和标志的授权工作，我国于1994年10月在国家环境保护总局成立了有机食品发展中心，主要负责有机食品标志管理和有机食品标志和有机食品证书的审批和管理，监督标志的使用。目前由国家认证认可监督管理委员会负责全国有机产品认证的统一管理、监督和综合协调工作。有机食品认证证书有效期为1年，有机产品认证标志应当在认证证书限定的产品类别、范围和数量内使用。有机食品的管理还要遵守相关的法律、法规和标准，包括《中华人民共和国食品安全法》《有机产品认证目录》《有机食品认证管理办法》《有机产品认证实施规则》、GB/T 19630—2019《有机产品生产、加工、标识与管理体系要求》等。

许多国家依据有机农业标准和有机食品标准及其他相关法规对有机食品及其生产进行保护、监督、认证和管理。在国际市场上销售的有机食品需要经过国际有机农业联盟（IFOAM）授权的有机食品认证机构的认证，并加贴有机食品标志才能销售。

第十二节　食品污染案例分析

一、"瘦肉精" 污染肉类事件

1. 案例回顾

杭州市2001年1月10日发生食物中毒，50多人相继出现脸色潮红、胸闷、心悸等食物中毒现象后到医院就诊。经过检验，浙江省疾病预防控制中心11日宣布中毒原因是食用了

含有"瘦肉精"的猪肉。

2. "瘦肉精"对人体的危害

国内外的相关科学研究表明，食用含有"瘦肉精"的猪肉会对人体产生危害，瘦肉精的主要添加成分盐酸克伦特罗属于非蛋白质激素，耐热，使用后会在猪体组织中形成残留，尤其是在猪的肝脏等内脏器官残留较高，食用后直接危害人体健康。其主要危害是：出现肌肉震颤、心慌、战栗、头疼、恶心、呕吐等症状，特别是对高血压、心脏病、甲亢和前列腺肥大等疾病患者危害更大，严重的可导致死亡。食用含"瘦肉精"的猪肝 0.25 kg 以上者，常见有恶心、头晕、四肢无力、手颤等中毒症状。含"瘦肉精"的食品对心脏病、高血压患者、老年人群的危害更大。

二、"皮革乳"事件

1. 案例回顾

2005 年，山东等地曝出在牛乳中添加"皮革水解蛋白"的事件，引起国务院的高度重视和大力整顿。当时山东省工商部门至少查获 2.8 万多件使用水解蛋白的乳制品，有 200 多家小厂从事这类生产。2009 年 3 月，浙江省金华市"晨园乳业"又被查出制造"皮革乳"，当场起出 3 包 20kg 装的白色皮革水解蛋白粉末，以及 1300 箱受污染的牛乳产品，少数流入市面被回收，山东、山西、河北也发现同类产品。2010 年 8 月，质检总局与农业部等 5 部委联合印发《关于开展非法制售皮革蛋白粉等皮革碎料制品清理整顿工作的通知》，明确要求严禁使用皮革蛋白粉等皮革碎料制品作为食品原料，加大打击力度。

2. "皮革乳"对人体的危害

皮革乳的主要添加物——皮革水解蛋白粉是利用皮革下脚料甚至动物毛发等物质，经水解而生成的一种粉状物，因其氨基酸、明胶或者说蛋白含量较高，故称为"皮革水解蛋白粉"。皮革水解蛋白粉在生产过程中混进了大量皮革鞣制、染色过程中添加的重铬酸钾和重铬酸钠等有毒物质，如果长期食用含有皮革水解蛋白粉的食物，铬离子便会被人体吸收，积累于骨骼之中，引起关节肿大、骨质疏松，甚至造成儿童死亡。

🔍 思考题

1. 简述粮豆类的安全卫生问题及预防措施。
2. 简述果蔬类食品的安全卫生问题及预防措施。
3. 简述原料肉的安全性问题。
4. 简述食用油脂的安全卫生问题及预防措施。
5. 简述糕点、面包类食品的安全卫生问题及预防措施。
6. 简述方便食品的安全卫生问题及预防措施。
7. 简述酒类的安全卫生问题及预防措施。
8. 简述无公害食品、绿色食品、有机食品的差异。

第六章

CHAPTER

食源性疾病及其预防

6

[学习要点]

1. 掌握食源性疾病的概念和预防，了解食源性疾病的流行病学特点和致病因子。

2. 掌握食物中毒的概念和分类，了解各类型食物中毒的特点和预防控制措施。

3. 掌握食物过敏的概念，并与其他食物不良反应进行正确的区分。

4. 熟悉食物过敏原及易引起过敏的食物种类。

5. 了解食物过敏的防治原则。

6. 掌握人兽共患病的概念，并熟悉人兽共患病的流行性学特征。

7. 了解禽流感、疯牛病、葡萄球菌病、钩端螺旋体病、毛霉菌病、肝片吸虫、猪带绦虫病等几种典型的人兽共患病的病源性质、流行病学、发病症状及预防措施。

食源性疾病（Foodborne Disease）是当今世界上分布最广泛、最常见的疾病之一，是一项重要的公共卫生问题。由于生物性、化学性、物理性致病因子从食品生产到消费（"农场到餐桌"）的任何阶段均可进入食物和饮水中，因此，食物中的致病因子广泛存在，食源性疾病的发病频繁，且波及的面广人多，对人体健康和社会经济的影响较大。

《国际卫生条例（2005）》将食品安全作为卫生安全的一个重要组成部分进行宣传，倡导将食品安全纳入国家政策和规划，从源头杜绝食源性疾病的发生。为了帮助各国政府预防、发现和管理食源性风险，2015年世界卫生组织（WHO）特别提出了五项措施，其中包括提供关于微生物和化学危害物的独立科学评估以及食品生产中所用新技术的安全性评估；加强国家食品系统和法律框架并落实适当的基础设施；通过 WHO 组织《食品安全五大要点》传达的讯息以及培训材料，系统地开展疾病预防。

第一节　概述

一、　食源性疾病的概念

WHO 对食源性疾病的定义为"通过摄入食物进入人体的各种致病因子引起的、通常具有感染或中毒性质的一类疾病"，即指通过食物摄入的方式和途径致使病原物质进入人体并引起的中毒性或感染性疾病。这是一种狭义上的概念，特指饮食相关的感染性和非感染性疾病。感染性疾病包括以食品为媒介而引起的肠道传染病、寄生虫病等；非感染性疾病通常是食源性疾病的爆发形式，包括由食物中有毒、有害物质引起的急性食物中毒和慢性中毒性疾病等，而不包括与饮食相关的慢性病和代谢病。根据 WHO 的定义，食源性疾病包括三个基本要素：①在食源性疾病爆发或传播流行过程中食物起了传染病原物质的媒介作用；②引起食源性疾病的病原物质是食物中所含有的各种致病因子；③摄入食物中所含有的致病因子可引起急性病理过程为主要临床特征的中毒性或感染性两类临床综合征。

随着人们对疾病认识的深入和发展，食源性疾病的范畴也在不断扩大。它既包括传统的食物中毒，还包括经食物而感染的肠道传染病、食源性寄生虫病、人畜共患传染病、食物过敏，以及由食物中有毒、有害污染物所引起的慢性中毒性疾病。

二、　食源性疾病的流行状况

食源性疾病和食品安全是一个日趋严重的公共卫生问题。2010 年第 63 届世界卫生大会关于食品安全的报告中指出，全世界每年死于食源性和水源性腹泻病的人数约为 2200 万人，其中 190 万是儿童。大量的传染病，包括新发的人畜共患病，都是通过食物进行传播的，而其他许多疾病，包括癌症在内，也都与食品供应中存在的化学物质和毒素相关。2015 年 4 月 2 日，世界卫生组织公布的数据显示，含有有害细菌、病毒、寄生虫或化学物质的食品可导致从腹泻到癌症等 200 多种疾病。不安全食品每年约与 200 万人的死亡有关，其中多数是儿童。由此可见，食源性疾病已成为人人身边的"潜在杀手"，提高公众的预防意识迫在眉睫。

然而，目前世界上只有少数几个发达国家建立了食源性疾病年度报告制度，且漏报率相当高，可高达 90%，发展中国家的漏报率在 95% 以上。根据 WHO 报告，食源性疾病的实际病例数要比报告的病例数多 300~500 倍，报告的发病率不到实际发病率的 10%。

我国于 2001 年建立食源性疾病监测网，开始进行全国性的食源性疾病检测。覆盖区域为 9 个省、直辖市和自治区（包括北京、上海、江苏、浙江、广西等），2008 年扩展到 16 个检测地区。2009 年，《食品安全法》实施以后，食源性疾病报告系统覆盖全国 31 个省（直辖市、自治区）。监测点分县（区）、地（市）、省和国家四级，各监测点通过网络直报的方式上传报告数据。

2001—2010 年中国食源性疾病爆发监测结果汇总见表 6-1 所示，十年间食源性疾病爆发事件总体呈明显的下降趋势。进一步分析显示，微生物性爆发事件起数和发病人数最多，分别占总数的 40.93% 和 56.39%；发病高峰期在每年的 6~9 月，爆发起数占全年的 57.40%。

2011 年全国共报告食源性疾病爆发事件 809 起，累计发病 14057 人，死亡 113 人，全国范围内平均每起事件的发病人数约为 17 人，发病率为 1.1/10 万，病死率为 0.8%；2013 年全国共报告食源性疾病爆发事件 1001 起，累计发病 14413 人，死亡 90 人，监测地区平均每起事件的发病人数为 14 人，病死率为 0.6%。综合来看，2010 年之后虽然发病起数在上升，但死亡率呈下降趋势。全球范围监测数据表明，食源性疾病的发病率不断上升。

表 6-1　　　　　　　　　　2001—2010 年中国食源性疾病的爆发情况

年份	事件数/起	构成比/%	患者数/人	构成比/%	死亡数/人	构成比/%	死亡率/%
2001	522	10.4	17418	12.43	118	8.27	0.677
2002	577	11.49	17127	12.22	138	9.67	0.806
2003	802	15.97	17462	12.46	106	7.43	0.607
2004	612	12.19	14995	10.7	53	3.71	0.353
2005	485	9.66	10179	7.27	45	3.15	0.442
2006	596	11.87	18063	12.89	196	13.74	1.085
2007	506	10.08	13280	9.48	258	18.08	1.943
2008	431	8.58	13095	9.35	154	10.79	1.176
2009	271	5.4	11007	7.86	181	12.68	1.644
2010	219	4.36	7475	5.34	178	12.47	2.381
合计	5021	100	140101	100	1427	100	1.019

三、　食源性疾病的致病因子

引起食源性疾病的致病因子是多种多样的，主要包括生物性、化学性和物理性三大因素。

（一）　生物性因素

1. 细菌及其毒素

细菌及其毒素是引起食源性疾病最重要的病原物，包括：①引起细菌性食物中毒的病原菌：如沙门氏菌、大肠埃希菌属、溶血性弧菌属等。②引起人类肠道传染病的病原菌：如致痢疾的志贺氏菌，致霍乱的霍乱弧菌等。③引起人畜共患病的病原菌：如炭疽杆菌、鼻疽杆菌、结核杆菌、布鲁氏杆菌等，可通过其污染的食物进入人体而致病。

2. 寄生虫和原虫

可引起人畜共患寄生虫病的有囊尾蚴（绦虫）、棘球属、线虫（旋毛虫）、弓形虫以及其他寄生虫。

3. 病毒和立克次体

婴儿秋季腹泻的常见病毒，如轮状病毒、柯萨齐病毒、埃可病毒、腺病毒、冠状病毒、诺如病毒、甲型肝炎病毒、朊病毒（蛋白性传染颗粒）等。

4. 有毒动物及其毒素

河豚体内的河豚毒素、某些海鱼鱼体中的雪卡毒素、贝类中的石房蛤毒素等，除此之外，还包括动物食物贮存时产生的毒性物质，如鱼体不新鲜或腐败时所形成的组胺。

5. 有毒植物及其毒素

果仁中的有毒物质、苦杏仁及木薯中的氰苷类、粗制棉籽油中所含的毒棉酚、四季豆中的皂苷、鲜黄花菜中的类秋水仙碱、马铃薯在贮存时其芽眼处产生的龙葵素等。

6. 真菌毒素

包括黄曲霉毒素、伏马菌素、棕曲霉毒素、脱氧雪腐镰刀菌烯醇、雪腐镰刀菌烯醇、玉米赤霉烯醇、T-2 毒素以及展青霉毒素等。

（二） 化学性因素

（1） 农药、兽药（抗生素）残留。

（2） 不符合卫生要求的食品生产工具、容器、包装材料以及非法添加物。

（3） 有毒有害化学物如镉、铅、砷、偶氮化合物等。

（4） 食品加工中可能产生的有毒化学物质，如反复高温加热油脂产生的油脂聚合物。

（5） 烘烤或烟熏动物性食物产生的多环芳烃类。

（6） 食品腌渍过程中产生的亚硝酸盐等。

（三） 物理性因素

主要源于放射性物质的开采、冶炼、国防以及放射性核素在生产活动和科学实验中使用时，废弃物不合理的排放及意外性的泄漏，通过食物链污染食品，尤其是半衰期较长的 ^{90}SR 和 ^{137}Cs，以及半衰期较短的 ^{89}Sr、^{131}I、^{140}Ba 对家畜的污染在食物链中均有重要意义。

四、 食源性疾病的流行病学特点

掌握食源性疾病的流行病学特点，对于揭示食源性疾病的发病原因、提出和采取有效的预防控制措施有重要的意义。

1. 时间分布

大部分经食物传播的感染性疾病和某些非感染性疾病都具有一定季节性变化的特点。细菌性食物中毒的发病高峰期是每年的 5~10 月，毒蘑菇、鲜黄花菜中毒发生在春夏生长季节，霉变甘蔗中毒则主要发生在 2~5 月。

2. 空间分布

食源性疾病可能局限在某个特定的场所，如家庭、学校、机关、工厂、集体食堂等，也可能波及村庄、街道，规模大的可波及多个市县甚至影响一个或多个国家。食源性疾病的发生情况和主要类型在不同国家和地区会有所不同，如副溶血性弧菌食物中毒多发生在我国东南沿海省份，肉毒中毒主要发生在新疆等地区，霉变甘蔗中毒多见于北方地区，牛带绦虫病则多发生在有生食或半生食牛肉习俗的地区。

3. 人群分布

从食源性疾病的人群分布特征可以推测和确定高危人群和暴露因素，从中毒食品的来源、人群的饮食习惯等，可以推测和确定可能的致病因素。例如：1958 年新疆察布查尔县发生的"察布查尔病"就是通过分析比较当地锡伯族与其他民族不同的饮食习惯，经调查确定是由于食用一种叫"米送乎乎"的食品引起的肉毒中毒。

微生物性食物中毒多为集体爆发，非微生物性食物中毒则多为散发和爆发，如化学性食物中毒和某些有毒动植物食物中毒多以散发病例出现，各病例间在发病时间和地点上无明显联系，如毒蕈中毒、河豚中毒等。

五、 食源性疾病的预防

食源性疾病轻则引起腹痛、腹泻、呕吐等消化道症状，重则导致全身症状，甚至致人死亡。食源性疾病根据病原体分类，可分为细菌性、真菌性、病毒性、寄生虫性和化学性食源性疾病等；根据传播方式分类，又分为单纯性感染和传染性，感染和传染又分人兽共患感染、食物感染和人传人感染等；而根据发病特征还可以分为爆发、散发和流行。病原体、被污染食品、感染途径、感染方式和疾病名称更是有几十种，每种情况都不同，感染特性也不同，造成的危害更是各不相同。

WHO 为预防食源性疾病，于 2011 年提出了简单易用的《食品安全五大要点》（表 6-2）。这五大要点的核心内容是：保持清洁、生熟分开、加热彻底、食物保存于安全温度下和食用安全的原料及水。

表 6-2 食品安全五大要点

保持清洁	原　因
拿食品前要洗手，制备食品期间还要经常洗手	泥土、灰尘和水中以及动物和人身上经常存在着致病微生物。手上、抹布尤其是切肉砧板等用具上常携带这些微生物，经接触就可污染食物并造成食源性疾病
便后洗手	
清洁和消毒用于制备食品的所有设备和场所	
避免虫、鼠及其他动物进入厨房接近食物	
生熟分开	**原　因**
生的肉、禽和海产品要与其他食物分开	生的食物，尤其是肉、禽和海产品及其汁水，可含有致病微生物。在制备和贮存食物时会污染其他食物
处理生的食物要有专门的设备和用具	
使用器皿贮存食物以免生熟食物互相接触	
烧熟煮透	**原　因**
食物要彻底做熟，尤其是肉、禽、蛋和海产品	适当烹调能杀死几乎所有的致病微生物。烹调食物达到 70℃ 有助于确保食用安全。需要特别注意的食物包括肉馅、烤肉、大块的肉和整只禽类
汤或煲等食物要煮开并确保达到 70℃，最好使用温度计。肉类和禽类的汤水要变清，而不能是淡红色的	
煮熟再次加热要彻底	
保持食物的安全温度	**原　因**
熟食在室温下不得存放 2h 以上	如果室温贮存食物，微生物会迅速繁殖。保持温度在 5℃ 以下或 60℃ 以上，可使微生物生长速度迅速减慢或停止。有些微生物在 5℃ 以下仍可能生长
所有熟食和易腐烂的食物应及时冷藏	
热菜在食用前应保持温度（60℃ 以上）	
即使在冰箱里也不能过久贮存食物	
冷冻食品不要在室温下解冻	

续表

使用安全的原材料和水	原　因
使用安全的水	原材料，包括水和冰，可被致病微生物和化学污染物污染。受损和霉变的食物中会产生有毒物质。谨慎地选择原材料并采取简单的措施如清洗去皮，可减少危险
挑选新鲜和有益健康的食材和食物	
选择经过安全加工的食品，如经过消毒的乳	
水果和蔬菜要洗干净，尤其要生吃时	
不吃超过保质期的食物	

第二节　食物中毒

一、　食物中毒的概念

食物中毒（Food Poisoning）是指摄入含有生物性、化学性有毒有害物质的食品或把有毒有害物质当作食品摄入后所出现的非传染性的急性、亚急性疾病。按 WHO 食源性疾病定义，食物中毒属于急性（亚急性）食源性疾病，其他感染性食源性疾病属于慢性食源疾病。由于食物中毒不具人传人的特性，其流行曲线多为点源爆发。

食物中毒属于食源性疾病，是食源性疾病中最为常见的疾病。食物中毒不包括因暴饮暴食而引起的急性胃肠炎、食源性肠道传染病（如伤寒、霍乱）和寄生虫病（如旋毛虫病、囊虫病）、食物过敏，也不包括因一次大量或长期少量多次摄入某些有毒、有害物质而引起的以慢性损害为主要特征（如致癌、致畸、致突变）的疾病。

引起食物中毒的食品有：被致病菌、毒素及有毒化学品污染的食品；贮存条件不当，在贮存过程中产生有毒物质的食品，如发芽的马铃薯、霉变粮食等；外观与食物相似而本身含有有毒物质，而加工、烹调不当未能将毒物去除的食品，如河豚等。

二、　食物中毒的发病特点

食物中毒发生的原因各不相同，但发病具有如下共同特点：

①发病潜伏期短，来势剧烈，呈爆发性，短时间内可能有多数发病；

②发病与食物有关，病人有食用同一有毒食物史，流行波及范围与有毒食物供应范围相一致，停止该食物供应后，流行终止；具有明显的地区性、季节性；

③中毒病人临床表现基本相似，以恶心、呕吐、腹痛、腹泻等胃肠道症状为主；

④一般情况下，人与人之间无直接传染。发病曲线呈突然上升之后又迅速下降的趋势，无传染病流行时的余波。

三、　食物中毒的流行病学特点

1. 发病的季节性特点

食物中毒发生的季节性与食物中毒的种类有关，如细菌性食物中毒主要发生在 5~10 月，毒蘑菇、鲜黄花菜中毒易发于春夏生长季节，霉变甘蔗中毒主要发生于 2~5 月，化学性食物中毒全年均可发生。

2. 发病的地区性

绝大多数食源性疾病的发生有明显的地区性，如我国东南沿海省市区多发生副溶血性弧菌食物中毒，肉毒中毒主要发生在新疆等地区，霉变甘蔗中毒多见于北方地区，农药污染食品引起的中毒多发生在农村地区等。但由于近年来食品的快速配送，食物中毒发病的地区特点越来越不明显。

3. 导致食物中毒原因的分布

在我国引起食物中毒的原因分别不同年份均略有不同，根据近年来卫生部办公厅关于全国食品中的时间情况的通报资料，2008—2010 年，微生物引起的食物中毒事件报告起数和中毒人数最多，2010 年分别占 36.8% 和 62.1%，其次为有毒动植物引起的食物中毒，再次为化学性食物中毒。

4. 食物中毒发生场所分布

食物中毒发生的场所多见于集体食堂、饮食服务单位和家庭。近年来，发生在家庭的食物中毒事件报告起数和死亡人数均最多，卫生部关于全国食物中毒事件情况的通报显示：2013 年发生在家庭的食物中毒起数占总数的 53.3%，死亡人数占 87.2%。

5. 食物中毒病死率

食物中毒的病死率较低。2013 年，国家卫生计生委办公厅通过突发公共卫生事件网络直报系统共收到全国食物中毒类突发公共卫生事件报告 152 起，中毒 5559 人，死亡 109 人，病死率约为 2.0%。食物中毒事件报告起数和死亡人数以有毒动植物及毒蘑菇引起的食物中毒最多，死亡人数为 79 人，分别占死亡总数的 40.1% 和 72.5%；化学性食物中毒为 262 人，死亡人数为 26 人，病死率 9.9%；微生物食物中毒的人数为 3359 人，死亡人数为 1 人，病死率较低。

四、　食物中毒的分类

按病原物分类，一般可将食物中毒分为细菌性食物中毒、真菌及其毒素食物中毒、动物性食物中毒、植物性食物中毒、化学性食物中毒五类。

（一）　细菌性食物中毒

细菌性食物中毒是指因摄入大量致病活菌和（或）其有毒代谢产物污染的食品而引起的以急性胃肠炎和相应中毒表现为主要症状的疾病。细菌性食物中毒是食物中毒中最多见的一类，发病率通常较高，但病死率较低。我国导致细菌性食物中毒的微生物以沙门氏菌、变形杆菌和金黄色葡萄球菌较为常见，其次为副溶血性弧菌、蜡样芽孢杆菌等。

1. 沙门氏菌引起的食物中毒

沙门氏菌属属于肠杆菌科，是一大群寄生于人和动物肠道的革兰氏阴性菌，无芽孢，无荚膜，兼性厌氧。沙门氏菌食物中毒仍然是最严重的食源性疾病，1985 年以来，欧、美、日等地的沙门氏菌中毒病例均大幅增加。该菌属种类繁多，迄今已发现约 2000 个以上的血清型，在我国已发现 100 多个血清型。

（1）中毒的临床表现　沙门氏菌食物中毒潜伏期一般为 12~48h，短者为 6~8h，超过 72h 者不多见。潜伏期越短，病情越重。中毒开始时表现为头痛、恶心、食欲不振，然后出现呕吐、腹痛、腹泻。腹泻一日可数次至十余次，主要为水样便，少数带有黏液或血。一般3~5d内迅速减轻，病死率约为1%。按其临床特点分为胃肠炎型、类霍乱型、类伤寒型、类感冒型、败血症型5种类型，以胃肠型最为常见。

（2）预防　主要是根据细菌性食物中毒发生的原因和条件，采取针对性措施。

①防止食物被沙门氏菌污染：引起沙门氏菌食物中毒的食品主要是动物性食品，尤其是肉类食品。防止肉类被沙门氏菌污染的措施：第一，必须严格防止携带沙门氏菌的肉类食物，包括急宰或病死的患原发性沙门氏菌病或继发性沙门氏菌病的畜、禽和内脏流入市场。第二，在屠宰健康家畜、家禽时应严格遵守卫生要求，避免肉尸受到带菌皮毛、粪便、污水、容器等的污染。第三，食品在贮藏、运输、加工、烹调或销售的各个环节应加强卫生管理，防止生熟交叉污染和食物从业人员携带病菌者对熟食的污染。

因此，应加强对食品企业的卫生监督，特别是加强肉联厂宰前和宰后的卫生检验。认真执行 GB/T 17236—2019《畜禽屠宰操作规程　生猪》、GB/T 17237—2008《畜类屠宰加工通用技术条件》、GB/T 19479—2019《畜禽屠宰良好操作规范　生猪》和 GB/T 17996—1999《生猪屠宰产品品质检验规程》等国家标准。

②控制食品中沙门氏菌的生长繁殖：沙门氏菌最适生长温度为37℃，但在20℃左右就能大量繁殖，可见低温贮存食品是控制沙门氏菌繁殖的重要措施。因此，食品工业、集体食堂、食品销售网点均应配置冷藏设备，并按食品低温贮藏的卫生要求贮存食品。

③使用前彻底杀灭沙门氏菌：加热杀死致病菌是防止食物中毒的重要措施，肉类食品中沙门氏菌加热灭菌的效果与加热温度、持续时间、加热方式、肉块体积大小、沙门氏菌的分型以及污染程度等多种因素有关。为彻底杀灭肉类中可能存在的各种沙门氏菌并灭活其毒素，应使肉块深部的温度至少达到80℃，并持续12min。因此，加热肉块重量应不超过2kg，肉块厚度不超过8cm，持续煮沸2.5~3h；蛋类应煮沸8~10min。

2. 变形杆菌引起的食物中毒

变形杆菌（*Proteus*）属肠杆菌科，为革兰氏阴性菌。主要包括普通变形杆菌、奇异变形杆菌、莫根变形杆菌、雷极变形杆菌和无恒变形杆菌。其中前三种都能引起食物中毒，无恒变形杆菌能引起婴儿夏季腹泻，莫根变形杆菌与组胺中毒有关。

变形杆菌在自然界分布广泛，在土壤、污水和垃圾中可以检出，变形杆菌食物中毒是我国最常见的食物中毒之一。

（1）中毒的临床表现　变形杆菌食物中毒主要是感染性的。该食物中毒的潜伏期一般为5~8h，短者1~3h，长者60h。主要表现为腹部绞痛和急性腹泻为主，有的伴以恶心、呕吐、头痛、发热，体温一般在38~39℃。病程较短，一般1~3d可恢复，很少死亡。预后良好。变形杆菌食物中毒发病率一般为50%~80%，其高低随食物污染程度和进食者健康状况而有所不同。

（2）预防　变形杆菌属食物中毒的预防除抓住防止污染、控制繁殖和食前彻底加热杀灭病原菌三个主要环节外，还应控制人类带菌者对食物的污染及生、熟食品的交叉污染。为此，食品企业、饮食企业应建立严格的卫生管理制度，搞好食品卫生，从业人员应定期进行身体健康检查，带菌者不得从事相关工作。

3. 葡萄球菌引起的食物中毒

葡萄球菌在空气、土壤、水、粪便、污水及食物中广泛存在，主要来源于动物及人的鼻腔、咽喉，皮肤、头发及化脓性病灶。

（1）中毒的临床表现　葡萄球菌食物中毒主要由肠毒素引起，肠毒素作用于腹部内脏，经过神经传导，刺激延髓的呕吐中枢导致以呕吐为主要症状的食物中毒。其特征为起病急，潜伏期短，一般 2~3h，多在 4h 内发病。主要症状为恶心，剧烈地反复呕吐、腹痛等胃肠道症状，腹泻较少或较轻。全身症状可有头痛、乏力、出冷汗等，体温一般正常。预后良好，死亡率一般为 0，发病率约为 31%。

葡萄球菌肠毒素食物中毒一般病程较短，1~2h 可恢复，预后一般良好，发病率约为 30%。儿童对肠毒素比成人更为敏感，故发病率较成人高，病情也较成人重。

（2）预防　包括防止葡萄球菌的污染和防止其肠毒素的形成：①防止带菌人群对各种食品的污染，定期对生产加工人员手部消毒，进行健康检查，患有局部化脓性感染、上呼吸道感染者应暂时调离工作；②防止患病乳畜对乳的污染，定期随乳畜进行健康检查，患乳腺炎的病畜乳不能食用。健康乳牛的乳在挤出后要及时过滤，并迅速冷却至 10℃ 以下保存，以抑制细菌繁殖和肠毒素形成。此外，乳制品应以消毒乳为原料；③畜、禽局部化脓性感染时，其肉尸应按病畜、病禽处理，将病变部位除去后，按条件可食肉经高温处理后供加工熟制品用；④防止毒素的形成，控制食品温度，保持食品在低温、通风良好的条件下贮存，不仅可防止葡萄球菌的生长繁殖，也是防止毒素形成的重要条件，而且食品的放置时间最好不要超过 6h，尤其是夏、秋季；⑤食用前要彻底加热；⑥加强卫生管理，防止交叉污染，要科学设计工艺流程，防止在生产过程中生熟交叉污染，对食品车间、食品用具等经常消毒，防止在包装、运输和贮存过程中被葡萄球菌污染。

4. 副溶血性弧菌引起的食物中毒

副溶血性弧菌（*Vibro Parahaemolyticus*）又称致病性嗜盐菌、肠炎弧菌。1950 年日本大阪发生沙丁鱼食物中毒事件，患者 120 人，其中死亡 20 人。1955 年我国潼川有患者的粪便中也分离到该菌。副溶血性弧菌是一种嗜盐菌，常呈弧形、杆状、丝状等多种形态，为革兰氏阴性无芽孢的兼性厌氧菌，存在于近岸海水、海底沉积物和鱼、贝类等海产品中。副溶血性弧菌食物中毒是我国沿海地区最常见的一种食物中毒。

（1）中毒的临床表现　副溶血性弧菌食物中毒发生的原因主要是由于大量活菌进入肠道引起，也可由其产生的耐热性溶血毒素引起。中毒的特征：发病急，潜伏期一般 11~18h，短者 4~6h，长者 36h，潜伏期短者病情较重。主要症状为腹痛、腹泻（大部分为水样便，重者为黏液便和黏血便）、恶心、呕吐、体温一般在 37~38℃，其次尚有头痛、发汗、口渴等症状。

副溶血性弧菌食物中毒预后一般良好，大部分病人发病后 2~3d 恢复正常，少数严重病人由于休克、昏迷而死亡。发病率为 35%~90%。近年来，国内报道的副溶血性弧菌食物中毒临床表现不一，除典型的外，还有胃肠炎型、菌痢型、中毒性休克型和少见的慢性肠炎型。

（2）预防　副溶血性弧菌食物中毒的预防和沙门氏菌食物中毒基本相同。此外，对水产品的烹调要格外注意，应烧熟煮透，切勿生食；对于生食水产品（如海蜇），需用 40% 盐水（饱和盐水）浸渍保藏，食用前用清水反复清洗或洗净后用食醋拌渍。

5. 蜡样芽孢杆菌引起的食物中毒

蜡样芽孢杆菌（*Bacillus Cereus*）为革兰氏阳性、需氧的芽孢杆菌，能在厌氧的条件下生长，是条件致病菌。该菌是近年来引起食物中毒呈上升趋势的一种细菌。2005 年 12 月 29 日韩国官方公告辣白菜等实施蜡样芽孢杆菌检测，标准为 10000CFU/g。

（1）中毒的临床表现　蜡样芽孢杆菌食物中毒是由于食物中含有大量活菌和该菌产生的肠毒素引起的。中毒的症状有两种类型：①呕吐型。潜伏期一般为 0.5～5h，以恶心、呕吐、腹痛为主，并有头晕、四肢无力、口干、寒战等症状。腹泻少见。病程多为 8～10h，长者为 1d。国内报道的本菌食物中毒多为此型。②腹泻型。潜伏期较长，一般为 8～16h，主要表现为腹痛、腹泻、水样便。可有轻度恶心，但呕吐罕见。一般无发热，病程 16～36h。

本菌食物中毒发病率较高，一般为 60%～100%，预后良好，无死亡。

（2）预防　食物加工过程中必须严格执行良好生产工艺与卫生规范，以降低本菌的污染率和污染量；高温杀菌或适当的冷藏可以控制蜡样芽孢杆菌的繁殖；肉类、乳类、剩饭等熟食品必须在低温下（10℃以下）短时贮存，且食用前彻底加热，一般应加热 100℃，20min。

另外还有大肠埃希氏菌食物中毒、肉毒梭菌食物中毒等类型。

（二）　真菌及其毒素食物中毒

真菌及其毒素食物中毒是指食用被真菌及其毒素污染的食物而引起的食物中毒。中毒发生主要由被真菌污染的食品引起，用一般烹调方法加热处理不能破坏食品中的真菌毒素，发病率较高，死亡率也较高，发病的季节性及地区性均较明显，如霉变甘蔗中毒常见于初春的北方。真菌及其毒素食物中毒主要包括赤霉病麦中毒、霉变甘蔗中毒、霉变甘薯中毒、麦角中毒。

1. 霉变甘蔗中毒

霉变甘蔗中毒是指食用了保存不当而霉变的甘蔗引起的食物中毒。如我国研究人员从变质甘蔗及中毒变质甘蔗中分离到的节菱孢能产生 3-硝基丙酸，导致中毒发生。霉变甘蔗的质地较软，瓤部的色泽比正常甘蔗深，一般呈浅棕色，闻之有霉味，其中含有大量的有毒真菌及其毒素，对神经系统和消化系统有较大的损害。

（1）中毒的临床表现　霉变甘蔗中毒的潜伏期较短，多在 10min～17h，一般为 2～8h，而最短的仅十几分钟即可发病。症状出现越早，提示病情越重，预后越不良。中毒症状最初表现为一时性的消化道功能紊乱，包括恶心、呕吐、腹痛、腹泻等症状。随后出现神经系统症状如头晕、头痛、复视或患视、眩晕至不能睁眼或无法站立。24h 后恢复健康，不留后遗症。较重者呕吐频繁剧烈，有黑便、血尿及精神恍惚、阵发性抽搐、两眼球偏向一侧凝视（大多向上）、瞳孔散大、手呈鸡爪状、四肢强直、牙关禁闭、出汗流涎、意识丧失，进而昏迷不醒。其他如体温、心肺、肝、眼底检查，血、尿、大便常规化验，脑脊液化验均未见异常。严重者可在 1～3d 内死于呼吸衰竭，病死率一般在 10% 以下，高者达 50%～100%。重症及死亡者多为儿童。重症幸存者中则多留有严重的神经系统后遗症，如痉挛性瘫痪、语言障碍、吞咽困难、眼睛同向偏视、身体蜷曲状、四肢强直等，少有恢复而导致终身残疾。

霉变甘蔗中毒一般临床上可分为 4 型：

①轻微型：以胃肠症状为主，变现为恶心、呕吐，少有腹痛、腹泻。一般于 1～2d 内恢复；

②中型：除胃肠症状以外，以中枢神经系统障碍为主。表现为阵发性抽搐、意识障碍、双眼向上凝视、四肢瘫痪、肌张力增高、颈强直、病理反射阳性，本型多在 1～2 周内趋向稳定，并逐渐恢复，但常留有后遗症；

③重型：主要表现为昏迷程度加深，难以控制的癫痫样发作，后期呈去皮状态。本型常致终身残疾；

④极重型：潜伏期短（多在 1h 内），癫痫样持续状态难以控制，深度昏迷，1~3d 内死亡。

对于霉变甘蔗中毒，目前尚无有效的治疗方法，一旦发现中毒，应尽快送医院救治，进行洗胃、灌肠、导泻以促进排出吸收的毒物。后续治疗以吸氧、脱水剂、脑细胞营养药、维生素 C、输液、利尿等减少毒素的吸收，保护肝、脑、肾功能为主，控制抽搐发作及防止并发症。恢复期可给予脑康复、抗癫痫药及加强肢体功能锻炼等。

（2）预防

①甘蔗成熟后再收割，收割后防冻；

②贮存及运输过程中要防冻、防伤，防治霉菌污染繁殖；贮存期不宜太长，而且要定期对甘蔗进行检查，发现霉变甘蔗立即销毁；

③加强食品卫生监督检查，严禁出售霉变甘蔗，也不能将霉变甘蔗加工成鲜蔗汁出售；

④食用甘蔗前仔细检查，学会辨认变质甘蔗；

⑤宣传变质甘蔗中毒的危害，使广大消费者提高警惕，以减少或杜绝中毒的发生。

2. 赤霉病麦中毒

感染赤霉病的小麦即赤霉病麦，又称昏迷麦。麦类、玉米等谷物被镰刀菌菌种引起的赤霉病是一种世界性病害，谷物赤霉病的流行除造成严重减产外，谷物中存留镰刀菌的有毒代谢产物，可引起人畜中毒。

（1）中毒的临床表现　赤霉病麦食物中毒的特点：起病急、症状轻、病程短，可自愈。潜伏期短者 10~15min，长者 4~7h，一般 0.5~1h。主要症状有：初起胃部不适，恶心，随后伴有明显的呕吐、头晕、头痛、无力、膨胀、腹痛、腹泻等症状。中毒轻者一般在呕吐过后 2h 左右恢复正常，但仍有全身不适、乏力。老、幼、体弱者或进食量大者，症状较重，可有四肢酸软、心悸、呼吸加快、颜面潮红、步态不稳等症状，形似醉酒，故称"醉谷病"。部分病人体温、脉搏略有升高。症状一般在 1d 左右，慢的一周左右自行消失，预后良好。死亡病例尚未发现。一般无须治疗可治愈，严重呕吐者可补液。本中毒的发病率为 33%~79%。

（2）预防　预防赤霉变麦中毒的关键在于预防麦类、玉米等谷物受到霉菌的污染和产毒。主要措施有：

①防止污染：加强田间和贮藏期的防菌措施，包括选用抗霉品种；降低田间水位，改善田间小气候；使用高效、低毒、低残留的杀菌剂；及时脱粒、晾晒，降低谷物水分含量，控制在 11%~13%；推广抗赤霉病的谷物品种，收获后及时脱落，晒干或烘干并贮存于干燥、通风场所。

②降低或除去赤霉病粒及毒素：由于病麦较轻，可用风选和水选将病麦与正常麦粒分开以分离病麦；也可将正常麦粒与病麦混合，使病麦稀释，降低病麦比例，病麦检出率下降至 1% 以下；病麦毒素多集中于麦粒外层，经适当加工磨去部分外层，可降低毒素含量；赤霉病麦毒素对热稳定，一般的加工方法不能破坏它，可将病麦做成发酵食品，如醋、酱油；凡发生了赤霉病的小麦皆暂停食用，禁止收购入仓。

③加强宣传，普及预防知识。

④制定粮食中毒素的限量标准，加强粮食的卫生管理。

3. 霉变甘薯中毒（黑斑病甘薯中毒）

甘薯（又称红薯、甜薯、地瓜等）可因霉菌作用而引起表面出现黑褐色斑块，变苦、变硬等，成为黑斑病，食用黑斑病甘薯可引起人畜中毒。

（1）中毒的临床表现　霉变甘薯中毒的潜伏期较长，一般在食后 24h 发病。潜伏期为 1~24h。主要表现为：轻者头晕、头痛、恶心、呕吐、腹痛、腹泻；重者除上述症状以外，同时会有多次呕吐、腹泻，并有发热、肌肉颤抖、心悸、呼吸困难、视物模糊、瞳孔扩大，甚至可有休克、昏迷、瘫痪等症状，乃至死亡。初期呼吸快而浅表，以后频率降低但加深，出现呼吸困难。造成肺间质气肿；心脏冠状沟有点状出血；胃肠黏膜出血、坏死；肝脏肿大，肝实质点状出血等。

霉变甘薯中毒没有特殊疗法，治疗原则是采取急救措施和对症治疗。急救措施是催吐、洗胃、导泄，以减少毒素的吸收。对症治疗主要是补液，纠正胃肠炎症状和神经系统症状。

（2）预防　主要是防止甘薯被霉菌污染，在收获、运输和贮存过程中防止甘薯受伤，在贮存过程中要保持较低的温度和湿度。要会识别并且不食用霉变甘薯，霉变甘薯的表面有圆形或不规则的黑褐色斑块，薯肉变硬，具有苦味、药味。霉变甘薯生吃、熟食或做成薯干食用均可造成中毒。只有轻微霉变的甘薯可去掉霉变部分的薯皮、薯肉，浸泡煮熟后少量食用。

4. 麦角中毒

早在 17 世纪中叶，人们就认识到食用含有麦角的谷物可引起中毒，即麦角中毒。麦角是麦角菌（*Clauiceps Prupurea*）侵入谷壳内形成的黑色和轻微弯曲的菌核，菌核是麦角菌的休眠体。易受麦角菌侵染的谷物主要是黑麦，其次为小麦、大麦、谷子，还有水稻、玉米、燕麦、高粱等。在收获季节如遇到潮湿和温暖的天气，谷物很容易受到麦角菌的侵染。因此麦角中毒常发生在多雨的年份。

（1）中毒的临床表现　麦角中毒可分为两类，即坏疽性麦角中毒和痉挛性麦角中毒。坏疽性麦角中毒的症状包括剧烈疼痛、肢端感染和肢体出现焦灼和发黑等坏疽症状，严重时可出现断肢。痉挛性麦角中毒的症状是神经失调、出现麻木、失明、瘫痪和痉挛等。

急性中毒，毒素直接刺激胃肠黏膜引起胃肠炎，伴有腹痛、腹泻、呕吐等症状，并会侵害中枢神经系统，使人体兴奋。中枢神经损害导致全身不适、蚁走感、眩晕、听觉、视觉、感觉迟钝，言语不清、呼吸困难、肌肉痉挛、昏迷、体温下降、血压上升等。由于麦角毒素具有强烈的收缩血管作用，可使子宫和血管平滑肌发生痉挛性收缩，使血压上升，心跳减慢，还可导致肢体坏死、孕妇会引起流产。重度严重者往往死于心力衰竭。

慢性中毒，不仅血管平滑肌发生痉挛性收缩，血管内膜也受到损害而引起血流停滞、血栓形成，致使血管完全闭塞，导致末梢组织发生坏疽。

（2）预防

①消除粮谷中的麦角，可用机械净化法或 25% 食盐水浮漂选出麦角；也可以将饲料放置在阳光下暴晒或用紫外线灯照射，可减弱麦角毒性。

②规定谷物及面粉中麦角的限量标准，不得超过 0.1g/kg。

③检验面粉中是否含有麦角生物碱，按 GB/T 5009.36—2003《粮食卫生标准的分析方法》中 4.14（麦角）的规定进行检验。

（三） 动物性食物中毒

动物性食物中毒指食用本身含有有毒成分的动物食品而引起的食物中毒。发病率及病死率较高。引起动物性食物中毒的食品主要有两种：①将天然含有有毒成分的动物当作食品，如河豚中毒；②在一定条件下产生大量有毒成分的动物性食品，如鱼类贮存不当，导致组胺中毒。

1. 河豚中毒

河豚是暖水性海洋底栖鱼类，属无鳞鱼的一种，在我国各大海区均有分布。目前大约 80 种河豚已知含有或怀疑含有河豚毒素（Tetrodotoxin，TTX），但不同品种的河豚毒素含量差异很大。该毒素在卵巢、肝脏等部位含量较高，卵巢中含量随着季节变化而有不同，每年春节为河豚卵巢发育期，毒素含量最高。河豚毒素是一种毒性强烈的非蛋白类神经毒素，对热稳定，盐腌或日晒均不能使其破坏，只有在高温加热 30min 以上或在碱性条件下才能被分解。河豚毒素中毒主要发生在日本、东南亚各国和我国。

（1）中毒的临床表现　河豚毒素极易从胃肠道吸收，也可从口腔黏膜吸收，因此，中毒的特点是发病急速而剧烈，潜伏期很短，10~30min 即可发病。发病急，来势凶猛。初有恶心、呕吐、腹痛等胃肠症状，口渴，唇、舌、指尖等发麻，随后发展到感觉消失，四肢麻痹，共济失调，全身瘫痪，可出现语言不清、瞳孔散大和体温下降。重症者因呼吸衰竭而死。死亡率 40%~60%。

（2）预防　预防河豚中毒应从渔业产销上严加控制，同时也应向群众反复宣传：①凡在渔业生产中捕获的河豚均应送交水产收购部门并送指定单位处理，新鲜河豚不得进入市场；②经批准加工河豚鱼的单位，必须严格按照规定由专业人员进行"三去"加工，即去头、去脏、去皮；洗净血污，再盐腌晒干；③产销加工单位在存放、调运河豚等过程必须妥善保管，严防流失；④加强卫生宣传，防止误食。

2. 有毒贝类中毒

有毒贝类中毒是由于食用某些贝类如贻贝、蛤贝、螺类、牡蛎等引起，几乎全球沿海地区都有过此类中毒的报道，中毒特点为神经麻痹，故称麻痹性贝类中毒。目前已从贝类中分离出 18 种毒素，根据基因相似性将其分为 4 类：石房蛤毒素、新石房蛤毒素、漆沟藻毒素及脱氨甲酰基石房蛤毒素。

贝类中毒和河豚中毒一样，没有特效的解毒剂，死亡率高，危害性极大。

（1）中毒的临床表现　贝类中含有的毒素不同，中毒表现也各异，一般有以下三种类型：

①神经型：又称麻痹性贝类中毒，引发中毒的贝类有贻贝、扇贝、蛤仔、东风螺等，有毒成分主要是蛤蚌毒素。潜伏期 5min~4h，一般为 0.5~3h。早期有唇、舌、手指麻木感，进而四肢末端和颈部麻痹，直至运动麻痹、步态蹒跚，并伴有发音障碍、流涎、头痛、口渴、恶心、呕吐等，严重者因呼吸麻痹而死亡。

②肝型：引起中毒的贝类有蛤仔、巨牡蛎等，有毒部分为肝脏。潜伏期 12h~7d，一般 24~48h。初期有胃部不适、恶心、呕吐、腹痛、疲倦，也可有微热，类似轻度感冒。皮肤还常可见粟粒大小的出血斑，红色或暗红色，多见于肩胛部、胸部、上臂、下肢等。重者甚至发生急性肝萎缩、意识障碍或昏睡状态，预后不良，多有死亡发生。

③日光性皮炎型：由于吃了泥螺而引起的，潜伏期 1~14d，一般 3d。初起面部和四肢的

暴露部位出现红肿，并有灼热、疼痛、发痒、发胀、麻木等感觉。后期可出现瘀血斑、水疱和血疱，破后引发感染。可伴有发热、头痛、食欲不振。

（2）预防

①建立疫情报告及定期监测制度：监测、预报海藻生长情况。根据赤潮发生地域和时期的规律性对海贝类产品中的麻痹性贝类毒素（PSP）含量进行监测。

②规定贝肉 PSP 限量。

③做好卫生宣传工作：针对 PSP 耐热、水溶及在贝体内脏部分积聚较多等特点，指导群众安全的食用方法。

3. 鱼类引起的组胺中毒

鱼类引起组胺（Histamine）中毒主要原因是食用了某些不新鲜的鱼类（含有较多的组胺），同时也与个人体质的过敏性有关，组胺中毒是一种过敏性食物中毒。

（1）中毒的临床表现 组胺中毒特点为发病快、症状轻、恢复快。潜伏期一般为 0.5~1h，短者只有 5min，主要表现为面部、胸部及全身皮肤潮红、刺痛、灼伤感、眼结膜充血，并伴有头痛、头晕、心跳加速、胸闷、呼吸急速、血压下降，有时可有荨麻疹，个别出现哮喘。体温正常。一般多在 1~2d 恢复健康，预后良好，未见死亡。

（2）预防措施

①防止鱼类腐败变质：在鱼类生产、贮存和销售等各环节进行冷冻冷藏，保持鱼体新鲜，并减少污染途径。

②加强对青皮红肉鱼类中组胺含量的监测：凡含量超过 40mg/100g 者不得上市销售，同批鱼货应改为盐腌加工，使组胺含量降低至安全限量以下时才能上市。

③做好群众的宣传工作：消费者购买青皮红肉鱼类时要注意其鲜度质量，并及时烹调。

此外还有鱼胆中毒、动物甲状腺中毒、动物肝脏中毒、雪卡鱼中毒、有毒蜂蜜中毒等其他动物性食物中毒。

（四） 植物性食物中毒

植物性食物中毒是指食用本身含有有毒成分或由于贮藏不当产生了有毒成分的植物食品引起的食物中毒，如含氰苷果仁、木薯、豆菜、毒蕈等引起的食物中毒。发病特点因引起中毒的食品种类而异，如毒蕈中毒多见于暖湿季节及丘陵地区，病死率较高。

1. 毒蕈中毒

蕈类通常称为蘑菇，属于真菌植物。我国有可食用蕈 300 多种，毒蕈 80 多种，其中含剧毒能对人致死的有 10 多种。毒蕈（Toxic Mushroom）与可食用蕈不易区别，常因误食而中毒。

（1）中毒的临床表现 毒蕈种类繁多，其有毒成分和中毒症状各不相同。因此，根据所含有毒成分的临床表现，一般可分为以下几个类型。

①胃肠毒型：胃肠毒型是因误食含有肠毒素的毒蕈引起的，主要刺激胃肠道，引起胃肠道炎症反应。中毒的潜伏期比较短，一般 0.5~6h。主要症状为剧烈地腹痛、腹泻、恶心、呕吐、体温不高。病程短（2~3d），一般经过适当对症处理可迅速恢复，死亡率低。引起此型中毒的毒蕈代表为黑伞蕈属和乳菇属的某些蕈种，毒素可能为类树脂物质。

②神经、精神型：这种类型是因为误食毒蝇伞、豹斑毒伞等毒蕈引起的。导致此型中毒的毒蕈中含有引起神经精神症状的毒素。此型中毒潜伏期为 1~6h。临床表现除有胃肠症状

外，还有副交感神经兴奋症状，如多汗、流涎、流泪、大汗、瞳孔缩小、脉搏缓慢等，少数病情严重者可出现谵妄、精神错乱、幻视、幻听、狂笑、动作不稳、意识障碍等症状，也可有瞳孔散大、心跳过速、血压升高、体温上升等症状。如果误食牛肝蕈属中的某些毒蕈中毒时，还有特有的"小人国幻觉"，患者可见一尺高、穿着鲜艳的小人在眼前跑动。经及时救治后，症状可迅速缓解，病程 1~2d，死亡率极低。

③溶血型：此型中毒是因为误食鹿花蕈等引起的。其毒素为鹿花毒素，属甲基联氨化合物，有剧烈的溶血作用，可使红细胞遭到破坏，引起贫血、黄疸、血尿、肝脏肿大，严重的有生命危险。此毒素具有挥发性，对碱不稳定，可溶于热水。此类中毒潜伏期一般为 6~12h，多于胃肠炎症状后出现溶血性黄疸、肝脾肿大，少数病人出现蛋白尿，又是溶血后有肾脏损害。严重中毒病例可因肝、肾功能受损和心衰而死亡。

④肝脏损害型：此型中毒最为严重，可损害人的肝、肾、心脏和神经系统。主要是因误食毒伞、白毒伞、鳞柄毒伞等所引起。有毒成分主要为毒肽类和毒伞肽类，存在于毒伞蕈属、褐鳞小伞蕈及秋生盔孢伞蕈中。此类毒素剧烈，对人致死量为 0.1mg/kg 体重，可使体内大部分器官发生细胞变性。食用含此毒素的 50g 新鲜蘑菇即可使成人致死，几乎无一例外。发生中毒如不及时抢救，死亡率可高达 50%~60%，其中，毒伞蕈属中毒，死亡率可达 90%。

⑤光过敏性皮炎型：因误食胶陀螺（猪嘴蘑）引起，可出现类似日光性皮炎的症状。中毒时身体裸露部位如颜面出现肿胀、疼痛，特别是嘴唇肿胀、外翻，形如猪嘴唇，还有指尖疼痛、指甲根部出血等症状。

（2）预防

①广泛宣传毒蕈中毒的危险性，有组织地采集毒蕈类，在采菇时应由有经验的人指导，不采不认识的或未吃过的蘑菇，特别是要教育儿童。

②提高鉴别毒蕈的能力，熟悉和掌握各种毒蕈的形态特征和内部结构，再根据当地群众的经验来鉴别有毒蕈类，防止误食中毒。

③有毒野生菇（菌）类常具有以下特征：色泽鲜艳度高；伞形等菇（菌）表面呈鱼鳞状；菇柄上有环状突起物；菇柄底部有不规则突起物；野生菇（菌）采下或受损，其受损部流出乳汁。可根据这些特征进行排除。

2. 发芽马铃薯中毒

马铃薯又称土豆，山药蛋等。马铃薯中含有龙葵素，马铃薯的龙葵素含量随着品种和季节的不同而有所不同，新鲜组织含量一般 20~100mg/kg，一般不会使人中毒。马铃薯发芽、表皮变青或贮存不当出现黑斑和光照时，龙葵素含量会大大提高，而一般人只要进食 200~400mg 龙葵素就会引起中毒。

（1）中毒的临床表现　潜伏期一般 1~12h。先有咽喉抓痒及烧灼感，上腹部烧灼感或疼痛，其后出现胃肠炎症状。此外可有头晕、头痛、瞳孔散大、耳鸣等症状，严重者出现抽搐，可因呼吸麻痹而死亡。

（2）预防

①改善马铃薯的贮存条件。马铃薯宜贮存于无直射阳光照射、通风、干燥的阴凉处，可以防止发芽、变绿。近年来采用辐射处理马铃薯以抑制发芽获得了满意的效果；

②对已发芽的马铃薯食用时应去皮、去芽、挖去芽周围组织，经充分加热后食用。因龙葵素遇醋易分解，故烹调时加些食醋，可加速龙葵素的破坏。发芽多者或皮肉变黑绿者不能食用。

3. 含氰苷类食物中毒

含氰苷类食物中毒是指因食用苦杏仁、桃仁、李子仁、枇杷仁、樱桃仁、木薯等含氰苷类食物引起的食物中毒。

（1）中毒的临床表现　苦杏仁中毒者的体温一般正常，中毒的潜伏期为 0.5~12h，病程为数小时或 1~2d。主要症状为口中苦涩、流涎、头晕、头痛、恶心、呕吐、心悸、四肢无力等；重者胸闷、呼吸困难，呼吸时有时可嗅到苦杏仁味；严重者意识不清、呼吸微弱、昏迷、四肢冰冷，常发生尖叫；随后意识丧失、瞳孔散大、对光反射消失、牙关紧闭、全身阵发性痉挛，最后因呼吸麻痹和心跳停止而死亡。此外，也有引起多发性神经炎的。

木薯中毒的潜伏期稍长些，一般 6~9h。临床症状和苦杏仁的中毒表现相似。

（2）预防

①加强宣传教育工作，尤其是向儿童宣传苦杏仁中毒的知识，不吃苦杏仁、李子仁、桃仁等；

②合理的加工及食用方法。氰苷有较好的水溶性，水浸可除去含氰苷食物的大部分毒性。类似杏仁的和核仁类食物在食用前均需较长时间浸泡和晾晒，充分加热，使其失去毒性。不生食木薯且食用木薯前必须去皮（木薯所含氰苷 90%存于皮中），洗涤切片后加大量水于敞锅中煮熟，换水再煮一次或用水浸泡 16h 以上弃去汤、水后食用。尽管如此，木薯中仍含有一定量的氰苷物。因此，不能空腹吃木薯且一次不能吃太多，老、幼、体弱者及孕妇均不宜食用；

③用苦杏仁做药物治疗小儿咳嗽时，不能自行下药，要遵医嘱，且必须经过去毒处理后方可食用；

④推广含氰苷低的木薯品种。

此外，还有菜豆中毒、曼陀罗中毒、桐油中毒、鲜黄花菜中毒、白果中毒等其他植物性食物中毒。

（五）　化学性食物中毒

化学性食物中毒是指食用含有化学性有毒物质的食品引起的食物中毒。发病的季节性、地区性均不明显，但发病率和病死率较高，如有机磷农药、鼠药、某些金属或类金属化合物、亚硝酸盐引起的食物中毒。

1. 砷化合物中毒

砷的化合物一般含有剧毒，常见的有三氧化二砷（通常称为砒霜、白砒或红、白信石）、砷酸钙、亚砷酸钠、砷酸铅等。引起中毒的原因主要有误食含砷的毒鼠、灭螺、杀虫药，以及被此类杀虫药刚喷洒过的瓜果和蔬菜，毒死的禽、畜肉类等。

（1）中毒的临床表现　砷化合物中毒的潜伏期为数十分钟至数小时，平均 1~2h 出现症状。口服急性砷中毒早期常见消化道症状，如口及咽喉部有干、痛、灼烧、紧缩感、声嘶、恶心、呕吐、咽下困难、剧烈腹痛及腹泻等，同时还可见眼睑水肿、皮肤显著发红、头痛、头晕、烦躁不安等，症状加重时可出现严重脱水、电解质失衡、腓肠肌痉挛、体温下降、四肢发冷、血压下降，甚至休克。重症患者可出现神经系统症状，有剧烈头痛、头昏、烦躁不安、惊厥、昏迷等，如抢救不及时可因呼吸衰竭于发病 1~2d 内死亡，砷化物中毒会造成肾脏损害，可出现尿闭、尿蛋白、血尿、尿中毒，还可造成肝脏、心肌损害，砷化物中毒更严重的会引起皮肤黏膜的损伤。

（2）预防

①严格砷化物的管理。砷化物应有专库贮存，严密加锁，并由专人管理；储存要远离食堂、水井、住房；在盛装砷化物的包装上必须做"有毒"标记；

②严禁砷化物与粮食及其他食品混放、混装、混运；盛放或处理砷化物的器具不能用于盛放或处理食品；

③严禁食用拌过农药的粮种及含砷中毒死亡的家禽，并对其进行妥善处理；

④使用含砷化合物的农药防治果树、蔬菜害虫时，要规定安全施用期，以减少水果、蔬菜中的残留量。有的国家规定用含砷杀虫剂喷雾的苹果中残留砷量不得超过 1.4mg/kg；

⑤食品企业和食堂严禁使用含砷杀虫剂及灭鼠剂；

⑥加强食品添加剂的卫生管理。食品生产过程中使用的各种添加剂及加工助剂（酸、碱等）含砷量不能超过国家标准。

2. 亚硝酸盐中毒

亚硝酸盐中毒大多是意外事故性中毒，包括误将亚硝酸盐当作食盐食用而引起中毒，或由于在食品加工过程中作为发色剂的硝酸盐或亚硝酸盐加入过量所引起的中毒，或由于食入含有大量硝酸盐、亚硝酸盐的蔬菜或食物所致。

（1）中毒的临床表现　亚硝酸盐中毒潜伏期的长短与摄入的亚硝酸盐和中毒的原因有关。由于误食纯亚硝酸盐而引起的中毒一般在食后 10min 左右发病，而大量食用含亚硝酸盐蔬菜或其他原因引起的中毒多在食后 1~3h 发病，潜伏期也可长达 20h。中毒的主要症状有：由于组织缺氧引起的发绀现象，如口唇、舌尖、指（趾）甲及全身皮肤青紫，并有头晕、头痛、乏力、心率加快、恶心、呕吐、腹痛、腹泻等症状，严重者昏迷、惊厥、大小便失禁，常死于呼吸衰竭。

（2）预防

①加强管理：妥善保管亚硝酸盐，包装或存放亚硝酸盐的容器应有醒目的标志，防止误食。对亚硝酸盐要有专人保管，专用容器存放，健全领发登记手续等；

②不食用变质蔬菜：各种蔬菜以鲜食为主，如需贮藏时要注意贮存条件并避免存放过久及腐烂变质；食剩的蔬菜不宜在较高温度下存放长时间再食用；盐腌的蔬菜应腌透后再食用（至少腌 20d 以上），腌菜时选用新鲜蔬菜；

③改良水质注意饮水安全：对饮水中硝酸盐含量较高的地区要进行水质处理，必须使用苦井水时，勿用于煮粥，烹调后的熟食品在室温下存放尽量不过夜。不喝反复烧开的开水；

④严格食品添加剂的卫生管理：硝酸盐、亚硝酸盐类作为食品护色剂常应用于肉制品的加工中。GB 2760—2014《食品安全国家标准　食品添加剂使用标准》对硝酸盐、亚硝酸盐的使用范围、使用剂量及食品中的残留量做出了明确规定。在各类肉制品中硝酸盐（包括硝酸钠、硝酸钾）使用量不得超过 0.5g/kg，最终残留量（以亚硝酸钠计）不得超过 30mg/kg。亚硝酸盐使用量不得超过 0.15g/kg，最终残留量（以亚硝酸钠计）在不同食品的要求不同，但大多不得超过 30mg/kg；

⑤改善土壤环境：如合理的施用钼肥可降低蔬菜及粮食中硝酸盐的含量；

⑥采用合理的加工、烹调方法降低蔬菜中硝酸盐的含量：如蔬菜在烹调食用前先焯水、弃汤后再烹炒可大大降低其中的硝酸盐含量；将蔬菜放在浓度为 1%的食盐水或维生素 C 溶液中浸泡一昼夜，其中的硝酸盐含量可减少 90%。

此外，还有有机磷农药中毒、锌化物中毒、油脂酸败食物中毒、食品添加剂过量食用或使用不当引起的食物中毒、甲醇中毒等其他化学性食物中毒。

五、 食物中毒现场调查及处理

食物中毒属于突发事件，要做到及时处理必须做好经常性准备工作：建立制度，明确职责；开展食物中毒调查处理的检测和技术培训；做好食物中毒事件发生后的组织协调工作。按照食物中毒处理应急方案开展抢救、调查、控制和处理工作，使食物中毒及早得到控制。

调查处理食物中毒事件的总体原则是：迅速调查清楚中毒食物和中毒原因，严格管理中毒食源，避免其他人继续食入而引起中毒。

（一） 食物中毒的一般急救处理

食物中毒发生后，抢救工作是否正确、及时，直接关系到病人的安危，因此必须尽快进行抢救工作。一般急救处理原则主要是及早清除胃肠道内未被吸收的毒物，防止毒物吸收，排除已吸收的毒物；采取必要的对症治疗的方法并防止感染后遗症。

（二） 现场调查处理

食物中毒发生后，通过单位、学校、医院、群众、新闻媒体等多种渠道将食物中毒的信息传递到当地市场监督管理部门，并与卫生等部门及时赶赴现场，进行调查和控制。应急办、卫健委和疾病预防控制机构应立即组织人员、车辆、采样器材、药品器械、调查表格和必要的技术资料赶赴现场进行调查及处理。

根据《卫生部突发中毒事件卫生应急预案》规定，国务院卫生行政部门负责组织、协调全国突发中毒事件的卫生应急工作，负责统一指挥、协调特别重大突发中毒事件的卫生应急处置工作；卫生部卫生应急办公室负责突发中毒事件卫生应急的日常管理工作。

各级地方卫生行政部门在本级人民政府领导下，负责组织、协调本行政区域内突发中毒事件的卫生应急工作；配合相关部门，做好安全生产或环境污染等突发事件中，涉及群体中毒的卫生应急工作。按照分级处置的原则，省级、地市级、县级卫生行政部门分别负责统一指挥、协调重大、较大和一般级别的突发中毒事件的卫生应急工作。

1. 突发中毒事件分级

根据突发中毒事件危害程度和涉及范围等因素，将突发中毒事件分为特别重大（Ⅰ级）、重大（Ⅱ级）、较大（Ⅲ级）和一般（Ⅳ级）突发中毒事件四级。

2. 突发中毒事件的应急响应

按照属地管理、分级响应的原则，各级政府及应急机构对突发中毒事件进行分级响应：Ⅰ级响应（达到特别重大突发中毒事件）、Ⅱ级响应：达到重大突发中毒事件，省级人民政府卫生行政部门立即启动Ⅱ级应急响应；Ⅲ级响应：达到较大突发中毒事件，市（地）级人民政府卫生行政部门立即启动Ⅲ级应急响应；Ⅳ级响应：达到一般突发中毒事件后，县（市）级人民政府卫生行政部门立即启动Ⅳ级应急响应。响应措施涉及组织协调和现场处置两方面，其中现场组织包括脱离接触、现场医疗救援区域设置、样本采集和毒物快速检测、现场洗消、现场检伤及医疗救援、病人转运、病人救治、医疗卫生救援人员的防护、公众健康防护和宣传教育、心理援助等方面。

（1）脱离接触 卫生部门积极配合公安、安全生产监督管理、环境保护等部门控制危害源，搜救中毒人员，封锁危险区域以及封存相关物品，防止人员继续接触有毒物质。

（2）样本采集和毒物快速检测　现场调查人员在了解事件发生过程和发生地情况后尽早进行样本采集工作。采集样本时应当注意根据毒物性质和事件危害特征采集具有代表性的样本，选择合适的采样工具和保存、转运容器，防止污染，采集的样本数量应当满足多次重复检测。

（3）公众健康防护和宣传教育　各级卫生行政部门根据突发中毒事件特点和卫生防护要求，向当地政府及有关部门提出公众健康防护措施建议，开展中毒自救、互救及其卫生防病知识等公众健康影响的宣传教育工作。发生毒物污染水源、土壤和食物等中毒事件后，应当立即标记和封锁污染区域，及时控制污染源，切断并避免公众接触有毒物质。

3. 信息通报

各级卫生行政部门在处理突发中毒事件过程中，及时向环境保护、安全生产监督管理、公安等相关部门通报卫生应急处理情况；并及时获取其他相关部门处理突发中毒事件涉及的相关信息，以便及时掌握相关突发事件涉及的中毒卫生应急工作情况。

第三节　食物过敏

人类对食物过敏的认识古已有之，早在 2000 多年前就有对食品不良反应的相关记载。食物过敏对大众健康的影响已成为一个全球关注的公共卫生问题。

食物过敏（Food Allergy）又称食物变态反应（Food Hypersensitivity），是指人体对食物抗原产生的超敏反应。是食物中的天然成分（大多数情况下还是最重要的蛋白质营养素）所引起机体免疫系统的异常反应。其特点是同食者中只有个别人发病，而且儿童多为敏感人群。临床表现与食物本身的性质无关。不同的食物可引起同样的反应，同一种食物在不同的人中可以引起不同的症状。

一、　食物不良反应与食物过敏

（一）　食物不良反应

食物不良反应是指由食物成分或食品添加剂引起的一切不良反应，常见的反应类型有以下几种。

1. 食物中毒

食物中毒是由于食用了被生物性、化学性有毒有害物质污染的食品或者食用了含有有毒有害物质的食品，出现的急性、亚急性食源性疾病。虽然各种有害物质引起食用者的中毒病症各异，但其共同的特点是同食者成批发病，且所有患者临床表现大致相同，一般有一定的量效关系。食品中的化学污染（毒）物及病原微生物是食品安全性主要的研究讨论对象。微生物可以产生毒素性食物中毒，更重要的是还可引发摄食者感染各种疾病（称为食源性传染病）。此异常反应一般无免疫因素参与。

2. 食物异常反应

食物异常反应是一个总的概念。适用于由摄入的食物和（或）食物添加剂引起的所有异常反应，包括人体对食物成分或添加剂引起的免疫反应（IgE 介导和非 IgE 介导的免疫反应）

及非免疫性副反应如食物不耐受、中毒性、代谢性、药理性和特异体质的反应以及精神心理因素所引起的异常反应等。

3. 食物耐受不良

食物耐受不良又称食物不耐受，往往由于体内对某一食物分解利用的酶（或受体）缺乏或不足，从而使个体不能耐受食物的正常生理作用，引起对该物质的消化、吸收或代谢等能力的低下，从而导致机体对食物不耐受现象。食物耐受不良可由营养性的物质引起，也可由非营养性物质引起。

4. 药理样食物反应

药理样食物反应指食物及其衍生物和（或）食物添加剂中含有内源性药理作用样物质（如咖啡因、组胺等），摄入机体达到一定量后，产生的某种药物所具有的药理作用及表现。

5. 假性食物过敏

假性食物过敏多指由于精神及心理因素引起的食物异常反应，其临床表现类似食物过敏，但不涉及免疫机制介导的化学介质的释放。

（二） 食品过敏与其他食物不良反应的区别

从机理上看，食物过敏是以免疫超敏反应为基础，与以上几种食物不良反应有很大的不同。除食物中毒比较容易区别外，其他几种虽然发病机理各异，但发病的特点又有相似的地方，主要表现为同食者中只有个别人发病，是否发病及病症与个体机能有关。在不知道食物不耐受或特异质反应的情况下是很难与食物过敏相区别的，一般情况下讨论的广义的食物过敏也多包括食物异常反应和食物耐受不良。

二、 食物过敏原及易引起过敏的食物

食物过敏原即食物变应原，是指能引起超敏反应的食物中的抗原物质。对人类健康构成威胁的食物过敏原主要有食物中的致敏蛋白质、食品加工贮存中使用的食品添加剂和含有过敏原的转基因食品。目前，我国已要求将这些相关的指标在产品中明确标示。

（一） 食物过敏原特点

任何食品都有可能诱发过敏反应，常见的食物变应原为牛乳、鸡蛋、大豆、花生和小麦。

食物中仅部分成分具有变应原性，以牛乳和鸡蛋为例。牛乳至少具有 5 种变应原性，其中以酪蛋白、乙种乳球蛋白变应原性最强。鸡蛋中蛋黄具相当少的变应原，蛋清中的卵白蛋白和卵类黏蛋白为鸡蛋中最常见的变应原。

食物变应原性具有可变性，加热可使大多数食物的变应原活性减低，但也有一些食物烹调加热后变应原活性不变，或反而增加。常规巴氏消毒不能使一些牛乳蛋白降解，如乙种乳球蛋白等的变应原性还会增加。通常情况下，胃的酸度增加和消化酶的存在，可降低食物的变应原性。也有患者会对食物的一些中间代谢产物出现过敏症状。

不同的蛋白质可有共同的抗原决定簇，使变应原间有交叉反应性。牛乳过敏者通常对山羊乳过敏；鸡蛋过敏者可能对其他鸟类的蛋过敏。植物变应原的交叉反应性比较多，大豆过敏者可能对豆科植物的其他成员如扁豆、苜蓿等过敏；花粉过敏者对水果和蔬菜有反应；桦树花粉过敏者可能对苹果、榛子、桃、杏、樱桃、胡萝卜等有反应；艾蒿过敏者可能对伞形酮类蔬菜如芹菜、茴香和胡萝卜过敏。

对食物的中间代谢产物过敏比较少见，患者多在进食后 2~3h 出现症状。

（二）　食物过敏原的性质

由于食物过敏原主要为蛋白质，这些蛋白质会受物理化学因素的影响。食物的变应原性会随着加工处理或消化吸收过程发生改变。特别是可通过一定的加工手段，烹调或加热使大多数食物抗原失去或减低致敏原性。应用相应的蛋白酶进行降解，或者发酵分解蛋白质过敏原，这是通过加工手段消除食物过敏的重要方法。

生的食物大都较熟食物更易致敏，如牛乳、鸡蛋充分加热可使主要蛋白质变性失去致敏原性；水果经过高温灭菌可破坏其抗原性。一般食物的强致敏原是耐热的，但也有例外，一些食物烹调加热后变应原性不变，甚至增加。如常规巴氏杀菌不仅不能使牛乳蛋白降解，β-LG 等变应原性还会增加。有些过敏原是食物在消化过程中的中间产物。

食物中不同的蛋白质可有共同的抗原决定簇，从而使变应原存在一定的相互交叉性。简单地说，就是对某种食物过敏的人对另外相类似的其他食物也会过敏。这是因为这两种食物含有相同的致敏原，从而导致了不同的食物会发生相同的食物过敏反应。植物的交叉反应性比动物明显。对大豆过敏也可能对豆科植物的其他成员如扁豆、花生、苜蓿等过敏。酒类本身可能含有致敏成分，除此之外，它还可促进其他食物的吸收过程，所以在食入致敏食物时同时喝酒或饮用含酒精的饮料，就更容易发生食物过敏反应。

（三）　常见的食物过敏原

1. 食物过敏蛋白质

食物中 90% 的过敏原是蛋白质，大多数为水溶性糖蛋白，分子质量介于 10~80ku。这些蛋白质能耐受食品加工、加热和烹调，抵抗肠道消化酶，能穿过黏膜表面。每种食物蛋白质可能含几种不同的过敏原。例如牛乳中的主要致敏成分是酪蛋白、乙种乳球蛋白、甲种乳白蛋白、牛丙种球蛋白和牛血清白蛋白。食物变应原性的强弱通常与其对某种食物特异 IgE 结合的能力及其在食物蛋白中的浓度有关。

2. 食品添加剂

抗氧化剂、增稠剂、防腐剂、着色剂、香料、乳化剂、稳定剂和保湿剂等食品添加剂被广泛用于各类食品中。大量食用含有这些添加剂的食物，某些人会发生过敏反应或其他不良反应，如慢性荨麻疹、血管性水肿、支气管哮喘和严重过敏反应等。

如亚硫酸盐包括亚硫酸钠、亚硫酸钾、次亚硫酸钠、次亚硫酸钾及一切可以释放二氧化硫的盐类或酸类，常作为杀菌剂、抗氧化剂，使食品不易变质。但亚硫酸盐可以引起哮喘、皮疹、皮痒、血管水肿、恶心呕吐，甚至发烧、心律不齐、休克等过敏症状，3%~5% 的哮喘患者对亚硫酸盐敏感。

3. 其他过敏性食物

过敏性坚果类，如核桃、开心果、腰果、大杏仁、榛子、松子和栗子等；过敏性水果类，如桃子、苹果、香蕉、草莓、樱桃、椰子等；常见过敏性蔬菜，有茼蒿、芫荽、灰菜、菜豆、马铃薯、胡萝卜、芹菜、番茄、茄子、白菜等；有特殊过敏性气味的食物，如大葱、大蒜、辣椒、圆葱、生姜、调味品（胡椒面、芥末油、咖喱粉和孜然粉等）和酒类等。其他加工的食品，如咖啡、巧克力、啤酒、果酒、白酒也可称为过敏原。

4. 转基因食品

目前，全球商业化的转基因食品共有数十种，包括油菜、棉花、玉米和大豆等。

转基因食品的安全性问题主要涉及两个方面：对环境和生物多样性的影响；对人类健康的影响。对转基因食品的过敏性评价是安全性评价的一个重要方面。转基因食物及新食品原料不是人们传统的食物来源，对其中过敏原的评价非常重要。特别是通过基因工程改造的现有食物资源，由于含有外源（如微生物、植物或动物）基因编码的蛋白质可能具有过敏源性质，从而导致转基因食物的过敏反应。目前这个问题正引起人们的注意，科学家正在着手建立一系列评价程序，用来评价转基因食物蛋白质过敏的可能性。任何新的转基因食品商业化之前，都需要对其进行包括过敏性在内的安全性评估。

我国《农业转基因生物标识管理办法》（2017 年 11 月 30 日修订版）明确规定：①转基因动植物（含种子、种畜禽、水产苗种）和微生物，转基因动植物、微生物产品，含有转基因动植物、微生物或者其产品成分的种子、种畜禽、水产苗种、农药、兽药、肥料和添加剂等产品，直接标注"转基因××"。②转基因农产品的直接加工品，标注为"转基因××加工品（制成品）"或者"加工原料为转基因××"。③用农业转基因生物或用含有农业转基因生物成分的产品加工制成的产品，但最终销售产品中已不再含有或检测不出转基因成分的产品，标注为"本产品为转基因××加工制成，但本产品中已不再含有转基因成分"或者标注为"本产品加工原料中有转基因××，但本产品中已不再含有转基因成分"。

（四） 易引起过敏的食物

理论上，任何食物蛋白均可作为超敏原。根据联合国粮农组织统计，世界 90% 以上的食物过敏由蛋、鱼、贝类、乳、花生、大豆、坚果和小麦 8 类高致敏性食物引起。此外，还有海蜇、对虾等 160 种食物曾有引起过敏反应的历史。各国家、各地区饮食习惯不同，机体对食物的适应性也就有相应的差异，致敏的食物种类也就不同。比如西方认为羊肉极少引起过敏，在我国则羊肉比猪肉的致敏性高；西方人对巧克力、草莓、无花果等过敏的较多，在我国则极少见到。根据已有的资料，在我国容易引起过敏的食物种类主要有：

富含蛋白质的食物：如牛乳、鸡蛋等；

海产类食物：鱼、虾、蟹、海贝、海带等；

有特殊气味的食物：葱、蒜、洋葱、韭菜、羊肉等；

有特殊刺激性的食物：辣椒、胡椒、酒、芥末、姜等；

某些生食的食物：生葱、蒜、番茄；坚果类如栗子、杏仁、核桃、腰果、开心果；桃、葡萄、柿子等；

某些富含细菌的食物：死的鱼、虾、蟹，不新鲜的肉类等；

某些含霉菌的食物：蘑菇、酒糟、米醋等；

富于蛋白质而不易消化的食物：蛤蚌类、鱿鱼、乌贼等；

种子类食物：各种豆类、花生、芝麻等；

一些外来而不常吃到的食品：如伊拉克蜜枣、象皮鱼、蚂蚁等。

三、 食物过敏的机理及临床表现

（一） 食物诱发过敏的途径

食物诱发过敏的途径有以下几种：

胃肠道：是最直接和最多与食物抗原接触的部位。

呼吸道：高度敏感的患儿在煮牛乳、煎鸡蛋的过程中吸入食物的气味也会诱发症状。

皮肤：高度敏感者在皮肤接触过敏食物或皮试时可诱发症状。

人乳：食物耐受了烹调和母体的消化过程，经过了几层生物膜进入婴儿体内，然后再被婴儿消化吸收，这时可能只有变应原片段了，但可能仍具有活性，并在婴儿的各个组织引起免疫反应。过敏食物主要为牛乳、鸡蛋等。哺乳母亲进食婴儿敏感的食物，即使只有极微量进入乳汁也会诱发症状。

胎盘：有的新生儿出生后第一次进食就发生变态反应，可能为母体的血清抗体意外地通过胎盘使胎儿被动致敏，或大分子食物抗原意外地通过胎盘致敏胎儿之故。通常认为母亲在怀孕最后 3 个月大量进食了某种蛋白质食物如牛乳、鸡蛋，易使小儿对该食物过敏。

（二）　引起食物过敏反应的机理

食物过敏多数属于免疫学的 I 型变态反应，反应症状发生迅速，与机体内的 IgE 有关，又称 IgE 介导的速发型变态（超敏）反应。

能进入体内的抗原仅对少数敏感者诱发出特异的 IgE 抗体。IgE 在血液短暂停留，以后与分布于全身的一系列免疫细胞结合（肥大细胞、嗜碱粒细胞、巨噬细胞、单核细胞、淋巴细胞、嗜酸粒细胞）或与高亲和力受体结合，以及和血小板上的低亲和力受体结合，从而使机体致敏，如无相同抗原再次进入，致敏状态持续半年或数年后消失。当有相同抗原再次进入机体与固定于肥大细胞等表面的特异的 IgE 抗体结合，就会启动肥大细胞引起一系列免疫反应，导致该细胞脱颗粒物质释放多种炎症化学介质，并很快出现超敏症状（平滑肌收缩、血管扩张、渗出增加）。这类症状消失也快。以后的症状为继发性介质前列腺素、白细胞介素等与嗜酸粒细胞释放的多种介质和毒性蛋白等一起引起早期、晚期或双相反应所致。

IgE 介导的过敏反应诱发的临床症状发病较快，可发生在进食后几分钟到一两个小时。有时极微量就可引起十分严重的过敏症状。临床表现的严重程度不仅与食物中致敏原性的强度有关，也与宿主的易感性有关，后者更重要。临床表现有多种，可轻可重，严重时可致死。

但是广义上的食物过敏，有的不是由 IgE 介导的过敏反应，有的是其他免疫病变（II、III 型变态反应）或免疫缺陷造成，肠胃道疾病或其他原因，如食物不耐受或特异质反应，这类症状一般为迟发型的慢性症状。

（三）　人体对食物过敏原的消化与处理

与食物过敏相对立的是人群耐受，即对致敏食物没有反应。在日常生活中，并不是每个人对致敏性食物都过敏，相反地，大多数人并不过敏。即使是食物过敏的人，也是有时过敏，而有时又不过敏，其原因在于机体防御机制的差异。

消化道对食品的消化吸收过程为食品进入消化道，经过胃肠道的消化作用将进入机体的食物消化降解成小分子，并被吸收利用。大多数摄食者消化系统的黏膜物理屏障、黏膜局部的免疫机制可阻止抗原侵入，各种消化酶（如胃蛋白酶、胰酶和胰蛋白酶）可以使抗原降解消化并分解利用。

黏膜上皮的膜细胞可通过胞饮作用吸收一些大分子抗原物质，多数被吞噬体和溶酶体消化溶解，被机体转化利用，防止了食物抗原（包括其他物质）经口从胃途径进入身体，在正常生理情况下，人体对外来物质具有天然的抵抗能力，进入机体组织的抗原极微量，并不引起过敏。当屏障机制发生变化，抗原便可能侵入机体，如果消化不完全或肠道通透性增加就会增加食物过敏的机会。完整的食物抗原在进入人体后，可以有以下情况：①大多数人对其产生耐受，不发病，可能是抗原被降解成小分子。②诱发正常免疫反应，产生与食物抗原相应的特异 IgG、IgM 和 IgA 抗体，然后与食物抗原形成免疫复合物后被去除。③产生不良反应，包括对食物不耐受和发生过敏反应等。食物进入人体引起过敏反应的途径通常是经口食入，但是对于部分比较敏感的人来说，可能只要接触或者闻、吸都会引起致食物过敏反应的发生。

（四） 影响食物过敏反应的因素

食物过敏症状表现的严重程度不仅与食物中变应原性的种类、数量和接触时间有关，也与宿主的易感性有关，而且后者更重要。

1. 食物种类

决定食物过敏的首要因素是食物本身。致敏食物是引起食物过敏的直接诱因，或称激发因素，各种食品的致敏性是不相同的。

2. 进食数量

对于某种食物敏感的人，即使进食很少量也可引起发病。而另一方面，食物过敏与进食的量有密切关系，食物抗原只在累积到一定阈值时才引起发病，症状的轻重与食用量的多少往往成正比。

3. 遗传因素

食物过敏症状表现的严重程度与阳性过敏性疾病家族史有关。同一种食物在不同病人间可以表现出不同的过敏症状，轻重也可相差悬殊，严重的食物过敏可以引起休克甚至死亡，但绝大多数食物过敏病例则症状相对轻。

4. 个体因素

同一病人对同一食物在不同时间可以表现出不同程度的过敏反应。病人当时的健康水平、精神状态、睡眠情况等都可对过敏反应的轻重和缓急产生一定的影响。

5. 解剖因素

人体胃肠道的非特异性和特异性黏膜屏障系统可以限制完整的蛋白质抗原侵入，而进入肠道的食物抗原与分泌型 IgA（SIgA）结合，形成抗原抗体复合物，限制了肠道对食物抗原的吸收，从而直接或间接地减轻对食物蛋白的免疫反应。小儿消化道黏膜柔嫩、血管通透性高，消化道屏障功能差，各种食物过敏原易通过肠黏膜入血，引起变态反应。

6. 烹饪因素

加热过程可使大多数食物的变应原性降低，如生花生可以诱发过敏，而煮花生由于温度不够也可诱发过敏，而炸花生米则极少诱发过敏症状，牛乳经高温加热后，牛乳中的甲种乳白蛋白、乙种乳球蛋白、丙种球蛋白和血清白蛋白等重要变应原成分均可降解，提示高温可以大大降低食物的变应原性，某些食物的变应原性则不受温度的影响，如牛乳中酪蛋白的变应原性是非常耐热的，可在 120℃ 的高温持续 30 min 而没有明显变化。

7. 贮藏条件

食物的贮藏时间长短可以影响食物的变应原性，通常情况是贮藏时间越长，食物的新鲜程度越差，其变应原性就越强，同时由于食物在贮藏过程中可以受到霉菌、细菌、尘螨等微生物以及寄生虫的污染，在食物本身腐化变质、变应原性增强的同时，其变应原的成分也可发生改变，使之更为复杂。同时微生物本身及其代谢产物，可有变应原性，又可能有毒性作用。许多食物在冰箱内贮存时间过久，特别是一些鱼、虾、蟹类的海产品和水产品，虽然外表看上去没有腐败。但变应原性却大大增强了，极易诱发过敏反应；面粉和其他粮食贮藏时间过久则可滋生粉尘螨，其主要变应原成分可发生明显改变；熟食放置时间较久则可发生不同程度的霉变，也可使其主要变应原成分发生改变。

8. 环境条件

环境污染对食物的影响也可导致食物变应原性的变化，如受工业污染的江河湖海中的鱼、虾、蟹、蛤类，化学农药和化肥对蔬菜水果的影响，某些蔬菜水果种植方式的改变，饲料添加剂和生长激素对食用肉类的影响，上述环境因素对食物品质的影响是肯定的，但对食物变应原性的影响程度尚需进一步研究。

9. 消化道功能

消化道炎症是肠道过敏症发病率增高的原因之一，由于消化道炎症致胃肠黏膜损伤，增加了胃肠黏膜的通透性，使过多的食物抗原被吸收，而发生变态反应。

四、 食物过敏反应的临床表现与诊断

（一） 常见食物过敏反应

IgE 介导的变态反应诱发的 I 临床症状可以从轻微的不适到可危及生命的休克。一般根据过敏在 I 临床上表现的器官不同分为消化系统食物过敏反应、非消化系统食物过敏反应及二者混合的过敏反应。

1. 消化系统食物过敏反应

约占全部食物过敏的 30%，全消化系统的各个部位均可出现过敏性反应，主要表现如下。

（1）唇舌部血管性水肿 这类过敏多由直接接触食物过敏原引起，进食后数分钟内即出现唇或舌部麻木、运动不灵敏和明显肿起，其特点具有游动性，经短暂肿胀后即消失，较多见于生食水果、蔬菜或食用冷饮类食物之后，报道较多的是进食香瓜、白兰瓜、生蒜、雪糕后引起。

（2）口腔变态反应综合征 花粉过敏患者在进食某种水果或蔬菜几分钟后，唇、舌、上腭和喉咽部发痒肿胀，很少累及其他靶器官，症状消失快。通常这是接触性荨麻疹的一种表现，如大多数对桦树花粉过敏的患者，在进食苹果、芹菜等后出现了口腔症状，对豚草过敏者在接触葵花子、西瓜、香蕉后也会出现症状。这可能是由于花粉、水果或蔬菜间的过敏原存在交叉反应性。

2. 非消化系统食物过敏反应

约占全部食物过敏的 50%，主要表现在皮肤过敏，约占此类过敏的 80%，包括荨麻疹、慢性湿疹、瘙痒症、过敏性紫癜、血管性水肿等。在神经系统方面，主要表现为偏头痛或过敏性全头痛，在呼吸道方面为支气管哮喘。

3. 混合性食物过敏反应

约占全部食物过敏的 20%，较常见的有以下几种。

（1）腹型荨麻疹 常表现为慢性腹泻、腹痛与荨麻疹同时发生。多见于儿童，牛乳是幼儿最常见的过敏原，每 100 名幼儿中就有 2~3 人对牛乳过敏。这种对牛乳的过敏常影响儿童的营养与健康。

（2）过敏性紫癜　多表现为腹绞痛、关节红肿疼痛，同时出现紫癜。

（二）　非 IgE 介导的过敏反应

IgM、IgG 或几种抗体联合介导的常见食物过敏反应可涉及多种超敏反应，但直接的证据很少，人们相信有些食物不良反应涉及非 IgE 的免疫机制。涉及 II 型者如牛乳诱发的血小板减少；涉及 III 型和 IV 型者，如疱疹样皮炎、麸质致敏肠病、牛乳诱发肠出血、食物诱发小肠结肠炎综合征、食物诱发吸收不良综合征等。还可引起过敏性肺炎、支气管哮喘、过敏性皮炎、接触性皮炎、过敏性紫癜等。

（1）麸质致敏肠病　又称乳糜泻，患者对麸质过敏俗称面筋过敏，其中主要致敏物为可溶于酒精的麦胶蛋白（Gliadin），含于小麦、燕麦、裸麦、大麦中。本病属于不可逆的遗传性缺损，对麸质致敏可持续终生。本病特点为小肠绒毛萎缩。大多数病人可见腹泻，典型者呈脂肪泻，粪便色淡量多，呈油脂状或泡沫样，常漂浮在水面，多具恶臭，每日大便数次至十余次不等，多数患者有经常性或间歇性腹泻，少数病例早期可无腹泻，甚至可见便秘。因长期的营养物质消化吸收障碍，可出现营养不良综合征群。从谷物中去掉麸质 2~3 个月后组织修复，症状改善。但避食麸质需持续终生。

（2）食物诱发小肠结肠炎综合征　本病在 1 周龄~3 月龄的婴儿最常见，水泻严重，可能伴呕吐，营养不良，易发生水和电解质平衡严重失调，甚至死亡。致敏食物最常见的是牛乳和大豆蛋白。粪便中常含隐血、多核中性细胞和嗜酸细胞。

（3）过敏性紫癜　是一种毛细血管变态反应性疾病。临床特点为紫癜、皮疹及浮肿，伴腹痛、关节肿痛及肾炎等症状。基本病变是因免疫机制参与引起真皮层血管无菌性血管炎、纤维素样坏死、血小板堵塞微血管和间质水肿、红细胞外溢而致。

五、　食物过敏的治疗与预防

食物过敏反应一旦诊断成立，最有效的防治措施是避免接触致敏食物，必要时进行药物治疗。对食物过敏患者除了发病后医院的临床治疗外，更重要的是之后日常的饮食预防。

（一）　临床药物治疗与脱敏疗法

一旦发生食物过敏反应，最好也是最保险的方法就是到医院就医，避免耽误治疗。临床药物治疗主要以抗过敏药物，如抗组胺药物、激素，必要时对症治疗。

脱敏疗法，明确过敏原后，完全停止食用致敏食物是最有效的方法。但对于营养价值较高而又需食用的食物，可采用口服脱敏疗法。由医生指导制定脱敏疗法方案。

（二）　饮食预防食物过敏的避免与替代措施

不摄入含致敏物质的食物是预防食物变态反应的最有效方法。当经过临床诊断或根据病史已经确诊为食物过敏症及明确过敏原后，通过日常的选择食物，避免过敏原的摄入，是食物过敏防治最主要、最简单的方法。

（三）　食物过敏与食品加工

通过对食品进行深加工，可以去除、破坏或者减少食物中过敏原的含量，一旦去除了引起食物变态反应的过敏原，那么这种食物对于易感者来说就是安全的了。常见的加热、酶分解或发酵等方法可去除过敏原。所以从广泛意义上讲，良好的加工工艺对提高食品安全性具有积极意义。

食品致敏性标签是避免食用食物致敏原引起的食物过敏反应的重要办法。通过在食品标签中标示所含有或可能含有的食品致敏物质来提示有过敏史的消费者选择适合自己的食品。我国目前的 GB 7718—2011《食品安全国家标准　预包装食品标签通则》参照国际食品法典标准列出了以下 8 类食品及其制品可能导致过敏反应，如果用作配料，宜在配料表中使用易辨识的名称，或在配料表邻近位置加以提示：

（1）含有麸质的谷物及其制品（如小麦、黑麦、大麦、燕麦、斯佩耳特小麦或它们的杂交品系）；

（2）甲壳纲类动物及其制品（如虾、龙虾、蟹等）；

（3）鱼类及其制品；

（4）蛋类及其制品；

（5）花生及其制品；

（6）大豆及其制品；

（7）乳及乳制品（包括乳糖）；

（8）坚果及其果仁类制品。

如加工过程中可能带入上述食品或其制品，宜在配料表临近位置加以提示。

第四节　人兽共患传染病

一、　人兽共患病概念

人兽共患病是发生于人和动物的一大类感染性疾病。世界卫生组织（WHO）和联合国粮农组织（FAO）对人兽共患病（Zoonosis）的定义为：由共同病原体引起、可以在人和脊椎动物之间自然传播的疾病和感染。这里的共同病原体是指可以在人和脊椎动物之间引起疾病传播的病原微生物和寄生虫。

目前已知发生于人和动物的传染病和寄生虫病达三四百种之多，其中约 60% 为人兽共患病。人兽共患病在全世界分布广泛，既危及人类健康，也影响动物健康和动物生产，可造成巨大的经济损失。

二、　人兽共患病的流行病学特征

人兽共患病既具有传染病和一般寄生虫病的特征，又与两者有所区别。其基本特征主要包括以下几点。

（一）　由特定的病原体引起

人兽共患病是在一定的环境下，由病原微生物或寄生虫侵入动物或人的机体而引起的。每一种人兽共患病都有其特定的病原，没有病原就不会有相应疾病的发生。如狂犬病是由狂犬病毒引起的，日本血吸虫病是由日本血吸虫引起的。

（二）　具有传染性

从被感染的人或动物体内排出的病原体，侵入另一个由易感性的人或动物体内，能引起同样症状的疾病。可通过多种途径的传播，有些病可通过动物交配、舔咬或经过空气、饲料、饮水、土壤等途径水平传播；有的病可经过胎盘或卵垂直传播。

（三） 具有特征性的发病症状

人兽共患病同所有的感染性疾病一样，感染病原体后一般可分为潜伏期、前驱期、明显（发病）期和转归期四个阶段，如狂犬病潜伏期后很明显的表现为前驱期（沉郁期），兴奋期（狂暴期）和麻痹期。

（四） 耐过的动物或人可获得特异性免疫

人和动物感染某种人兽共患病耐过或康复后，一般情况下都能产生对该病的特异性免疫，使机体在一定时期或终生不再患病，因此，多数人兽共患病都可以通过免疫接种来预防。

（五） 具有一定的流行规律

某种人兽共患病在某一地区一定条件下，在一定的时间内，易感人群和易感动物可能有许多被感染，致使疾病蔓延传播，形成流行，这种特性成为人兽共患病的流行性。人兽共患病的流行通常有四种形式，包括散发性、地方流行性、流行性和大流行。许多人兽共患病的流行过程具有明显的地方性或季节性等流行规律与特点：如口蹄疫的发生，常呈流行性和大流行；又如流行性乙型脑炎主要由蚊虫传播，因而主要发生在蚊虫大量繁殖的季节。

三、 常见的人兽共患病

（一） 人兽共患病毒病

1. 禽流感

禽流行性感冒（Avian Influenza，AI），简称禽流感，是人和禽类均可感染和发病的传染性疾病，其病原是 A 型（甲型）流感病毒（Avian Influenza，AIV）。此病的临床表现多样，既可呈无症状，不同程度的呼吸道症状，产蛋率下降，也可引起死亡率高达百分之百的急性败血症。由于野禽可起到流感病毒天然贮毒库的作用，以及已证实流感病毒可以由家禽直接感染人，引起人类发病和死亡，所以该病具有重要的公共卫生意义。

对于禽流感，2007 年，世界动物卫生组织（OIE）颁发的《陆生动物卫生法典》将其分为通报性高致病性禽流感（Highly Pathogenic Notifiable Avain Influenza，HPNAI）和通报性低致病性禽流感（Low Pathogenicity Notifiable Avain Influenza，LPNAI）。

（1）病原体性质　典型的禽流感病毒粒子在电镜下呈球形、杆状或长丝状，直径 80～120nm，平均为 100nm。病毒表面有一层由双层脂质构成的囊膜，囊膜镶嵌着两种重要的纤突，并突出于囊膜表面。这两种纤突分别为血凝素（Hemagglutinin，HA）和神经氨酸酶（Neuranminidase，NA）。

禽流感病毒属于正流感病毒科（Orthomyxoviridae），流感病毒属的 A 型流感病毒（Influenza Virus），为 RNA 病毒。流感病毒根据其核蛋白与基质蛋白的抗原性不同，分为 A，B，C 三型，目前造成危害的禽流感病毒主要为 A 型禽流感病毒。由于不同禽流感病毒的血凝素（HA）和神经氨酸酶（NA）有不同的抗原性，目前已发现有 16 种特异的 HA 和 10 种特意的 NA，分别命名为 H1～H16，N1～N10。中国目前流行的病毒亚型主要是 H9N2、H5N1 等。

禽流感病毒对各种理化因素的抵抗力低，常规消毒药均有效，如对氯仿、乙醚、丙酮等有机溶剂比较敏感；对热敏感，56℃加热 30min，60℃加热 10min，70℃以上数分钟均被灭活；苯酚，复合酚，氢氧化钠碘制剂、含氯石灰、高锰酸钾、二氯异氰尿酸钠、苯扎溴铵、过氧乙酸等消毒剂均能迅速使病毒灭活。但禽流感病毒对低温有抵抗力，在−20℃或−196℃低温下贮存 42 个月，病毒仍有感染性。病毒在 4℃ 环境下，可存活 35d。

（2）流行病学　禽流感病毒在自然条件下能感染多种禽类。病禽和带毒禽类是最危险的传染源。病毒主要在呼吸道黏膜细胞内增殖，通过喷嚏、咳嗽时随呼吸道分泌物排出，造成易感动物感染。康复禽类和隐性感染者，在一定时间内也可带毒排毒。禽流感病毒在某些禽类（家鸭、野鸭等）肠道内感染很普遍，可通过粪便大量排毒。水禽已经成为禽流感病毒的巨大贮存库。禽流感是高度接触性传染病，主要以水平方式传播，垂直传播的证据尚少。可通过被感染禽群的粪便及分泌物污染的饲料、饮水、空气中的尘埃以及笼具、蛋品、种苗、衣物、运输工具等感染健康禽群。带毒候鸟和野生水禽在迁徙过程中可散播病毒。观赏鸟、参赛的鸭子以及其他参加展览的鸟类，都可直接或间接将病毒散播到易感禽群内。与带毒的人或猪的接触，也可能引起病毒的传播。禽流感病毒不仅是在禽类之间传播，还可以在猪牛等动物中传播。多种家禽、野禽和鸟类对禽流感病毒易感。禽流感一年四季均可发生和流行，但是主要以晚秋、早春及寒冷的冬季为多发。

（3）发病症状　低致病性禽流感病毒（LPAIV）感染人后，仅上呼吸道出现卡他性炎症变化，黏膜充血、水肿及淋巴细胞浸润，纤维上皮细胞变性、坏死、脱落。

高致病性禽流感病毒（HPAIV）感染人后，可引起传染性变态反应（Ⅳ型变态反应），导致进行性肺炎、急性呼吸窘迫综合征（ARDS）和多器官功能障碍综合征（MODS）等严重并发症。出现肺炎时，肺脏呈暗红色水肿，气管、支气管内有血性分泌物、黏膜充血，其纤毛上皮坏死脱落、粘膜下层灶性出血、水肿和白细胞浸润，肺泡中有纤维蛋白渗出液中含中性粒细胞及淋巴细胞。肺中叶肺泡有出血，肺泡内可有透明膜。如果出现并发症，则肺可能出现突变，肺间质水肿，间质负压减小，增加小气道陷闭倾向，导致肺不张；肺表面活性物质减少，肺泡也陷隐闭；肺充血出血，肺容量减少和肺顺应性下降，导致人急性死亡。

（4）预防措施　良好的生物安全措施是防制高流感的重要保障。因禽流感的传染源主要是鸡、鸭等禽类，因此，预防禽流感应尽量避免与禽类接触，鸡、鸭等食物应彻底煮熟后食用。平时还应加强个人的锻炼，增强体质。应保持室内的空气流通，注意个人卫生，勤洗手，少到人群密集的地方。

2. 疯牛病

疯牛病（Mad Cow Disease）学名为牛海绵状脑病（Bovine Spongiform Encephalitis，BSE），其临床和组织病理特征是精神失常、共济失调、感觉过敏和中枢神经系统（CNS）灰质的空泡病变。

BSE 不仅是兽医学的一大难题，更重要的是其对人类健康和公共卫生方面的危害。1986年 11 月，首例 BSE 经组织病理学检查病牛大脑被确认。其后，BSE 在英国来势迅猛，1986年仅发现 12 例，但到了 1996 年 6 月底确诊病例数已达 161412 头。发病地区也由英格兰南部扩展至英国各地。1990 年 5 月至 1996 年 3 月，英国经神经病理学检查确诊的克罗伊茨费尔德—雅各布二氏病（Creutzfeldt Jakob Disease，CJD，简称克雅氏病）病人计 207 例，其中 10例与其他 CJD 病例明显不同。英国海绵状脑病咨询委员会称其为 vCJD（Variant CJD，新型克雅氏病），并认为它可能是暴露于 BSE 病原因子所致，这在全球引起高度关注。

（1）病原性质　BSE 是一种神经性疾病，表现为中枢神经系统发生明显退化和海绵状损伤，与痒病（Scrapie）很相近，病牛大脑的提取物中含有异常的原纤维，也与痒病相关的原纤维（Scrapie Associated Fibrils, SAF）相似，而且，BSE 的传染性已被证实，其病原因子是一种类痒病的传染性因子。对于这类病原因子的本质至今没有共识，存在多种假说。1982年，Prusier 等首次提出朊病毒（Prion）假说，经二十多年研究取得一系列重要进展，逐渐得到认同。朊病毒能通过 25~100nm 孔径的滤膜，电镜检查不到病毒颗粒。DNA 杂交或转染不能证实感染性核酸存在，不含非宿主蛋白，细胞培养不产生细胞病变效应。

（2）流行病学 流行病学调查结果表明，BSE 的发生具有共同传染来源，很有可能是在 1981—1982 年牛开始暴露于被痒病病原因子污染的精饲料（即掺入绵羊脏器等骨肉粉的浓缩料）所致。而牛一年间的循环传播是促进 BSE 流行的最主要的原因，除英国外，爱尔兰、瑞典、法国、德国、丹麦、葡萄牙、意大利、加拿大和阿曼等国家已有 BSE 发生，但病例数不多。近年来，美国、日本等国也有新发病例报道。

在乳牛的饲料中加入被污染的肉骨粉是迄今为止所了解的牛感染 BSE 的唯一途径。自 1988 年 7 月，禁止在牛或其他反刍动物饲料中加入反刍动物性蛋白饲料以来，这一传染途径被切断。作为特别的预防措施，焚烧在临床上有症状表现的感染牛尸体。

（3）发病症状 疯牛病的病理组织学变化局限于中枢神经系统，BES 病牛的主要病理组织变化特征是：①在神经元突起和神经元胞体中形成的空区，并充满整个核周体。②神经胶质增生，角质细胞肥大，常规 HE 染色即可检出；如果用免疫学方法标记神经胶质纤维酸蛋白（GFAP），就更能特异性检出胶质细胞肥大。③神经元变性消失。④大脑淀粉样变性，用偏振光观察可见稀疏的嗜刚果染料的空斑，呈特征性的二向色性，但这在 BSE 病牛中只占 5%，而绵羊痒病超过 50%，空斑可用抗朊病毒蛋白抗体进行免疫染色检测。

空泡主要发现在延髓、中脑的中央灰质部分、下丘脑的室旁核区以及背侧丘脑和中隔区，而在小脑、海马、大脑皮质和基底神经节通常空泡形成较少，这种损伤形式高度一致，除了病理组织损伤外，在临床上感染 BSE 的病牛脑抽提液中发现了特征性的原纤维，这与羊群中出现的与绵羊痒病相关的原纤维相似，这一重要的病理组织学特征证实 BSE 是一种类绵羊痒病的疾病。

（4）预防措施 发生 BSE 的国家应采取的措施包括：①呈现传染性海绵状脑病（Transmissible Spongiform Encephalopathy, TSE）症状动物的任何部分或其产品不得进入人和动物的食物链，各国必须扑杀 TSE 病畜，并稳妥安全地处理这些动物的尸体和产品，所有国家必须重新检查化制方法，保证所有方法能有效地灭活 TSE 病原因子。②各国应根据国际兽疫局《国际动物卫生法典》的建议，建立 BSE 的持续检测和强制报告制度，如没有检测资料，应认为该国 BSE 状况不明。③各国应禁止用反刍动物组织饲喂反刍动物。④各国卫生主管部门应采取措施，使通过医药产品（特别是注射药物）传播 BSE 病原因子的危险降低至最低限度。

未发生 BSE 的国家应采取的措施：①建立 BSE 监测体系，将 BSE 列为法定报告的疾病。对临床兽医师和实验室诊断（包括组织病理学诊断）技术人员进行专业培训，使其掌握有关知识和技术。②开展 BSE 的宣传教育，普及有关科学知识，提高广大人民群众的认识和执行防制措施的自觉性。③禁止用反刍动物产品饲喂反刍动物。④保证肉骨粉（MBM）生产所用的工艺能有效灭活 TSE 病原因子。⑤加强痒病的防范。⑥禁止从 BSE 发病国或高风险国进口活牛、牛胚胎和精液、脂肪、MBM（或含 MEM 的饲料）牛肉、牛内脏及有关制品。⑦有计划地对过去从 BSE 发病国进口的牛和以进口的胚胎、精液生产的牛进行兽医卫生监控。⑧规定对具有神经症状的病牛必须取脑组织送指定的兽医诊断实验室做组织病理学检查，选检的狂犬病标本如果狂犬病检查呈阴性，也需做 BSE 组织病理学检查。一旦发现可疑病牛，立即隔离、消毒并报告上级兽医机构，力争尽早确诊，确诊后扑杀所有病牛和可疑病牛，甚至整个牛群，并根据流行病学检查结果进一步采取措施。

（二）　人兽共患细菌及真菌病

1. 葡萄球菌病

葡萄球菌病是常见的细菌感染性疾病，包括皮肤化脓性感染、败血症、心内膜炎、肺炎、骨髓炎等。葡萄球菌（Staphylococci）来自希腊语 Staphyle，意指球菌生长繁殖时的排列方式类似葡萄串。可是在临床标本中，菌体除堆聚成葡萄串状外，也可出现单个、成双和短链状排列。葡萄球菌是最常见的化脓性球菌，带菌率可高达 70%，而且多为耐药性菌株，是医院内感染的重要传染源。目前已发现的葡萄球菌有 32 种，寄生人体的有 16 种。金黄色葡萄球菌（Staphylococcus Aureus，简称金葡）能产生血浆凝固酶，称为血浆凝固酶阳性葡萄球菌，其余的葡萄球菌统称为血浆凝固酶阴性葡萄球菌。

（1）病原性质　葡萄球菌属细球菌科，为球形或椭圆形，直径为 0.5~1μm，常以能葡萄串状排列，但有时也可见分散、成双或呈短链状存在。无鞭毛，无芽孢，体外培养一般不形成夹膜，但体内菌株形成荚膜较为常见。菌体革兰染色阳性，但当衰老、死亡、被吞噬细胞吞噬时或在青霉素等药物影响下，革兰染色可呈阴性。该菌对营养要求不高，在普通培养基上生长良好。需氧或兼性厌氧，在 18~40℃ 均可生长，耐盐性强，在含有 10% NaCl 培养基中能生长，故可用高盐培养基分离菌种。在普通琼脂平板上培养可形或圆形、表面光滑湿润、不透明的菌落。典型菌株产生脂溶性的金黄色色素而使菌落呈金黄色。在血琼脂平板上，因金葡菌多产生溶血素，使菌落周围形成明显的透明溶血环。

（2）流行病学　金葡菌是人皮肤和黏膜的正常菌群，约 20% 人群携带该菌。在干燥物体表面生存期较长，如在干燥的脓液、痰液中可存活 2~3 月，通过直接接触传染或污染物传染。主要易感因素是个人卫生状况、医源性感染、慢性病、异物、手术和使用抗生素等。

（3）发病症状　金葡菌可引起侵袭性和毒素性两种疾病，侵袭性疾病主要为化脓性感染。金葡菌可通过多种途径侵入机体，引起局部组织、内脏器官或全身性化脓感染。局部感染主要表现为疖痈、甲沟炎、睑腺炎、蜂窝织炎、伤口化脓等；内脏器官感染如肺炎、脓胸、中耳炎、脑膜炎、心包炎、心内膜炎等；全身感染如败血症、脓毒血症等。发病 1~2d 可自行恢复，预后良好。葡萄球菌毒素有八个血清型即 A，B，C1，C2，C3，D，E 和 F。同一菌株能产生两型或以上的肠毒素，但常以一种类型毒素为主。A 型与 E 型、B 型与 C 型之间分别有交叉免疫存在。各型肠毒素都可引起食物中毒，但以 A 型、D 型肠毒素引起食物中毒最多见，B 型 C 型次之。肠毒素对人的中毒剂量一般认为为 20~25μg。当葡萄球菌污染食物后，在氧气不充足的条件下，温度 20~30℃ 经 4~5h 繁殖，即产生大量的肠毒素。人若进食含有肠毒素的葡萄球菌污染的食物后 1~6h，即可出现头晕、恶心、呕吐、腹泻等急性胃肠炎症状，发生食物中毒。自抗生素使用以来，葡萄球菌对各种抗生素均易产生耐药性，且耐药性快速发展。目前，仅有 10% 以下的菌株对青霉素敏感。

（4）预防措施　随着耐药菌株日益增多，必须避免滥用抗生素，要根据药敏试验结果选用适宜的抗菌药物。产青霉素酶金葡菌可选用头孢菌素、利福平等抗生素治疗；耐甲氧西林金葡菌感染的首选药是万古霉素。对金葡菌带菌者可做适当处理。鼻腔带菌不发生皮肤感染者，可不做任何处理，但应避免接触易感病人或接触前后必须加强洗手；鼻腔带菌伴有反复皮肤感染者，除不接触易感病人外，尚需进行局部治疗或接种自身疫苗；病人术前带有金葡菌，应在手术前用药1周；新生儿室工作人员带菌，除局部用药外，最好暂时调换工作。

慢性反复感染的患者，可试用自身菌苗疗法。注意个人卫生，及时处理皮肤黏膜损伤；医院内做消毒隔离，防止医源性感染；对饮食服务业加强卫生管理，加强饮食管理，隔离患乳腺炎的病者，有皮肤化脓灶的炊事员或从事饮食业者应暂调离其工作，防止引起食物中毒等措施均可预防葡萄球菌感染。

2. 钩端螺旋体病

钩端螺旋体隶属于钩端螺旋体科，钩端螺旋体属（Leptospira），简称钩体。是引起人兽共患钩端螺旋体病的病原体。钩端螺旋体属有两个种，即问号形钩端螺旋体（L. interrogans）和双曲钩端螺旋体（L. biflexa），前者是致病性钩端螺旋体，引起人类或动物的钩端螺旋体病，后者是腐生性钩端螺旋体。非致病性钩体广泛分布于自然界，特别是水中较多，致病性钩体可引起人类或动物的钩端螺旋体病（简称钩体病），广泛分布于全世界，我国绝大多数地区都有发现，严重危害人民健康，被列为重点防治的传染病。

（1）病原性质 菌体细长如丝，螺旋细密、规则，在暗视野显微镜下观察呈珍珠状细链，菌体一端或两端有钩，整个菌体呈 C、S 等形状，钩体长短不等，大小为（0.1～0.2）×（6～20）μm。普通染色不易着色，呈革兰氏阴性，用 Fontana 镀银染色法可染成棕褐色，螺旋体变粗易于观察。钩体在暗视野显微镜下的观察结果如图 6-1 所示。钩体厌氧或兼性厌氧，对营养要求较高，但容易人工培养。常用含10%兔血清的柯氏（Korthof）液体培养基培养，于25～30℃培养1～2周，可见培养液呈半透明，如云雾状混浊。在半固体培养基上，经 28℃ 培养1～3周，可形成扁平、透明、圆形、直径小于2mm的菌落。

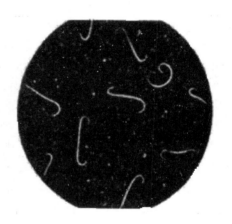

图 6-1 钩端螺旋体（暗视野）

最适生长温度 28～30℃，最适 pH 7.2～7.5。较其他致病性螺旋体活性强，在湿泥土中可存活半年以上，在水中数月不死，耐低温，于-70℃下速冻培养物，保持毒力一年以上。对热敏感60℃、1min 即被杀死，对多种化学消毒剂（如来苏尔、苯酚、漂白粉等）也较敏感。

（2）流行病学 鼠类是钩端螺旋体的最主要寄主，且大多呈健康带菌。由于鼠尿污染食品（包括动物性食品）而成为重要的感染源。家畜、家禽都可感染，并长期健康带菌，特别是猪感染率为25%～80%。由于猪饲养量大，成为最危险的传染源。人体接触被污染环境，钩体可通过皮肤小创伤以及鼻、眼、口腔等黏膜处侵入，也可由饮用污染水或摄取污染食物经消化道感染。

（3）发病症状 钩体有较强的侵袭力，钩体侵入人体后可进入血流并大量繁殖引起钩体血症，随后侵入肝、肾、肺、脑膜等器官并在其中繁殖引起病变。一般经 3～14d 潜伏期，患者出现高热、乏力、头痛、腰痛、眼结膜充血、腓肠肌疼痛、淋巴结肿大和黄疸等临床症状。严重时可出现休克、微循环障碍、心肾功能不全及脑膜炎等。

（4）预防措施　在对传染源的消灭上，需要加强对猪的管理，降低猪的带菌率，是预防洪水型钩体病爆发与流行的有效措施；对牛群的管理上预防接种是控制牛钩体病的重要措施；而灭鼠是消灭钩体病自然疫源地的根本措施。

在疫源地的改造上，首要任务是减少或消除疫源地内贮存宿主的滋生地，其次是改变为不适于钩体生存的条件以及减少人群接触疫水的机会。杀灭水和土中的钩体是预防工作中很重要的环节。

在提高免疫力上，主要采取预防接种，疫苗注射有良好预防效果。

3. 毛霉菌病

毛霉菌病（Mucormycosis）是指由毛霉菌目（Mucorales）真菌所致的感染，与虫霉目真菌引起的感染合称接合菌病（Zygomycosis）或藻菌病（Phycomycosis）。本病的致病菌可侵犯全身各脏器，如中枢神经系统、肺、胃肠道、皮肤等部位，还可引起全身播散性感染。在临床上，根据病原菌侵犯的部位主要分为鼻脑型、肺型、胃肠型、皮肤型和播散型 5 种类型。毛霉菌为条件致病菌，易感于糖尿病酮症酸中毒、严重烧伤、艾滋病、白血病、淋巴瘤、骨髓移植和器官移植患者。发病急、进展快、病死率极高是此病的临床特点。

动物也可感染毛霉菌病，其临床表现和组织病理变化与人类相似。

（1）病原性质　引起毛霉菌病的病原真菌，属接合菌亚门，毛霉菌纲，毛霉菌目。毛霉菌是一种条件致病菌，在自然界广泛存在，通常是腐物寄生的，生长在腐烂的有机物表面。毛霉菌目前已知有 12 科、51 属、420 种，其中可以引起毛霉菌病的共计 7 科、12 属、28 种左右。毛霉菌科中的根霉菌属（Rhizopus）、毛霉菌属（Mucor）、犁头霉属（Absidia）和根毛霉菌属（Rhizomucor）是最常引起毛霉菌病的致病菌，其中 80% 以上由根霉菌引起。

毛霉菌生长不需要复杂的营养，在 25~55℃ 均能生长。临床重要的毛霉菌最适生长温度为 28~30℃。毛霉菌生长迅速，2~5d 即可生成典型菌落，白色棉花样，以后变成灰色至灰褐色。镜检多为无隔的菌丝，孢子呈圆形或椭圆形，壁薄，表面光滑，一般无色。毛霉菌目真菌能进行有性繁殖产生接合孢子，也能通过无性繁殖产生孢子囊孢子。毛霉菌的主要毒力因子为弹力酶样蛋白水解酶，极易侵犯血管。

（2）流行病学　毛霉菌感染广泛分布于全世界。土壤、食物和分解的有机物中均可发现毛霉，户外的空气中也常查见其孢子。近年来对本病的报道数量逐渐增多。

多数患者由于吸入空气中的孢子而受感染，肺和鼻窦是最常见的首先感染的部位，其次是外伤使致病菌植入皮肤而感染。毛霉菌病常继发于其他基础疾病或免疫抑制的机体。粒细胞减少、未控制的糖尿病、代谢性酸中毒、艾滋病、器官移植、大剂量应用糖皮质激素或抗生素，是鼻脑毛霉菌病的主要基础疾病。肺毛霉菌病常见于恶性血液病。胃肠毛霉菌病则常发生于营养不良的儿童或免疫抑制患者。皮肤毛霉菌病常见于外伤或烧伤等皮损处。毛霉菌病的院内感染很少发生在免疫力正常者，如有发生，常与外伤有关，如静脉输液、腹膜透析、外科伤口等。

在动物，还未证实其发病与免疫缺陷和抵抗力低下有关。有人根据动物毛霉菌病的发病部位以消化道为主这一特征，认为采食污染霉变饲料是动物的感染来源。

（3）发病症状　毛霉菌病可侵犯全身各个脏器。鼻部感染时，下鼻甲及鼻中隔呈黑色干性坏死，牙槽及硬腭可发生坏死和结痂。侵犯颅脑时，脑实质和硬脑膜下腔有血凝块，颅内动脉和海绵窦有血栓。肺部受侵犯时，肺实变，肺表面密布小豆至豌豆大灰白色结节，切面可见贫血性硬死区，并伴有不同程度的胸腔积液和胸膜黏连。胃肠道受累后，发生充血、出血、坏死、溃疡、肠系膜淋巴结肿大。

毛霉菌感染后最常侵犯血管，菌丝在血管内繁殖，形成菌栓或血栓，阻塞血管，尤其是动脉，导致其营养的组织发生凝固性坏死。常合并不同程度的出血和中性粒细胞浸润。高碘酸-希夫（PAS）染色阳性，在病变的血管壁、血管腔和坏死组织中均可找到大量较直、无隔或分隔稀少的粗大菌丝，壁薄，常呈直角分支，直径 6~50μm。在慢性肉芽肿性损害中，可见菌丝肿胀扭曲，呈球形或其他奇形怪状。

（4）预防措施　人类毛霉菌病的治疗成功的关键在于控制基础疾病、切除坏死组织、应用抗真菌药物、纠正水电解质平衡和调节酸中毒等。动物毛霉菌病的治疗无特效药物，不少动物实验证实一些药物对动物毛霉菌病有效，但代价太高。毛霉菌病的预后极差，如毛霉侵犯鼻、脑、肺、胃肠等部位或发生播散性感染则罕见有存活。

目前，减少有基础疾病患者毛霉菌病的发病较为困难。由于本病的发病率很低，没有证据表明要常规性用药预防本病。对于有中性粒细胞减少、移植术后、化疗患者等高危人群，要注意减少吸入空气中的孢子，要最大限度地减少病房空气中孢子的量。此外，病房还要避免放置花和其他活的植物，因为在这里面可以隐藏很多真菌，如肿瘤或移植患者的中性粒细胞数低于 1000 个/mL，在离开病房时要戴口罩。禁食霉变的食物和水果，尤其在婴幼儿更应注意这一点，以减少胃肠毛霉菌病的发生。高度重视有危险因素的患者，可提高毛霉菌病的早期诊断和恰当治疗。

对动物毛霉菌病的防制，首先要严禁饲喂污染霉变的牧草和饲料；其次应加强饲养管理，增强动物的抵抗力，避免长期使用抗生素，对反刍动物限量饲喂精饲料。

（三）　人兽共患寄生虫病

1. 肝片吸虫病

肝片吸虫（Fagcioo Hepatica Linn）是一种常寄生在牛、羊等反刍动物和其他哺乳动物胆管内的大型寄生吸虫。人也可感染，引起片形吸虫病（Facciolianig）。Bre 于 1379 年首先在法国发现羊因吃牧草而感染。肝片吸虫病常引起牛、羊的大批感染和死亡，造成巨大的经济损失，过去被认为是一种兽主人次型人兽共患病。但近年来，在世界各地，该病在人群中的发病率是著上升，尤其是在西欧和南美地区，是一种常见的人体寄生虫病，疫源地人群的感染率甚至高达 60%~70%。其危害面和致病力远高于华支睾吸虫病和姜片吸虫病。目前，肝片吸虫虫病的防治和研究得到了越来越广泛的重视。

（1）病原性质　肝片吸虫与姜片吸虫的成虫和虫卵在形状、颜色和大小方面都十分相似。成虫大型，新鲜时呈淡红色，死后灰白色，体扁平如叶片状，体长 20~40mm，宽 8~15mm，虫体前端有明显突出部，称为头锥，两肩蜂明显。体表密布细小棘刺。口吸盘直径约 1.0mm，腹吸盘直径约 1.6mm，腹吸盘不及姜片吸虫发达，两吸盘相距较近。咽管发达，呈长椭圆形。食管短，肠支由两侧直达虫体后端，每支又分支，各支又再次分支，满布虫体后半部。

虫卵的形态特征：较淡的棕黄色，纵径略长（130~150μm）；卵盖小；卵壳菲薄，均匀，周围可见胆汁染色颗粒附着；卵内充满卵黄细胞和一个胚细胞，胚细胞较易见到。

终末宿主因食入囊蚴而感染。囊蚴在宿主十二指肠中，受胆汁和消化液的作用而激活。完成一个生活受周期大约需要 11 周。每条虫日产卵量为 20000 个左右。成虫寿命一般为 4~5 年，在人体可存活长达 12 年。

（2）流行病学　肝片吸虫病是一种流行广泛、死亡率高、危害严重的群发性的兽主人次型的寄生虫病。终末宿主要是绵羊、山羊、黄牛、水牛、牦牛、马、骡、驴、骆驼、猪、犬、家兔、象、黑尾鹿、白尾鹿、野兔、鼠等家畜和野生动物，其中牛、羊的感染最为多见。人偶有感染。在流行区，牛、羊肝片吸虫感染率多为 20%~60%。该病呈世界性分布。

雨后地表面水的变化引起螺类活动范围的变化造成囊蚴的扩散，牲畜感染机会甚多。此外，水中含有少量囊蚴，饮用生水也可能受到感染。

人可因生吃水生植物（如水芹）或喝生水或生食、半生食含肝片吸虫的牛、羊内脏（如肝）而获得感染。

（3）发病症状　在肝片吸虫病流行区，牛羊等食草动物的感染最为普遍。该病症状表现因感染程度、机体抵抗力、年龄、饲养管理条件等不同而异，通常临床表现可分为急性型和慢性型。一般羊只约有 50 条虫时就会出现明显症状；幼羊轻度感染即表现症状。该病多发生于潮湿、多水地区。急性型发生于夏末秋初。相当于童虫在肝组织内移行的过程；慢性型多在冬、春季发生，相当于成虫在胆管内寄生过程。

在流行区，人群中肝片吸虫感染者的临床表现可分为急性期、潜隐期和慢性期 3 个病期。也有少数为无症状带虫者。

异位损害又称肝外肝片吸虫病。童虫在腹腔中移行时，可穿入或随血流到达肺、胃、脑、眼眶以及皮下等处。常在手术后始获确诊。在有生食牛、羊肝习惯的地方，虫体寄生在咽部，可引起咽部肝片吸虫病。

病理剖检变化可见肝大，有出血，肝包膜有纤维素少量沉积，腹腔内有淡红色液体，并呈现腹膜炎变化，胸腹下有不同程度的组织水肿，并有少量正黄色液体，肝片吸虫感染较轻时胆管呈局限性增大，而重感染者胆管的各分支均有管壁增厚，从肝表面可见白色条索穿行于肝组织中，严重者胆管如细绳样突出于肝脏表面。虫体阻塞胆管、胆汁淤积，造成管腔扩张。核素标记红细胞实验证实肝片吸虫是食血性的，每条虫每天可使宿主失血近 0.5ml。也有人认为是以摄食胆管内容物和增生的上皮为主。

（4）预防措施　预防肝片吸虫病的关键措施是卫生宣传，使居民认识到生食媒介植物和动物内脏的潜在危害。防治本病的基本措施主要是对病人、病畜进行及时的驱虫治疗、杀灭环境中的中间宿主以及疫苗的应用。

2. 猪带绦虫病

猪带绦虫（*Taenia Solium* Linnaeus）又称链状带绦虫、猪肉绦虫或有沟绦虫，是中国主要的人体寄生绦虫之一。人是猪带绦虫的终末宿主、其成虫寄生在人的小肠内、引起肠绦虫病；但人也是其中间宿主、其幼虫即猪囊尾蚴（*Cysticercus Cellulosae* Gmelin）可寄生在人体皮下、肌肉，脑，眼等处，引起严重的猪囊尾蚴病。

猪带绦虫病在中国很早就已有记载，古代医书中称之为"寸白虫"或"白虫"，并将绦虫病的传播与吃生肉和未熟的肉联系起来，说明了它的传染来源。

（1）病原性质

①成虫：虫体背腹扁平，带状，乳白色，较薄而透明。体长 2~4m、前端较细，向后逐

渐扁阔。虫体分为头节、颈部及链体。头节近似球形，直径0.6~1mm，有四个杯状吸盘和一个能伸缩的顶突、其上有小钩。排列成内外两圈，25~50个。颈部为虫体最纤细的部分，为（5~10）mm×0.5mm，链体由700~1000片节片组成。生殖孔位于每一节片侧缘的中部，不规则地分布于链体两侧，近颈部的幼节，节片短而宽，内部结构不清楚，中部的成节近方形，每一节片中均有雌雄生殖器官各一套，睾丸150~200个，卵巢在节片后1/3的中央，除左右两大叶外，在子宫与阴道之间另有一中央小叶。卵黄腺位于卵巢之后。末生殖端的孕节较窄长，节片内子宫较发达，其他生殖器官均退化或萎缩、充满虫卵的子宫向两侧分支，每侧7~13支又再分支，呈不规则的树枝状，每一孕节中约含4万个虫卵。

②虫卵：与牛带绦虫卵相似，卵壳很薄，易破碎，自孕节散出后，卵壳多已脱落，所以粪检时仅见已失去卵壳的虫卵，呈球形或近似球形。直径31~43μm，外为一具有放射状条纹的胚膜、肝膜较厚，棕黄色，内含一发育成熟，呈球形，具3对小钩的六钩蚴。

③猪囊尾蚴：俗称囊虫，为卵圆形、黄豆大小5mm×（8~10）mm、乳白色、半透明的囊状物，囊内充满液体。囊壁分两层，外为皮层，内为间质层，含有一小米粒大的向内翻卷收缩的头节，其形态与成虫头节相似。

（2）流行病学　猪带绦虫在全世界分布很广，除少数因宗教教规禁食猪肉的国家和民族外，世界各地均有散发的报道。我国的猪带绦虫病及猪囊尾蚴病的分布也很广，在一些地区呈地方性流行。经中国人体寄生虫分布调查证实，我国的猪带绦虫感染率约为0.112%，估计中国有感染人数约为126万人。人体猪囊尾蚴病在中国各地均有发现。

人是猪带绦虫的唯一终末宿主，其中间宿主为家猪和野猪等，人也可作为中间宿主。人是由于食入生的或半生熟的含有囊尾蚴的猪肉，感染猪带绦虫病；而人体猪囊尾蚴病则是误食虫卵或由于猪带绦虫病患者的自身感染所致。

感染方式虽有记录显示多种动物可作为猪带绦虫的中间宿主，但人体猪带绦虫病的感染与食入生的或半生的含有活囊尾蚴的猪肉密切相关。

（3）发病症状　猪带绦虫成虫和猪囊尾蚴寄生于人体，可引起人体猪带绦虫病和人体猪囊尾蚴病，其危害远较成虫寄生为重。

一般患者无显著症状。多以粪便中发现虫体节片而求医。少数患者有腹部不适、腹痛、食欲亢进、消化不良、腹泻、头痛、体重减轻等症状。偶有虫体穿破肠壁引起腹膜炎或导致肠梗阻的病例，甚至引起慢性腹泻、营养不良、腹水、急性肠出血及阑尾炎的报道。此外，曾有猪带绦虫成虫异位寄生于大腿皮下和甲状腺组织内的罕见病例报道。

人体猪囊尾蚴病依囊尾蚴寄生部位可分为：皮下及肌肉猪囊尾蚴病、脑囊尾蚴病、脊髓型猪囊尾蚴病、眼猪囊尾蚴病，分别引起机体不同的病变。

猪囊尾蚴病俗称猪痘病，是一种慢性寄生虫病。猪患该病后，一般症状不明显，当受高度侵袭并时间较长时，可出现营养不良、生长受阻、贫血、消瘦、水肿及衰弱等症状，较典型的是前胸、后躯及四肢肥大，中间细，这是由于肌肉炎性水肿呈现的假性肌肥大，体形常变为特殊的"狮体状"或"哑铃状"，由于虫体的刺激，病猪表观不愿行动、喜卧，行走时步态不自然，摇摆呈醉酒状。如侵害肺部和喉部，则出现叫声嘶哑低沉、吞咽困难、呼吸困难，有时听得喘鸣音，或有呼吸短促、憋气等症状，若寄生于眼部，可出现频繁眨眼和流泪、结膜下结节，也可出现眼球变位，造成视力障碍或失明。若寄生于舌面、舌下或舌根部，有黑色的乳刺或黑色水疱、烂斑，皮肤薄嫩者在尾根部肌肉可触及囊尾蚴样突起。若囊尾蚴寄生于猪脑，引起神经症状，病猪可出现癫痫、昏迷、抽搐、转圈和急性脑炎，甚至突然死亡。

（4）预防措施　防治猪带绦虫病和猪囊尾蚴病是关系到广大人民群众身体健康、保护劳动力、促进经济以及养殖事业发展的大事，应采取一系列的综合对策和措施，预防猪带绦虫病和猪囊尾蚴病。应普及猪带绦虫病和猪囊尾蚴病的预防知识教育，包括不养猪囊尾蚴病猪，不买、不吃囊尾蚴猪肉，不吃生或半生的猪肉，不吃未洗净的生蔬菜，切生肉、烧肉的刀和砧板要分开，改变饮食习惯，养成良好的个人卫生行为等为内容的文明卫生习惯教育；结合家庭卫生，管好人粪便，圈养猪改厕等为中心的环境卫生教育；进行以预防保健知识为内容的健康教育等。并认真贯彻落实"驱，检，管，治"的综合防治原则。

第五节　食物中毒案例分析

引起食物中毒的原因众多，按病原物可分为细菌性食物中毒、真菌及其毒素食物中毒、动物性食物中毒、植物性食物中毒以及化学性食物中毒五大类。下面将列举部分食物中毒的案例，并对其进行分析。

一、　大肠杆菌食物中毒

美国曾爆发大肠埃希菌（大肠杆菌）食物中毒，调查发现，此次的食物中毒是由于患者食用了受大肠杆菌污染的长叶莴苣而引起的。疫情致全美19个州的84人感染，确诊感染者年龄为1~88岁，多数为女性，部分患者出现肾脏衰竭症状。

分析：

大肠杆菌是一种革兰氏阴性杆菌，能发酵乳糖及多种糖类，产酸产气，主要存在于人和动物的肠道内，是肠道中的正常菌群，通常不致病。但当人体的抵抗力降低或吃了被大量致病性大肠杆菌活菌污染的食品时，就会发生食物中毒。女性的抵抗力相比于男性更差，老人和儿童比成人的抵抗力差。因此，女性、老人、儿童更容易发生大肠杆菌食物中毒。

大肠杆菌食物中毒多发生在夏季和秋季。引起大肠杆菌中毒的食品主要是动物性食品，特别是畜肉类及其制品，其次为禽肉、蛋类、乳类及其制品。由植物性食品引起的大肠杆菌中毒比较少，但也有发生。据调查，此次食物中毒就是由植物性食品——源于亚利桑那州尤马的长叶莴苣引起的。

大肠杆菌食物中毒的临床表现主要有：①急性胃肠炎型：主要由肠产毒性大肠杆菌引起，婴幼儿和旅游者最易感染。通常感染半天后就会发病，有时感染3d后才发病。感染者出现水样腹泻、腹痛、恶心，体温升高至38~40℃。②急性菌痢型：主要由肠侵袭性大肠杆菌引起。通常在感染2~3d后发病。感染者出现血便或脓黏液血便、腹痛、发热、里急后重，持续1~2周。③出血性肠炎型：主要由肠出血性大肠杆菌引起。通常在感染3~4d后发病，儿童和老人最易感染。感染者出现突发性剧烈腹痛、腹泻，先水便后血便，持续10d，病死率3%~5%。

春夏之交，大肠杆菌食物中毒很容易发生，应注意防治。主要方法有：①防止大肠杆菌污染食品；加强食品的卫生监督和卫生检验，防止食品在贮藏、运输、加工、烹调等各个环节被污染，防止被污染的食品流入市场。②控制食品中大肠杆菌的繁殖：低温贮藏食品是控制大肠杆菌繁殖的重要措施，此外应尽可能缩短储存时间。③彻底加热以杀灭大肠杆菌：加热杀灭病菌是防止食物中毒的关键措施，充分加热可以杀灭食品中可能存在的大肠杆菌并灭活毒素。④生吃蔬菜时，一定要洗净，现吃现做。

二、 黄曲霉毒素中毒

据欧盟食品饲料类快速预警系统（RASFF）消息，2018年上半年，西班牙通过RASFF通报我国一批次出口花生黄曲霉毒素 B_1 超标。

2017年安徽省食药监局公布的一次食品抽检结果中，5批次抽检样品检出不合格，其中，安徽永辉超市一分公司销售的花生米黄曲霉毒素 B_1 检出值为144.9μg/kg，超标了6倍。

黄曲霉毒素是黄曲霉、寄生曲霉等产生的代谢产物，黄曲霉毒素 B_1 多在农作物因潮湿发霉变质时产生。花生等坚果产品中黄曲霉毒素 B_1 不合格的主要原因有：原料在种植、采收、运输及贮存过程中受到黄曲霉等霉菌污染，在适宜的气温和湿度等条件下产生毒素，后期在生产加工过程中工艺控制不当导致终产品毒素含量超标。

根据GB 2761—2017《食品安全国家标准 食品中真菌毒素限量》中规定，黄曲霉毒素 B_1 在花生及其制品中的限量为20μg/kg。按照欧盟限量，供人直接食用或者用作食品配料的花生及其他油籽、坚果及其制品（不包括巴旦木、开心果、杏仁、榛子和巴西坚果）黄曲霉毒素 B_1 为限量2.0μg/kg，总黄曲霉毒素 $B_1+B_2+G_1+G_2$ 限量为4.0μg/kg。

三、 亚硝酸盐中毒

47岁的刘先生口味比较重，平时吃东西喜欢又咸又辣的食物，经常用咸菜下饭。2017年年底时，刘先生在网上抢购了一批咸菜。到货后，他一日三餐都吃腐乳、榨菜、萝卜干。几天后，刘先生总是头昏、乏力、手发麻，还不时感觉恶心呕吐，他连忙到医院看病。武汉市第四医院消化内科医生检查后发现，刘先生除头昏乏力、手发麻外，口唇和指甲发紫。结合最近饮食判断，刘先生为亚硝酸盐中毒，需要尽快进行解毒和护胃的对症治疗。

中毒机制分析：如果短时间内经口摄入（误食或超量摄入）较大量的亚硝酸盐，则容易引起急性中毒，使血液中具有正常携氧能力的低铁血红蛋白氧化成高铁血红蛋白，失去携氧能力，造成组织缺氧，称为高铁血红蛋白血症。当摄入量达到0.2~0.5g时可导致中毒，摄入量超过3g时可致人死亡。

中毒的特征性表现为发绀，症状体征有头痛、头晕、乏力、胸闷、气短、心悸、恶心、呕吐、腹痛、腹泻、口唇、指甲及全身皮肤、黏膜出现发绀等。严重者意识朦胧、烦躁不安、昏迷、呼吸衰竭直至死亡。

亚硝酸盐中毒危害较大，为防止亚硝酸盐中毒，我们应该做到：

①保持蔬菜新鲜，禁食腐烂变质蔬菜。短时间不要进食大量含硝酸盐较多的蔬菜；勿食大量刚腌的菜，腌菜时盐应稍多，至少待腌制15d以上再食用；

②肉制品中硝酸盐和亚硝酸盐的用量应严格按国家卫生标准的规定，不可多加；

③不喝苦井水，不用苦井水煮饭、煮粥，尤其勿存放过夜；

④妥善保管好亚硝酸盐，防止错把其当成食盐或碱而误食中毒。

四、　毒蕈食物中毒

赵某家里有三个孩子，为了维持家里开销，他过完年去大同做钢筋工，而妻子因为给女儿陪读，和同事同租了一个小院子，院子里的一家人采了一些野蘑菇，看着特别有营养，于是邀请了妻子和女儿去吃饭，吃了蘑菇后，晚上她和大女儿就开始上吐下泻，2d后，被送进了甘肃天水市第一人民医院抢救。医生诊断为毒蕈中毒，食用毒蘑菇的6人中，3人死亡。

分析：毒蕈中毒的临床表现虽各不相同，但起病时多有吐泻症状，如不注意询问食蕈史常易被误诊为肠胃炎、菌痢或一般食物中毒等，故当遇到此类症状之病人时，尤在夏秋季节呈一户或数户同时发病时，应考虑到毒蕈中毒的可能性，如有食用野蕈史，结合临床症状，诊断不难确定，如能从现场觅得鲜蕈加以鉴定，或用以饲养动物证实其毒性，则诊断更完善。

为了避免毒蕈中毒，应通过科学普及教育，使群众能识别毒蕈而避免采食，一般而言，凡色彩鲜艳、有疣、斑、沟裂、生泡流浆、有蕈环、蕈托及奇形怪状的野蕈皆不能食用，但有部分毒蕈包括剧毒的毒伞、白毒伞等与可食蕈极为相似，故如无充分把握，仍以不随便采食野蕈为宜。当发生毒蕈中毒病例时，对同食而未发病者也应加以观察，并做相应的排毒、解毒处理，以防其发病或减轻病情。如果误食毒蘑菇出现上述中毒症状，应立即送往医院救治或呼叫救护车。在等待救护车期间，为防止反复呕吐发生脱水，最好让患者饮用加入少量食盐和食用糖的糖盐水，补充流失的体液，防止休克的发生。要注意的是，对已昏迷的患者不要强行向其口内灌水，防止窒息。

五、　河豚毒素中毒

2016年年底，防城港市居民唐某以每千克24元的价格，从北海某市场购进70斤河豚干，带回防城区扶隆镇销售。当地居民陈某食用之后，出现呕吐、头昏等症状，到当地卫生院治疗，后经抢救无效不幸身亡。

2017年，家住南京下关多伦路的市民马先生，在长江边上看到有人卖鱼，就买了两斤多小杂鱼。结果发现里面有几条小河豚，为防止食用河豚中毒，马先生拿出一条给家里的猫吃，10min后，小花猫一命呜呼，马先生赶紧将河豚全扔掉了。

分析：野生河豚血液、鱼子和肝脏均含有剧毒，只需要0.48mg就能致人死亡。河豚所含的毒性能阻碍神经元传导，严重的甚至能影响到脑干、呼吸中枢和神经中枢，导致呼吸衰竭。而河豚的卵巢、肝脏、肾脏、血液、眼睛、鳃和皮肤也可能存在毒素。在加工过程中，一旦毒素渗漏进鱼肉，食用了被污染的鱼肉同样会出现中毒的症状。另有资料表明，河豚毒性稳定，毒素经8h炒煮以及盐腌、日晒等均不能被破坏。

河豚毒性扩散十分迅速，一般食用者在食用后10min~1h发病，发病的过程通常会持续4~8h，表现为恶心、呕吐、腹痛或腹泻等胃肠症状，以及口唇、舌尖、指端麻木，四肢肌肉麻痹以致身体摇摆、行走困难、言语不清、呼吸衰竭等，如不及时救治，常可致人死亡。

食用河豚后，不要马上睡觉，要注意观察自己的呼吸状况，避免出现在熟睡中突发呼吸、心脏衰竭，从而导致呼吸心跳骤停，抢救不及时而死亡的情况。如果食用河豚出现不良症状，可用手指催吐，尽量把河豚吐出，以降低河豚毒素的摄入，同时尽快到附近医院进行急救。河豚虽美味，但切勿以身试险。

🔍 **思考题**

1. 何谓食源性疾病？试述食源性疾病的流行性特征。

2. 引起食源性疾病的致病因子有哪些？

3. 简述食源性疾病与食物中毒的联系与区别。

4. 常见的食物中毒有哪些种类？各有什么特点？

5. 名词解释：食物过敏、过敏原。

6. 食物不良反应包括哪些种类？食物过敏反应的特点与本质是什么？

7. 常见的过敏食物种类及其过敏原的特点？

8. 转基因食品及新食品原料安全评价时为什么要进行过敏原评价？

9. 食物过敏反应的机理是什么？主要影响因素有哪些？

10. 食物过敏的诊断、防治原则是什么？

11. 试述禽流感病毒和疯牛病病毒的生物学特性、致病因素、抵抗力及其主要传播途径有哪些？

12. 简述葡萄球菌的生物学特性以及食品污染来源和预防措施。

13. 简述钩端螺旋体病的病原性质和食源性感染途径有哪些？

14. 毛霉菌病的主要食源性感染来源是什么？

15. 分析食源性肝片吸虫病发生的原因及如何预防？

16. 从食品卫生学的观点来分析如何预防猪带绦虫病的发生。

第七章

CHAPTER

7

转基因食品及其他新技术食品的卫生

[学习要点]

1. 熟悉转基因食品安全性评价的实质等同性原则。
2. 掌握转基因食品、微波食品、辐照食品的概念及其卫生学问题。
3. 了解转基因食品、微波食品、辐照食品的应用和发展概况。

现代科学技术的迅猛发展极大地促进了社会的进步，改变了人们的生活方式。越来越多的高新技术应用于食品工业，不断催生食品新技术的形成和发展，食品新技术和新型食品提高食品生产效率，降低生产成本，满足人们对食品品质和生活功能的新需求，但是食品新技术的应用也不可避免地带来一些新的食品卫生学问题。

第一节　转基因食品及其卫生学问题

转基因食品是指以转基因生物为原料加工生产的一类食品总称，转基因生物是指利用现代分子生物技术，按照人类的期望改造的生物品种。这些生物新品种在抗病虫、耐受除草剂、改善加工特性、提高营养品质等方面日益发挥出重要的作用。

一、　转基因食品

通过 DNA 重组技术，能够获得有特定生物遗传性状和功能的转基因生物（Genetically Modified Organisms，GMO）。基因工程技术应用于农业及食品工程，产生了转基因食品（Genetically Modified Foods，GMF）。转基因食品是指利用基因工程技术改变基因组构成的动物、植物和微生物所生产的食品，涵盖了供人们食用的所有加工、半加工和未加工过的各种转基因成分以及所有在食品生产、加工、制作、处理、包装、运输或存放过程中由于工艺原因加入食品中的各种转基因成分。

（一） 转基因技术

DNA 是生物体内的遗传物质，通过 DNA 的复制、转录和翻译将遗传信息进行传递和表达。通过对生物体内 DNA 分子的修饰改造从而改变生物体的遗传性状，这是转基因技术的理论基础。DNA 限制性内切酶及基因克隆等技术的发现为转基因操作奠定了技术基础。转基因技术是利用现代生物技术，将人们期望的目标基因，经过人工分离或修饰、重组后，导入到另一种生物体中，从而改善生物原有的性状或赋予其新的优良性状。

全球转基因研发发展势头强劲，研发对象更加广泛，已涵盖了至少 35 个科，200 多个种，涉及大豆、玉米、棉花、油菜、水稻和小麦等重要农作物，以及蔬菜、瓜果、牧草、花卉、林木及特用植物等。研究目标更加多样，由抗虫和抗除草剂等传统性状，向抗逆、抗病、品质改良、营养保健等拓展。

全球转基因产业化应用发展迅速。1996 年转基因作物开始商业化种植，到 2015 年种植转基因作物的国家已经增加到 28 个，年种植面积接近 27 亿亩。转基因技术的推广显著促进了农业增产增效。目前，我国批准种植的转基因作物有抗虫棉花和抗病番木瓜，2015 年转基因棉花推广种植 5000 万亩，番木瓜种植 15 万亩。批准进口用作加工原料的有大豆、玉米、棉花、油菜和甜菜作物。2016 年 1 月 27 日，中央一号文件发布。中央对发展农业转基因提出了明确的要求，在研究上大胆，坚持自主创新；在推广上慎重，做到确保安全；在管理上严格，坚持依法监管。

（二） 转基因食品

1. 植物性转基因食品

植物性转基因食品很多，有的是改变农艺性状如增加农作物可逆性，包括抗虫、抗病、抗旱、抗盐和耐贮性等，有的是改善食品品质，增加食品营养。例如，面包生产需要高蛋白质含量的小麦，而目前的小麦品种含蛋白质较低，于是将高效表达的蛋白基因转入小麦，将会使做成的面包具有更好的焙烤性能。高油酸转基因大豆，会减少人们对饱和油脂的摄入，有利于预防心血管病。番茄是一种营养丰富、经济价值很高的果蔬，但它不耐贮藏，为了解决番茄这类果实的贮藏问题，研究者发现，控制植物衰老激素——乙烯合成的酶基因是导致植物衰老的重要基因，利用基因工程的方法抑制这个基因的表达，乙烯的生物合成就会得到控制，番茄也就不会容易变软和腐烂了，这种番茄抗衰老，抗软化，耐贮藏，能长途运输，可减少加工生产及运输中的浪费。

2. 动物性转基因食品

经典的遗传育种方法只能在同种或亲缘关系很近的种间才能进行，而使用转基因技术在短时间内可使亲缘关系很远的种间遗传信息进行交换和重组，改良和培育出生长快、产乳或产毛更多的动物新品种，或是将有价值的生物活性蛋白基因导入家畜或家禽。

3. 转基因微生物食品

微生物是转基因最常用的转化材料，转基因微生物比较容易培育，应用最广泛的是将某类酶的基因转入细菌，大量生产在食品加工中所需要的多种酶类。例如，生产奶酪的凝乳酶，以往只能从杀死的小牛的胃中取出后进行分离纯化，现在利用转基因微生物已能够使凝乳酶在体外通过微生物发酵培养大量生产制备，避免了小牛的无辜死亡，也降低了生产成本。

4. 转基因特殊食品

科学家利用转基因技术将病原体抗原基因或毒素基因（乙肝表面抗原、流感表面抗原、不耐热肠毒素）转移到香蕉、番茄、马铃薯等多种作物上，将普通的蔬菜、水果、粮食等农作物变成能预防疾病的神奇的"疫苗食品"。科学家培育出了一种能预防霍乱的苜蓿植物。用这种苜蓿来喂小白鼠，能使小白鼠的抗病能力大大增强。而且这种霍乱抗原，能经受胃酸的腐蚀而不被破坏，并能激发人体对霍乱的免疫能力。于是，越来越多的抗病基因正在被转入植物，使人们在品尝鲜果美味的同时，达到防病的目的。

1994 年，Calgene 公司研制的转基因延熟番茄"Flavr Savr"在美国获准上市，开创人类转基因食品先河。美国又率先将部分转基因食品（大豆、玉米、油菜、番茄、马铃薯）推上商业化进程，到 1998 年底就有 30 多例转基因植物被批准进行商业化生产。2002 年全球转基因作物种植面积达 5800 万公顷，有 13 个国家近 600 万农民选择种植转基因作物，2012 年全球有超过 28 个国家种植转基因作物，种植面积 1.73 亿公顷。近年来转基因作物种植面积和市场份额快速增长，到目前为止，美国食品药品监督管理局确定的转基因食品品种达到 43 个，有 60% 以上的加工食品有转基因成分，转基因食品的销售额已经达到数百亿美元。

1999 年 3 月中国水稻研究所研制的转基因杂交水稻属世界首创，研究成果通过了专家鉴定。我国已经批准 6 种基因修饰生物体的商品化，其中的食品包括：抗病毒甜椒、抗病毒番茄、延迟成熟番茄、转基因水稻，随着我国对转基因食品的研究和开发，我国的转基因食品品种会越来越多。

二、　转基因食品的安全性问题

转基因食品是利用新技术创造的产品，也是一种新生事物，人们自然对食用转基因食品的安全性有疑问。

1998 年秋天，苏格兰 Rowett 研究所的科学家阿帕得·普斯泰（Arpad Pusztai）博士通过电视台发表讲话，称他在实验中用转雪花莲凝集素基因的马铃薯喂食大鼠后，大鼠出现"体重和器官重量严重减轻，免疫系统受到破坏"现象。此言一出立即引起国际轰动，在绿色和平组织等推动下，把这种马铃薯说成是"杀手"，并策划了破坏转基因作物试验地等行动，焚毁了印度两块大试验田，甚至美国加州大学戴维斯分校的非转基因试验材料也遭破坏。欧洲掀起反转基因食物热潮。

此事引起了科学界的极大关注，普斯泰的实验也遭到了权威机构的质疑。英国皇家学会对"普斯泰事件"高度重视，组织专家对该实验展开同行评审。1999 年 5 月英国皇家学会宣布此项研究"充满漏洞"，评审报告指出普斯泰的实验存在失误和缺陷，主要包含六个方面：不能确定转基因与非转基因马铃薯的化学成分有差异；对试验用大鼠仅食用富含淀粉的转基因马铃薯，未补充其他蛋白质以防止饥饿；供实验用的动物数量太少，饲喂几种不同的食物，且都不是大鼠的标准食物，欠缺统计学意义；实验设计差，未按照该类试验的惯例进行双盲测定；统计方法不恰当；实验结果缺乏一致性。因此结果和相应的结论根本不可信。并且认为，普斯泰在尚未完成实验，并且没有发表数据的情况下，就贸然通过媒体向公众传播其结论是非常不负责任的。不久之后，普斯泰本人就此不负责任的说法表示道歉。Rowett 研究所宣布普斯泰提前退休，并不再对其言论负责。

1999 年 5 月，美国康奈尔大学昆虫学教授洛希（Losey）在英国的权威科学杂志《Nature》发表文章，称其用拌有转 Bt 基因抗虫玉米花粉的马利筋杂草叶片饲喂帝王蝶幼虫，发现这些幼虫生长缓慢，并且死亡率高达44%。洛希认为这一结果表明抗虫转基因作物同样对非目标昆虫产生威胁。

然而，洛希的实验受到了同行科学家们的质疑。美国环境保护局（EPA）组织昆虫专家对帝王蝶问题展开专题研究，结论认为，转基因抗虫玉米花粉在田间对帝王蝶并无威胁，原因是：①玉米花粉大而重，因此扩散不远。在距玉米田5m远的马利筋杂草上，每平方厘米草叶上只发现有一粒玉米花粉。②帝王蝶通常不吃玉米花粉，它们在玉米散粉之后才会大量产卵。③在所调查的美国中西部田间，转抗虫基因玉米地占总玉米地面积的25%，但田间帝王蝶数量却很大。该实验是在实验室完成的，并不反映田间情况，且没有提供花粉量数据。评价转基因作物对非靶标昆虫的影响，应以野外田间实验为准，而不能仅仅依靠实验室数据。2001年10月，洛希研究组又在《PNAS》杂志发表文章称：帝王蝶幼虫经转Bt基因抗虫玉米Bt11和Mon810花粉饲喂14~22d，对其存活的影响可以忽略不计。

随着基因工程技术的快速发展，转基因植物已进入大规模商品化生产阶段。然而转基因作物在带来巨大经济效益的同时也存在许多潜在问题，转基因产品对健康和环境潜在的风险引起世界各国政府和公众的极大关注和广泛忧虑，目前，社会对转基因食品的争论热点主要集中在其是否危害人体健康、伦理以及可能引发的环境风险，转基因食品的安全性问题已由科学问题上升为社会、政治问题。

（一） 食用安全性

1. 标记基因

转基因过程中，常将特定抗生素抗性基因或报告基因作为标记基因，用来检测转基因是否成功。绝大部分的标记基因的安全性获得国际社会的认可，但是仍有一部分标记基因的安全性尚未得到肯定，有的标记基因使用了临床应用的抗生素，食用含有标记基因的食物后，有可能将抗性基因转移至胃肠道正常微生物群中，使细菌产生抗药性，引起菌群的微生态变化，影响人的正常消化功能从而对人体健康造成影响。已有研究发现外源基因的表达在一定程度上可提高转基因猪的耐药性，可导致转基因猪肠道微生物某些菌群发生变化。转基因植物里导入了具有抗除草剂或毒杀虫功能的基因后，它是否也像其他有害物质一样能通过食物链进入人体内尚不能确定。

2. 非期望效应

导入外源基因后，由于插入位点的随机性，可能引起转基因生物基因组表达变化或改变代谢途径，致使其最终产物可能含有新的成分如毒素、致癌物、激素等，或改变现有营养成分的含量，对人的健康产生一定的影响。

3. 过敏反应

转基因食品在生产过程中，由于要在原物种基因组中植入其他物种的基因，导致营养成分的改变或营养素的比例变化，可能会产生新的蛋白质以及一些毒素，也可能引发源物种内源过敏性物质基因表达升高，这些变化都可能会引起食用者的过敏反应。

4. 伦理风险

转基因食品中含有其他物种的基因产物，这有可能会使一些群体在意识上产生伦理风险。如将猪的基因片段转入牛羊中，将动物蛋白质基因转入农作物中，有侵犯素食者或宗教信仰者的权益问题需要考虑。

（二） 环境安全性

转基因作物大量栽培时，引起其他生物生存竞争性的改变，基因漂移到相关物种可能产生难以根除的超级杂草和害虫，影响生物多样性和生态环境。

1. 基因漂流

基因漂流是指不同物种或不同生物群体之间遗传物质的转移。转基因植物是人为地将某种目标基因用基因工程技术转入而获得的，这些外源基因可能会通过其他途径非人为地漂流转入其他有机体，产生难以预测的后果。

2. 超级杂草和害虫

自然生态条件下，有些转基因作物可能与周围生长的近缘野生品种通过花粉等媒介发生杂交，从而将自身的外源基因传入野生品种。如果传入的是强抗病虫害能力和抗旱能力的基因，就会出现抗病能力强、蔓生速度快的超级杂草，扰乱生态系统的平衡。种植抗虫转基因作物后可能使害虫产生免疫并遗传，从而产生更加难以消灭的超级害虫。

3. 影响生态环境

转基因农作物作为一种新的人造品种进入原有的生态食物链，过度种植有限的几个栽培品种，其他生物食用转基因作物是否会产生畸变或灭绝，这些都可能会导致食物链的改变，破坏生物的多样性，生态环境也将会遭到严重影响。

三、 转基因食品安全性评价

转基因食品作为一种新型食品，其食用安全性引起了各国政府的高度重视，如何对转基因食品进行安全评价，各国政府意见也不尽相同。由于转基因食品中有些成分是传统食品中从来没有的。现代生物技术将其他生物基因转入植物，将病毒、细菌和非食物品种的外源基因，以及标记基因中的抗生素抗性基因等引入食用作物，都是传统育种技术无法实现的。因此，各国对这类食品的安全检验要求比用传统方法培育生产的更加严格。

国际市场上的转基因食品都经过了十分严格的安全性评价，证明它们对人类健康无任何副作用，且随着新技术的发展，这一过程还将不断完善。目前得到经济合作与发展组织、联合国粮农组织、世界卫生组织以及国际上大多数国家普遍认同采用的是实质等同性原则的安全性评价。

（一） 安全性评价原则

1. 实质等同原则

1993 年，经济合作与发展组织（Organization for Economic Co-operation and Development，OECD），首次提出对现代生物技术食品采用实质等同性（Substantial Equivalence）评价的概念。实质等同性原则是指通过将转基因作物及来源的食品在转基因作物的表型、农艺性状和食品中各主要营养成分、营养拮抗物质、毒性物质及过敏性物质等成分的种类和数量进行分析，并与相应的传统食品进行比较，若二者之间没有明显差异，则认为该转基因食品与传统食品在食用安全性方面具有实质等同性，不存在安全性问题。具体来说，包括两个方面内容。

（1）表型和农艺学性状　如转基因植物的形态、外观、生长状况、产量、抗病性和育种等方面与同品系对照植株的差异比较。

（2）食物成分分析　转基因植物应与同品系非转基因对照植物在主要营养成分如蛋白质

及氨基酸组成、脂肪及脂肪酸、碳水化合物、脂溶性维生素及水溶性维生素、常量元素及微量元素等全成分分析和特征成分分析，营养拮抗物质、毒性物质及过敏性物质等成分的种类和含量，包括可能的毒素、抗营养学因子和非期望效应等。

将转基因食品或经过基因修饰的食品或食物成分与现有食品及食品成分（传统食品），根据实质等同性分析的结果，可将转基因食品分为以下三类。

（1）具有完全实质等同性的，应等同对待。

如果转基因食品与某一传统食品具有实质等同性，那么更多的安全和营养方面的考虑就没有意义，两者应等同对待。

（2）未能确定实质等同的，安全评估重点是已确定的差别。

除某些特定差异外，转基因食品与传统食品具有实质等同性。那么评估的重点应放在已经确定的差别上，转基因食品的安全性评价主要考虑外源基因的产物与功能，包括蛋白质的结构、功能、特异性食用历史等。

（3）无实质等同性的，自身的成分和特性进行全面的安全和营养评价。

如果没有与之相应的或类似的传统食品做比较，这并不能说明此转基因食品就是不安全的，但应根据转基因食品其自身的成分和特性进行研究，要求进行更广泛全面的安全性和营养性评价。

OECD 认为，以实质等同性为基础的安全性评价，是说明现代生物技术生产的食品和食品成分安全性最实际的方法。1996 年 FAO 和 WHO 召开的第二次生物技术安全性评价专家咨询会议建议"以实质等同性原则为依据的安全性评价，可以用于评价转基因生物衍生的食品和食品成分的安全性。"实质等同性可以证明转基因食品并不比传统食品不安全，但并不证明它是绝对安全的，因为证明绝对安全是不切实际的。用实质等同性原则来评价转基因食品的安全性，这一原则得到了普遍认可，是目前世界各国评价转基因食品安全最主要、也是最基本的原则。

实质等同并不是风险评估的终点，而是起点。对于转基因食品，只要转基因食品与相应的传统食品实质等同，就认为与其同样安全。与相应传统食品并不实质等同的转基因食品也可能是安全的，但上市之前必须经过更广泛的试验和评估。

2. 个案评价原则

由于转基因生物及其产品中导入的基因来源、功能各不相同，受体生物及基因操作也可能不同，因此，必须针对性的逐个进行评估，这也是目前大多数国家采取的评估原则。个案评价的主要内容与研究方法包括以下 3 种。

（1）根据每一个转基因食品个体或者相关的生产原料、工艺、用途的不同特点，通过与相应或相似的既往评价案例进行比较，应用相关的理论和知识进行分析，提出潜在安全性问题的假设。

（2）通过制定有针对性的验证方案，对潜在安全性问题的假设进行科学论证。

（3）通过对验证个案的总结，为以后的评价和验证工作提供可借鉴的新案例。

3. 预先防范原则

虽然转基因生物及其产品尚未对环境和人类健康产生危害，但是从生物安全的角度来考虑，必须将预先防范的原则作为风险评估的指导原则，因为转基因植物的风险有时是难于预料的。因此，必须以科学原理为基础，采取对公众透明的方式，结合其他的评价原则，对转基因生物及其产品进行风险评估，防患于未然。

（二）　转基因食品安全评估的主要内容

为保障转基因食品对人类的健康安全，各国政府均在转基因食品上市前对转基因生物的食用安全进行全面的评估，以确保转基因食品的安全，防止具有潜在风险的转基因食品进入消费市场。一般来说，转基因生物在批准商业化生产前，需要进行如下方面的食品安全评估。

1. 转基因食品的营养学评价

评价的营养物质主要包括蛋白质、淀粉、纤维素、脂肪、脂肪酸、氨基酸、矿质元素、维生素、灰分等与人类健康营养密切相关的物质。营养学评价主要是指两个方面：一是通过动物生长情况、营养指标或者动物产品的营养情况来评价转基因食品对实验动物的营养作用。二是通过动物的生长与代谢指标来评价转基因食品中某种营养物质能否被动物正常利用。评价时，将不同年份或不同生长地点的转基因食品的主要营养成分和对照的非转基因食品进行比较，评估转基因食品在营养上是否与非转基因食品一样具有同等的营养价值。对转基因食品的营养评价，除了要与对照的非转基因食品进行比较，还需要参考 OECD、国际生命科学学会（ILSI）及本国已有的同类作物营养成分范围，确定转基因食品的营养成分是否在这些范围内。如果在范围内，则可以认为转基因食品具有与非转基因食品同等的营养功效。

2. 转基因食品的抗营养因子评价

食品不仅含有大量的营养物质，也含有广泛的非营养物质，有些物质会影响人对食品中营养物质的吸收利用，称为抗营养因子或者抗营养素。抗营养因子降低了蛋白质、维生素和矿物质等营养物质的最大利用率以及食物的营养价值。目前，已知的抗营养因子主要有蛋白酶抑制剂、植酸、凝集素、芥酸、棉酚、单宁、硫苷等。对转基因食品的抗营养因子的安全评价是将转基因品种中的抗营养因子含量与其对照非转基因食品进行比较，其评估方法与营养成分的评估方法相同。

3. 转基因食品的毒理学评价

转基因食品是否会由于导入了外源基因而产生对人体有毒的物质，是人们对转基因食品产生担忧恐惧的重要方面。转基因食品的毒理学安全性评价主要从两方面着手，一是对外源基因表达产物的毒性检测和评价，一般依照传统化学物质的安全性评价方法；二是对整个转基因食品的全食品毒性检测和评价，一般采用亚慢性毒性试验。

对外源基因表达蛋白的检测评价一般有三个指标：一是通过与国际权威大型公共数据库中已知的毒性蛋白进行核酸和蛋白质氨基酸序列的同源性比较，分析是否与毒蛋白具有相似的氨基酸序列，是否具有潜在的毒性。二是在加热条件下和模拟人体胃肠消化液中，检测分析转入蛋白质是否耐热稳定或抗消化。三是转入蛋白外源基因表达产物的急性经口毒性试验。对一些转入特殊功效成分的转基因食品，可以考虑其他方面的毒理学检测试验，如遗传毒性试验、传统致畸试验、繁殖试验和代谢试验等。

4. 转基因食品的过敏性评价

食物致敏一直是食品安全中的一个重要问题，某些人在吃了某种食物之后，对食物中的某些物质，特别是蛋白质，可能产生病理性免疫反应，引起身体某一组织、某一器官甚至全身的强烈反应，以致出现各种各样的功能障碍或组织损伤。食物过敏最常见的临床表现为出现皮肤症状，并可见呼吸道症状和消化道症状如皮肤瘙痒、湿疹、荨麻疹、头晕、恶心、呕吐、腹泻等症状，严重的食物过敏会引起急性哮喘大发作、过敏性休克，甚至喉水肿造成窒息危及生命。

常见的过敏性食物有八大类：鸡蛋、牛乳、鱼、贝壳类海产品、坚果、花生、黄豆、小麦。因此，过敏不是转基因食品所独有的。但是，转基因食品中由于引进了新基因，打破了自然界中物种间的遗传物质不能相互转移的生物屏障，其表达的新蛋白质可能引起过敏反应。为防范由于转基因技术造成的物种间过敏基因的转移，进行过敏性评价就成为批准转基因食品上市前必要的评价环节。

世界各国均采用了国际食品法典委员会推荐的转基因食品过敏分析原则和程序，并根据各国的实际情况进行转基因食品的过敏分析。目前，主要从三个方面评估转基因食品中转入蛋白是否是过敏原：一是外源基因是否来自含有过敏原的生物。二是通过与国际权威大型公共数据库中已知的过敏原进行比较分析，是否具有序列相似性。三是检测分析转入蛋白对过敏患者的血清进行特异 IgE 抗体结合试验、定向筛选血清学试验、模拟胃肠液消化试验和动物模型试验等，最后综合判断其潜在致敏性。

如果判定为有致敏的可能，该产品就会被取消研发和上市的资格。例如，20 世纪 90 年代，杜邦先锋公司将巴西坚果中的 2S 清蛋白基因成功导入到大豆中，有效提高了大豆中的含硫氨基酸水平。1994 年，该公司对该转基因大豆进行食用安全评价时，发现对巴西坚果过敏的人同样会对这种转基因大豆过敏，因而推断 2S 清蛋白可能是致敏的主要成分。由于在进行过敏评价时发现是一种过敏蛋白，随后就停止这项研究计划。但此事后来一度被认为是"转基因大豆引起食物过敏"，作为反对转基因的一个主要事例。实际上"巴西坚果事件"是研发单位在开展安全评价时发现过敏及时停止的转基因案例，这种转基因大豆也根本没有上市。这恰恰说明对转基因植物的安全管理能有效地防止转基因食品成为过敏原。

（三） 中国转基因食品安全性评价

2006 年 7 月 10 日，中华人民共和国农业部发布自 2006 年 10 月 1 日实施 NY/T 1101—2006《转基因植物及其产品食用安全性评价导则》，转基因植物及其产品食用安全性评价原则如下：

（1）转基因植物及其产品的食用安全性评价应与传统对照物比较，其安全性可接受水平应与传统对照物一致。

（2）转基因植物及其产品的食用安全性评价采用危险性分析、实质等同和个案处理原则。

（3）随着科学技术发展和对转基因植物及其产品食用安全性认识的不断提高，应不断对转基因植物及其产品食用安全性进行重新评价和审核。

根据国际食品法典委员会制定的《重组植物 DNA 制作食品的安全性评估指南》、我国颁布的《农业转基因生物安全管理条例》及配套的《农业转基因生物安全评价管理办法》规定，我国转基因生物研究与应用要经过规范严谨的评价程序。评价内容主要包括四个部分，第一部分是基本情况：包括供体与受体生物的食用安全情况、基因操作、引入或修饰性状和特性的叙述、实际插入或删除序列的资料、目的基因与载体构建的图谱及其安全性、载体中插入区域各片段的资料、转基因方法、插入序列表达的资料等；第二部分是营养学评价：包括主要营养成分和抗营养因子的分析；第三部分是毒理学评价：包括急性毒性试验、亚慢性毒性试验等；第四部分是过敏性评价，主要依据联合国粮农组织与世界卫生组织提出的过敏原评价决策树依次评价，禁止转入已知过敏原。另外，对转基因生物及其产品在加工过程中的安全性、转基因植物及其产品中外来化合物蓄积情况、非预期作用等方面还要进行安全性评价。

按照国务院颁布的《农业转基因生物安全管理条例》及相应配套制度的规定，我国实行严格的分阶段评价。即实验室研究阶段，田间，小规模的中间试验，较大规模的"环境释放"、生产性实验，安全证书申请评估五个阶段。农业部批准的转基因抗虫水稻"华恢 1 号"和"Bt 汕优 63"转抗虫基因的水稻，经过了长达 11 年的在严格的科学环境、生态下的食用安全性评价。在营养学评价方面，主要做了营养成分、微量元素含量以及抗营养因子等方面的比较实验，转基因大米与相应的非转基因大米营养成分相同，没有生物学意义上的差异。在毒性评价方面，主要进行了大鼠 90d 喂养试验、短期喂养试验、遗传毒性试验、三代繁殖试验、慢性毒性试验以及 Bt 蛋白的急性毒性试验，对实验动物没有不良影响。在致敏性评价方面，主要进行了 Bt 蛋白与已知致敏原蛋白的氨基酸序列同源性比对，Bt 蛋白与已知致敏原蛋白无序列相似性，不会增加过敏风险。检测机构还进行了外源蛋白体外模拟胃肠道消化试验，转入基因的表达蛋白易于消化，在人体吸收代谢、有效成分利用等方面是安全的。试验数据证明，食用该转基因水稻、玉米与非转基因对照同样不具有毒理学意义上的安全风险，转基因水稻"华恢 1 号"及"Bt 汕优 63"与传统水稻一样安全。

四、　转基因食品检测

随着转基因食品的不断发展，其安全性问题已引起了人们的广泛关注，为保障消费者的知情权和选择权，需要建立一系列关于转基因食品的检测技术。常用的转基因食品检测方法主要有两大类：一类是核酸水平的检测，如聚合酶链式反应（Polymerase Chain Reaction，PCR）定性方法和实时荧光定量 PCR 方法。另一类是蛋白质水平的检测，如酶联免疫吸附法（ELISA）和胶体金试纸法。PCR 法包括定性法和定量法，由于该方法是建立在 DNA 水平上，即使 DNA 在高温高压等严峻环境下发生降解，仍能进行检测，所以此法适用于各种初加工和深加工食品。而免疫学方法灵敏度较低，不适用于经深度加工后使蛋白质变性的产品，此法适用于原材料的快速检测，且仍需要 PCR 法进行最后的确证检验。

（一）　核酸水平的检测

聚合酶链式反应是 20 世纪 80 年代中期发展起来的体外核酸扩增技术，PCR 是以特定的基因片段（DNA 片段）为模板，利用一对寡聚核苷酸为引物，以 4 种脱氧核苷酸（dNTP）为底物，在耐高温聚合酶的作用下，通过 DNA 模板的变性、退火及引物的延伸 3 个阶段的多次循环，使模板扩增。该技术能在一个试管内将所要检测的目标基因片段在数小时内扩增至百万倍。实时荧光定量 PCR 方法是在 PCR 基础上发展起来的，可以实时监测整个 PCR 进程并且实现转基因成分含量的检测。

1. PCR 定性方法

转基因食品细胞转入的基因成分一般包括启动子（Promotor）、报告基因（Reporter Gene）、目的基因（Target Gene）、终止子（Terminator），其中启动子和终止子为表达目的基因所必需的。转基因植物常用的是花椰菜花叶病毒启动子（CaMV35S）和根癌农杆菌转录终止子（NOS）及抗生素抗性基因 *npt* Ⅱ。通过 PCR 扩增这些特殊的启动子和终止子序列，是目前最常用的鉴定食品中有无转基因成分的方法。

2. 定量 PCR 技术

近年来随着人们对转基因食品量化要求的提高，研究者们在定性筛选 PCR 方法的基础上发展出不同的定量转基因食品的 PCR 检测方法。目前转基因成分的定量检测方法有定量竞争 PCR（Quantitative Competitive Pcr）和实时（Real-Time）荧光定量检测分析 PCR。定量竞争 PCR 的基本原理是采用构建的竞争 DNA 与样品 DNA 相互竞争相同底物和引物，并根据电泳结果以竞争模板的稀释度和结果做标准曲线，从而得到可靠的定量分析结果。实时荧光定量 PCR 是指在 PCR 反应体系中加入荧光基团，利用荧光信号的积累实时检测整个 PCR 进程，然后在标准曲线上对未知模板进行定量分析，具有高度的灵敏性。

上述两种核酸水平的检测方法具有适用范围广的优势，只要样品中 DNA 存在，就能被检测，不受食品混合、复杂成分的干扰，适用于转基因原料、初加工和深加工食品的检测，而且有很好的特异性和灵敏度，已经发展为常用的转基因食品检测方法。目前，所有商业化的转基因食品都有相应的 PCR 检测方法标准。

（二） 蛋白质水平的检测

蛋白质水平的检测是建立在免疫学检测基础上，其基本原理是通过抗原抗体之间的特异反应来实现的。抗原抗体反应是一种非共价键特异性吸附反应，即通常情况下，抗原只和它自己（或者具有相同抗原决定族的抗原）诱导产生的抗体发生反应。

1. 酶联免疫吸附法（Enzyme Linked Immunosorbent Assay，ELISA）

ELISA 检测是将抗原和抗体反应的特异性与酶对底物的高效催化作用结合起来，将抗原抗体反应信号放大，从而提高检测灵敏度。当抗原与抗体结合时，根据酶作用于底物后的显色反应，借助于比色或荧光反应鉴定转基因食品。酶与底物反应的颜色与样品中抗原的含量成正比。ELISA 检测对样品进行定性检测的同时又能进行定量分析，但是复杂基质对它的准确性和准确度有干扰，并且外源基因表达的蛋白质在较低水平或热处理变性时，免疫方法的检测能力就会下降。

2. 试纸条法（Lateral Flow Strip）

试纸条法又称胶体金试纸法，主要将特异的抗体交联到试纸条上和有颜色的物质上，当纸上抗体和特异抗原结合后，再和带有颜色的特异抗体进行反应，就形成了带有颜色的三明治结构，并且固定在试纸条上，如果检测样品中没有转基因成分（抗原），则没有颜色。此法不需要特殊的仪器设备，适用于现场检测或筛选检测。

上述两种蛋白质水平的检测方法却具有局限性，因为食品的复杂成分会干扰检测效果，并且加工过的转基因食品中的蛋白质抗原性很容易破坏，从而会影响检测结果的灵敏度。

3. 蛋白质印迹法（Western Blot）

蛋白质印迹法是将蛋白质电泳、印迹、免疫测定融为一体的特异蛋白检测方法，它具有很高的灵敏性，可以从植物细胞总蛋白中检测出 50ng 的特异蛋白，是检测复杂混合物中特异蛋白质最有力的工具之一，它可确定一个样品中是否含有低于或超过预定限值水平的目的蛋白质，特别适合用于不可溶蛋白质的分析。

五、 转基因食品的标识和管理

转基因食品标识是转基因食品管理中的重要环节。产品标识制度是为了满足消费者在选择食品时的知情选择权，即消费者有权选择转基因食品或是非转基因食品，有权知道转基因食品中转入的基因和成分。标识转基因成分可以让某些消费者回避特定的物质和饮食禁忌。

目前，国际上与转基因食品相关的产品标识制度有强制标识和自愿标识，转基因标识管理主要分为 4 类。

（一）　自愿标识

如美国、加拿大、阿根廷等采取自愿标识。美国是转基因食品生产和应用的大国，市场上以转基因大豆、玉米、油菜、番茄和番木瓜等植物为来源的转基因食品超过 3000 个种类和品牌，但美国对转基因产品实行自愿标识制度。"在美国，食品标注或不标注'转基因'由食品公司自愿决定，但标识必须真实，不能对消费者产生误导"。

2016 年 7 月 1 日美国佛蒙特州转基因食品法案正式生效，该州成为美国第一个也是目前唯一强制给转基因食品贴标识的州。依据这部法案，在佛蒙特州销售的、用基因工程技术生产的食品必须贴上转基因标识；包装上要清晰标明"以基因工程技术生产""部分以基因工程技术生产"或"可能部分以基因工程技术生产"；含转基因成分的食品不得称为"天然"或"全天然"食品；转基因食品如不按规定标识，将面临每天 1000 美元罚款。

2016 年 7 月 14 日美国国会也通过一项转基因标识法案，这意味着将来美国消费者可了解食品中是否含有转基因成分。按照这项法案的规定，食品生产商可自主选择标识形式，可以使用文字、符号或可由智能手机读取的二维码。一些消费者权益组织强烈反对使用二维码方式，认为这给生产商提供了隐藏转基因信息的机会，因为许多低收入人群没有智能手机。这项法案阻止美国各州自行颁布转基因食品标识法案，这意味着美国佛蒙特州已生效的转基因食品强制标识法案无效。

（二）　定量全面强制标识

即对所有产品只要其转基因成分含量超过阈值就必须标识，如欧盟规定转基因成分超过 0.9%、巴西规定转基因成分超过 1% 必须标识。

欧盟严格控制转基因食品上市。所有上市销售的转基因食品必须事先经食品安全局评估和欧委会批准。所有包含转基因成分的食品都必须在标签上标示转基因成分，除非转基因成分是不可避免的、非有意添加的，且转基因成分的含量不超过 0.9%，方可不作标示。

2016 年 4 月份，欧委会公布提案，计划简化转基因食品、饲料的进口审批程序，让成员国自行决定是否允许进口。若提案通过，则支持转基因的国家如西班牙将不再受到反对方如法国的阻碍，若一转基因产品被欧洲食品安全署鉴定为安全，则欧委会必须允许其不受限制地进入欧盟单一市场。

（三）　定量部分强制性标识

即对特定类别产品只要其转基因成分含量超过阈值就必须标识，如日本规定对豆腐、玉米小食品、纳豆等 24 种由大豆或玉米制成的食品需进行转基因标识，设定阈值为 5%。由于实行定量标识的国家都设定了阈值，而通常食品中转基因成分很难达到这个值，这些食品虽然是转基因食品但不标识。因此，在这些国家的市场上很难发现有标识的转基因产品。

（四）　定性按目录强制标识

凡是列入目录的产品，只要含有转基因成分或者是转基因作物加工而成的必须标识。目前，我国是唯一采用此种标识方法的国家，也是对转基因产品标识最多的国家。《中华人民共和国食品安全法》第六十九条规定，生产经营转基因食品应当按照规定显著标示。我国

《农业转基因生物安全管理条例》第 8 条和第 28 条分别规定，国家对农业转基因生物实行标识制度，在中华人民共和国境内销售列入农业转基因生物目录的农业转基因生物，应当有明显的标识。

根据我国颁布的《农业转基因生物标识管理办法》（2017 年 11 月 30 日修订版），对转基因大豆、玉米、油菜、棉花、番茄 5 类作物 17 种产品实行按目录定性标识，凡是列入标识管理目录并用于销售的农业转基因生物及其直接加工品都应该按规定进行标识，以充分保障公众的知情权和选择权。《农业转基因生物标识管理办法》第六条款对转基因生物标识的标注方法如下：

（一）转基因动植物（含种子、种畜禽、水产苗种）和微生物，转基因动植物、微生物产品，含有转基因动植物、微生物或者其产品成分的种子、种畜禽、水产苗种、农药、兽药、肥料和添加剂等产品，直接标注"转基因××"。

（二）转基因农产品的直接加工品，标注为"转基因××加工品（制成品）"或者"加工原料为转基因××"。

（三）用农业转基因生物或用含有农业转基因生物成分的产品加工制成的产品，但最终销售产品中已不再含有或检测不出转基因成分的产品，标注为"本产品为转基因××加工制成，但本产品中已不再含有转基因成分"或者标注为"本产品加工原料中有转基因××，但本产品中已不再含有转基因成分"。

2018 年 6 月 21 日，国家市场监督管理总局、农业农村部、国家卫生健康委员会三部门联合发布《关于加强食用植物油标识管理的公告》〔2018 年第 16 号〕，转基因食用植物油应当按照规定在标签、说明书上显著标示。对我国未批准进口用作加工原料且未批准在国内商业化种植、市场上并不存在该种转基因作物及其加工品的，食用植物油标签、说明书不得标注"非转基因"字样。

第二节　微波食品及其卫生学问题

微波技术是近年来食品加工工程中发展很快的先进应用技术，在食品的加热、杀菌、干燥等方面都做出了极大的贡献，微波技术的运用改造了传统食品工业，将为食品工业开辟一条新的途径。

一、　微波技术

微波是指波长在 1mm～1m，频率为 300MHz～300GHz 的电磁波，是分米波、厘米波、毫米波和亚毫米波的统称。微波频率比一般的无线电波频率高，通常又称"超高频电磁波"。国际上对微波加热的频率范围有统一的规定，称为 ISM 频带（Industrial Scientific Medical Band）。在食品加工业中常用的频率为 915MHz 和 2450MHz。其中微波炉多用 2450MHz，食品加工（微波干燥、膨化、消毒、灭酶、杀虫、热烫）多用 915MHz。微波的基本性质通常呈现为穿透、反射、吸收三个特性。对于玻璃、塑料和瓷器，微波几乎是穿越而不被吸收。水和食物等则会吸收微波而使自身发热。而金属类物品则会反射微波。

微波技术是应用微波对物质的场作用来对食品进行加热、干燥、灭菌、膨化、解冻等处理的一种特殊的加工工艺。微波食品（Microwavable Food）是指用微波技术加工的食品。微波食品具有方便、卫生、快捷的特点，保鲜程度高，营养损失少。

二、 微波技术在食品工业的应用

微波在食品工业中主要用于食品烹调、干燥、杀菌、焙烤、熟化、膨化、调温解冻、醇化、催熟等，微波技术有力地促进了食品工业发展。

（一） 微波杀菌

微波杀菌基于食品中微生物同时受到微波热效应和非热效应的共同作用，在极短的时间内达到杀菌效果，不影响产品的色、香、味、形，显示出较常规杀菌的优越性。非热效应是指微波形成的电磁场使微生物体内的分子发生旋转，营养细胞死亡。热效应是指微生物内的分子受电场作用而剧烈震荡，分子间的摩擦产热，从而使温度升高，达到杀菌效果。微波杀菌时间短，低温杀菌可保证食品质量，杀菌彻底，食品成分对微波具有选择吸收性，节约能源，操控方便。微波杀菌技术应用领域主要有粮油制品、豆制品、乳制品、调味品、果蔬杀菌保鲜、水产品以及医疗器械的杀菌等方面。影响微波杀菌效果的因素主要有两个方面。

1. 食品的介电性质对杀菌效果的影响。

食品的介电性质与食品各组成成分的状态及相互作用有关，介电性质对微波杀菌效果及其设备的设计有着极为重要的影响。其中最为重要的是食品中的水分含量和状态。水分子是极性分子，水分含量越大，食品的介电损耗因子越大，吸收微波越强，杀菌能力就越好。此外，物料的密度也会影响介质的损失值。

2. 微波的功率、处理时间和温度。

微波杀菌需要根据食品介质的性质来确定杀菌所需要的时间、温度、功率等工艺参数。

连续微波杀菌在国内外食品杀菌中已得到广泛研究。根据食品的介电常数、含水量确定其杀菌时间、功率密度等工艺参数的研究已十分深入；对于食品物料的介电机理及在微波场中升温杀菌理论模型也有较多的研究。连续微波杀菌可用于食品的巴氏杀菌，目前已进行的应用和研究对象包括液态食品如啤酒、乳制品、果蔬汁饮料、酱油和黄酒等。

多次快速加热和冷却的微波杀菌工艺适合于对温度敏感的液体食品杀菌，例如饮料和米酒的杀菌保鲜。其目的是快速改变微生物生态环境的温度，并且多次进行微波辐照杀菌，从而避免物料较长时间连续性地处于高温状态，为保持物料的色、香、味及营养成分提供有利条件。

传统微波杀菌主要是利用微波的热效应杀菌，而使用脉冲微波杀菌主要是利用其非热效应杀菌。脉冲微波杀菌技术能在较低的温度、较少的温升条件下对食品进行杀菌，对于热敏性物料来说具有其他方法不可比拟的优势。在食品加工中充分利用脉冲微波杀菌技术的非热效应具有十分广阔的应用前景。

（二） 微波加热技术

微波加热技术是指利用电磁波把能量传播到被加热物体内部，加热达到生产所需求的一种新技术。通过微波炉内的磁控管产生波长极短、频率极高的电磁波，由于具有高频特性，它以每秒数十亿次的惊人速度进行周期变化。食品材料介质由极性分子与非极性分子组成，在微波（电磁场）作用下，物料中的极性分子（如水分子、蛋白质、核酸、脂肪、碳水化合物等）吸收了微波能以后，极性分子从随机分布状态转为依电场方向排列，当电场方向发生变化时，也以同样的速度做电场极性运动，就会引起分子的转动，这些取向运动以每秒数十亿次的频率不断变化，致使分子剧烈运动与频繁碰撞而产生了大量的摩擦热，以热的形式在物料内表现出来，使食物表面、内部同时发热升温，从而导致物料在短时间内温度迅速升高、加热或熟化。

（三） 微波在食品加工中的作用

微波膨化技术是微波加热干燥的一个特殊应用。其原理是微波能量到达物料深层转换成热能，使物料深层水分迅速蒸发，形成较高的内部蒸汽压力，迫使物料膨化，并依靠气体的膨胀力带动组分中高分子物质的结构变性，从而使之成为具有网状组织结构特征，定形成为多孔物质的过程。微波膨化加工时间短、节能省时、营养成分保存率高，且膨化、杀菌、干燥同时完成。因此，微波应用于膨化食品生产能克服传统油炸膨化含量高、能耗大等缺点，在食品工业生产中具有十分广阔的应用前景。目前，微波膨化食品的加工应用有三个方面：淀粉膨化食品加工、蛋白质食品膨化和瓜果蔬菜类物料的膨化。

坚果类具有坚硬的外壳，一般方法焙炒比较困难，常会加热过头，使坚果变脆，不易切片。由于微波具有内部加热的特性，因此微波加热用于坚果类的烘烤可以克服上述缺点。此外，微波技术在促进酒类、发酵制品和巧克力的成熟和陈化、食品添加剂的合成、茶叶杀青、果品蔬菜热烫、食品的调温、解冻等方面也具有良好的应用效果。目前在国内外已发展成为一项极有前途的新技术，微波以其独特的加热特点和干燥机理为食品的开发与加工开辟一条新的途径，应用前景十分广阔。

三、 微波加工对食品营养成分的影响

（一） 对淀粉的影响

完全干燥的淀粉很少吸收微波，但是，在正常存在的条件下，淀粉都含有水，并且与许多其他食品成分共同存在，微波对淀粉是有一定作用的。大米经微波处理后总淀粉含量变化不大，而不溶性直链淀粉的含量则表现出不同程度的下降。

（二） 对蛋白质的影响

微波加工对牛乳中蛋白质含量的影响并不大，对酱油中氨基酸态氮也无破坏分解作用，而且适当的微波处理还能提高大豆蛋白的营养价值。

（三） 对油脂的影响

油脂的分子结构是极性脂肪酸分子，可以吸收微波能，油脂在微波的辐射下可被加热至210℃以上。当油脂在微波加热下冒烟时，油温一般已达 160℃（豆油、菜籽油、花生油）。微波加热油脂在实际的煎炸工艺应用中比传统的蒸汽加热快，对油脂的破坏作用也比传统加热要小。微波对油脂的加热是整体加热，而不是像普通加热方法那样，先使之外缘受热，这种工艺使有些油脂的大分子被火源"逐段切割"，大大地加速了油脂的氧化速度。适当的微波处理不会影响脂肪酸的营养价值。

（四） 对维生素类的影响

微波加热的应用与传统方法相比较，在维生素保存方面都显现出了其无可比拟的优越性，最大限度地保存了食品中的维生素（特别是水溶性维生素）。例如，维生素 B_1 平均损失：微波法为 6.5%，红外法 9.6%，沸水浸泡法为 14%。

四、 微波食品的安全卫生学问题

（一） 微波电磁辐射

微波对肌体的影响主要是微波的热效应，微波辐射强度小于 $10mW/cm^2$ 时，不会引起受辐射的人体温度升高。人体与微波辐射源（如工作的微波炉）距离很近时，受到过量的辐射能量会发生头昏、睡眠障碍、记忆力减退、心动过缓、血压下降等。人体最容易受到微波伤害的部位是眼睛的晶体。如果眼睛较长时间受到超过安全规定的微波辐射，视力会下降，甚至引起白内障。

在连续输送式工业微波加热设备的出入料口，加装微波漏能抑制器，将微波泄漏量降至允许范围。微波炉的炉门玻璃是采用一种特殊的材料加工制成，一般设计有金属防护网、载氧体橡胶、炉门密封系统和门锁系统等安全防护措施，先进的电控机构可以及时切断磁控管的工作电源，以确保无微波泄漏。微波炉的加热腔体采用金属材料做成，微波无法穿透，微波泄漏只可能发生在门体周围。微波炉中泄漏出来的微波在空间传播时，它的衰竭程度与离微波炉的距离平方大致成反比关系。为了保障使用者的健康，国际标准（国际电工委员会）严格规定，在微波炉门外 5cm 处，微波的泄漏不得超过 $5mW/cm^2$。国家标准规定，家用烹饪微波炉或工业微波加热设备的微波泄漏量为：在距离设备 5cm 处，微波功率 $\leqslant 5mW/cm^2$（2450MHz），微波功率 $\leqslant 1mW/cm^2$（915MHz）。

（二） 容器、 包装材料对微波食品的污染

目前，随着人们生活节奏的加快和生活水平的提高，微波炉在家庭应用中已变得非常普遍，微波炉及微波食品在给人们生活带来方便的同时，也带来了一些食品安全隐患。加热用的食品接触材料中，如塑料可能含有稳定剂、增塑剂等有害物质成分，在一定条件下会向食品中迁移，从而危害人们的身体健康。

通过对多种不同材质的食品接触材料的研究，在微波加热条件下，其会向水、4%乙酸溶液、65%乙醇溶液、正己烷 4 种食品模拟物中的其中一种或多种中产生一定的化学物质迁移。在相同条件下，4%乙酸溶液对食品接触材料迁移影响较明显。研究发现，随着微波加热功率的增大和加热时间的延长，食品接触材料向食品模拟物中的迁移量增大。但是，随着循环使用次数的增加，迁移量也逐渐减少。FDA 测定了各种塑料容器在正常微波炉加热中可能释放到食物中的有害物质的量，要求这个量低于动物实验确定的有害剂量的百分之一甚至千分之一才可以标注为“可微波加热”。所以，相较于那些合格的“可微波加热”的塑料容器，使用陶瓷或者玻璃容器是相对安全的。使用劣质微波包装材料或不当的食品包装容器可能引起化学污染物向食品中迁移。

第三节 辐照食品及其卫生学问题

食品辐照技术是一种灭菌保鲜技术，以辐射加工技术为基础，运用 X 射线、γ 射线或高速电子束等电离辐射产生的高能射线对食品进行加工处理，在能量的传递和转移过程中，产生强大的理化效应和生物效应，从而达到杀虫、杀菌、抑制生理过程、保持营养品质及风

味、延长货架期、提高食品卫生质量的目的。食品辐照以其独特的技术优势，越来越受到世界各国的重视，食品辐照加工技术已成为保证食品安全的有效措施之一。

一、 辐照食品

辐照加工技术是指以原子能射线作为能量对食品原料或食品进行辐照杀菌、杀虫、抑制发芽、延迟后熟等处理，使其在一定的贮藏条件下能保持食品品质的一种物理性的加工方法。辐照电离作用可直接造成生物学效应，抑制被照食品采后生长（蘑菇）、防止发芽（马铃薯）、杀虫灭菌、钝化酶活性（一切食品），从而达到延长食品的保鲜期或长期贮藏的目的。

（一） 食品辐照

食品辐照是指利用射线照射食品（包括原材料），延迟新鲜食物某些生理过程（发芽和成熟）的发展，或对食品进行杀虫、消毒、杀菌、防霉等处理，达到延长保藏时间，稳定、提高食品质量的操作过程。食品辐照技术成为减少产后损失、减少食源性疾病和解决食品安全中有关问题的一种有效方法。

（二） 食品辐照加工技术的特点

（1）辐照处理过程产生的热量极少，不会引起食品内部温度的明显升高，可保持食品原有的特性，可以在常温或低温下进行，在冷冻状态下也能进行辐照处理。

（2）可对包装食品进行处理。射线穿透力强，纸质、木质、塑料、金属等包装的产品均可通过辐照来处理，可杀灭深藏在食品内部的害虫、寄生虫和微生物。

（3）没有非食品成分的残留。辐照过的食品不会留下任何残留物，不产生感生放射性，对环境的污染小。

（4）辐照处理食品能耗低。和食品冷冻保藏等方法相比，辐照保藏方法能节约能源。

（5）杀死微生物效果显著。剂量可根据需要进行调节，具有良好的保鲜效果。

（6）可以改进某些食品的工艺和质量。

（7）辐照的穿透力强、均匀、瞬间即逝。与加热相比，可以对辐照过程进行准确控制。

（8）需要较大投资及专门设备来产生辐射线（辐射源）并提供安全防护措施，保证辐射线不泄漏。

二、 辐照食品的卫生安全性

辐照食品的卫生安全性是人们最为关心的问题之一。2011 年日本福岛核危机事件让民众对"辐射"高度敏感，辐照食品的安全性问题再次引起人们的关心和担忧。消费者对辐照普遍存在恐惧心理，辐照处理过的食品是否有放射性危险？食品经辐照处理后，会不会诱发放射性？有没有放射性残留？有关辐照食品安全性和管理标识的争论再次成为关注的焦点。

（一） 辐射安全性

国内外的专家就有关辐照食品的卫生安全性做了几十年的研究工作，取得了大量的研究成果，事实证明辐照食品在规定允许的范围和限定使用剂量的标准内是卫生安全的。

人类始终生活在一个被各种波长射线包围的世界中，每个人都不可避免地承受一定水平的辐射。γ 射线、X 射线其实就是波长很短的电磁波，与微波、红外线、可见光、紫外线的区别仅在于波长的长短、能量的大小。食品在接受照射时，不直接与放射源接触，只接触由

γ射线、X射线或电子束带来的能量对食品进行处理，因此不存在食品带有放射性的问题。

其次，食物成分中主要由碳、氢、氧、氮、硫、铁等元素组成，这些元素可以诱发产生放射性的能量必须在超过10MeV以上。国际食品法典委员会批准食品辐照用的辐照源主要有以下几种：两种由放射性元素^{60}Co或^{137}Cs产生的γ射线；机械源产生的能量在5MeV或5MeV以下的X射线；机械源产生的能量在10MeV或10MeV以下的电子束。其中，^{60}Coγ射线能量为1.25MeV，^{137}Csγ射线能量为0.66MeV，距离活化上述各种元素产生放射性的能量差距很大，不会使辐照食品产生放射性。

（二）　辐照对食品营养成分的影响

辐照食品营养成分检测表明，食品经电离辐照处理后，其宏量营养素和微量营养素都会受到一些影响。低剂量辐照处理不会导致食品营养品质的明显损失，食品中的蛋白质、糖和脂肪保持相对稳定，而必需氨基酸、必需脂肪酸、矿物质和微量元素也不会有太大损失。总的来说，在规定的剂量下使用辐照处理，不会使食品营养质量有显著下降。

1. 蛋白质和氨基酸

电离辐射对蛋白质会产生严重的影响，主要表现在色、香、味的变化上。辐照引起蛋白质分子的化学变化主要有脱氨，放出二氧化碳，巯基的氧化、交联和降解。一般来说，在低剂量下辐照，主要发生特异蛋白质的抗原性变化。大剂量下辐照，蛋白质中的部分氨基酸会发生分解或氧化，游离氨基酸类和肽类会产生脱氨基作用和脱羧基作用。通过辐照蛋白质和蛋白质的基质可能产生臭味化合物和氨。其中苯丙氨酸、酪氨酸、甲硫氨酸对辐照作用敏感，裂解后会产生难闻的化合物。

2. 碳水化合物

碳水化合物对辐照不敏感，在通常食品辐照剂量范围内相对稳定。大剂量辐照会引起碳水化合物的氧化和降解，产生辐解产物，辐照会导致复杂糖类的解聚作用。

3. 脂类

辐照脂肪的氧化程度与脂肪酸的饱和度、抗氧化剂的种类和含量、物料中的氧气和水的含量、辐照的总剂量等有关。在较高的辐照剂量下，一般来说会出现类脂质过氧化作用，而这种作用又影响维生素E和维生素K等一些不稳定的维生素，还会有过氧化物和挥发性化合物的形成以及产生酸败和异味。辐照对食品中的脂肪酸，尤其是不饱和脂肪酸有一定的破坏作用，但与其他加工方法相比这种破坏损失是较小的。

4. 维生素

在所有食品成分中，维生素对辐照最敏感，但维生素会受到其他化学成分和相互作用的维生素的保护。纯维生素溶液对辐照很敏感，在食品中因与其他物质复合存在，其敏感性就降低。水溶性维生素C对辐照敏感性很强，其他水溶性维生素如维生素B_1、维生素B_2、维生素B_6、泛酸、叶酸等对辐照也较敏感。在常温条件下，水溶液中的维生素C辐照将会受到较大程度的破坏，而在冷冻状态下其辐照破坏作用小。辐照食品中维生素的损失不至于对人的生理功能和营养状况造成任何影响。

辐照食品的营养价值研究结果表明，辐照食品保持了其宏观营养成分（蛋白质、脂类和糖类）的正常营养值，在辐照食品中可能发生维生素的损失，然而这种损失很少，同其他食品加工方法处理食品的损失相类似，未见明显的差异。

（三） 微生物安全性问题

食物中的微生物如沙门氏菌、李斯特菌、大肠杆菌等对辐照较敏感，10kGy 以下的剂量就可以除尽。由于多次辐照可能会引起微生物变种，产生抗辐射性。理论上说可能有这方面的风险，但几个主要的国际评论家认为，食品辐照不会产生新的病原体，辐照杀死了致病菌且不会带来食品的安全性问题。国内外对大量辐照食品微生物学的研究也证明，在实际条件下，没有观察到由于突变引起有关性状的改变，也没有任何证据证明辐射会加强诱发食源性微生物的致病性。

根据各国三十多年的研究结果，FAO/WHO/IAEA 组织的辐照食品安全性联合专家委员会于 1980 年 10 月份正式向全世界宣布，"任何食物受到 10kGy 以下照射量的辐照，都不会因辐照引起毒性危害。因此，用辐照方法处理的食物是安全卫生的，不再需要进行毒理学方面的检验，同时在营养学和微生物学上也是安全的"。基于这些研究结果，国际食品法典委员会正式认可这一方法，据此制定食物的最高辐射吸收剂量不得超过 10kGy。并在 1983 年向世界推荐颁布了《国际辐照食品通用标准》和《用于处理食品的辐照装置运行国际推荐实用准则》。1997 年，该委员会高剂量研究小组宣告超过 10kGy 高剂量辐射也是安全的。这些结论极大地推动了世界各国辐照产业的发展，现在已被国际上接受。

目前，我国辐照食品卫生标准有 GB 14891.1～GB 14891.8—1997，分别为辐照熟畜禽肉类、花粉、干果果脯类、香辛料类、新鲜水果蔬菜类、猪肉、冷冻包装畜禽肉类、豆类谷类及其制品。GB 18524—2016《食品安全国家标准　食品辐照加工卫生规范》适用于食品的辐照加工，规定了食品辐照加工的辐照装置、辐照加工过程、人员和记录等基本卫生要求和管理准则，该标准于 2017 年 12 月 23 日代替 GB/T 18524—2001《食品辐照通用技术要求》。

三、 辐照食品标识

辐照食品标识是指粘贴、印刷、标记在食品或者其包装上，用以表示食品已经电离辐射处理的文字、符号、图案以及其他说明的总称。辐照食品标识制度已被世界许多国家采用。按照国家规定，食品或食品配料只要经过辐照处理，都要有辐照标识或相应的文字标识。既然辐照食品是安全的，为什么国家还要规定在辐照食品包装上要贴标签呢？这样做一方面是保护消费者的知情权，消费者有权利选择购买或不购买辐照食品；另一方面也是为了防止食品或配料被多次辐照，因为辐照食品卫生管理办法规定，绝大多数食品是不允许重复照射的。

（一） 辐照食品标识

国际通用的辐照食品标识如图 7-1 所示。该标识为圆形、白底绿色。国际食品标识图的使用是可选的，但选择使用时，应紧挨食品名称。

（二） 辐照食品标识要求

根据通用标签要求，FDA 认为有必要把辐照食品信息告知消费者，因为辐照与其他加工一样，会影响食品的特性。对加工迹象不明显的产品，如食品整体已被辐照，

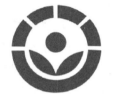

图 7-1　国际辐照食品标识

FDA 要求在辐照食品上加贴带有辐照标识的标签，并注有 "Radura" 标记和声明。如果在未经辐照的食品中加入了经过辐照的成分，则不要求在零售包装上加贴特殊标签，因为这种食

品很明显是经过加工的。但对于不是在零售市场上的，并有可能被进一步加工的食品，则要求加贴特殊标签以确保该食品不被多次辐照。此外，FDA鼓励生产厂在标签上加一些真实性陈述，例如采用辐照处理此食品的目的等。

GB 18524—2016《食品安全国家标准　食品辐照加工卫生规范》要求辐照食品的标识应符合GB 7718和GB 14891的规定。GB 7718—2011《食品安全国家标准　预包装食品标签通则》4.1.11.1明确规定，经电离辐射线或电离能量处理过的食品，应在食品名称附近标示"辐照食品"。经电离辐射线或电离能量处理过的任何配料，应在配料表中标明。GB 14891.4—1997《辐照香辛料类卫生标准》在包装要求上也列明，标志上应注明"辐照香辛料"字样，最小外包装上要统一粘贴辐照食品标志。

（三）　辐照食品标识意义

与其他食品加工方式一样，辐照可能会影响食品的特性、品质和风味。由于辐照食品感观上与一般食品没什么不同，人们仅凭肉眼还无法分辨辐照食品与非辐照食品。因此，生产企业必须将辐照食品真实信息告知消费者，由消费者按照自己的评判标准进行选择，以维护消费者的知情权。既然法规已经明确可以对食品采用辐照处理，而且做出了要求明确标识的规定，目前国内外对于辐照食品都是认可的，暂时也没出现因食用辐照食品导致人体健康出问题的个案。但由于使用了放射性物质作为食品的加工手段，一般消费者对此可能会心存疑虑，比如担心放射物残留的问题。许多生产辐照食品的企业正是因为害怕因此影响销售，所以目前市场上仍存在辐照食品未在包装上明确注明辐照标志的现象。

四、　辐照食品检测

辐照作为一种冷加工技术在食品工业中的应用越来越广泛，鉴于目前消费者对辐照食品的看法不一，国内外相关食品法规均要求在标签上予以明确标注，因此对辐照食品进行准确有效的检测显得尤为重要。目前，国内外以辐照引发的蛋白质、脂类、DNA和碳水化合物等成分和微生物的改变为基础，开发了物理方法（电子自旋共振，发光技术）、化学方法、DNA方法（DNA彗星分析法）以及生物方法这四大类检测技术，初步形成了较为完善的检测技术体系。GB 23748—2016《食品安全国家标准　辐照食品鉴定　筛选法》规定了三种快速筛选食品是否接受过辐照的鉴定方法：光释光法、DNA彗星试验法和微生物学筛选法。标准中的光释光法适用于甲壳类、香辛料和调味品类产品的辐照鉴定；DNA彗星试验法适用于动物产品、谷物、坚果、果蔬的辐照鉴定；微生物学筛选法适用于冷冻畜禽肉和水产品等各类生鲜食品的辐照鉴定。

经过近半个世纪的研究与实践，食品辐照处理在化学组成上所引起的变化对人体健康无害，也不会导致食品中营养成分的大量损失。辐照可杀死寄生在产品表面的病原微生物和寄生虫，也可杀死内部的病原微生物和害虫，并抑制其生理活动，从根本上消除了产品霉烂变质的根源，达到保证产品质量和食品安全的目的。食品辐照加工技术在解决食品不受损失或减少损失、减少能耗和化学处理所造成的食品中药物残留及环境污染，并在提高食品卫生质量与延长贮存和供应方面具有独特的作用。食品辐照技术已成为传统食品加工和贮藏技术的重要补充和完善。

🔍 思考题

1. 转基因食品的安全性评价原则是什么？
2. 转基因食品安全评估的主要内容有哪些？
3. 微波技术在食品工业中主要有哪些应用？
4. 食品辐照加工技术的特点有哪些？
5. 辐照食品的卫生安全性包括哪些方面内容？

第八章

CHAPTER

8

食品安全及其评价

[学习要点]

1. 了解食品安全性毒理学评价对受试物的要求。
2. 熟悉不同受试物选择毒性试验的原则和食品安全性毒理学评价时需要考虑的因素。
3. 掌握食品安全性毒理学评价的主要试验内容、目的和结果评定。
4. 掌握风险分析的相关概念,了解风险分析的起源与发展。
5. 熟悉风险分析的基本内容,理解各部分之间关系。
6. 掌握风险评估的主要内容,学会对食品中危害进行风险评估。

食品安全是指食品无毒、无害,符合应当有的营养要求,对人体健康不造成任何急性、亚急性或者慢性危害。食品安全问题之所以在全球日益受到广泛关注,主要是食品安全不仅关系到消费者健康,而且食品安全问题往往造成重大经济损失,另外,食品安全问题容易引起国际食品贸易的争端。

在现实生活中,人类的生活环境存在大量有害物质,人们只能通过减少其危害或消除某些可以消除的有害因素,因此,绝对的"安全即零危险度"是不存在的。这里所谓的"安全"是相对的,接触某种化学毒物人群发生某种损害的频率接近或略高于非接触人群,那么这一频率可作为该化学毒物对人体健康产生危害的可接受危险度水平(Acceptable Risk Level)。

为确保食品安全和人体健康,需要对食品进行安全性评价。食品安全性评价主要是阐明某种食品是否可以安全食用,食品中有关危害成分或物质的毒性及其风险大小,利用足够的毒理学资料确认物质的安全剂量,通过风险评估进行风险控制。食品安全性评价在食品安全性研究、监控和管理上意义重大。

第一节 食品安全性毒理学评价

通过动物实验和对人群的观察,阐明某种物质的毒性及潜在的危害,对该物质能否投放市场做出取舍的决定，或提出人类安全的接触条件，即对人类使用这种物质的安全性做出评价的研究过程称为毒理学安全性评价（Toxicological Safety Evaluation）。食品毒理学安全性评价主要是阐明某种物质的毒性及潜在的危害性，对该物质中有关危害成分或物质的毒性及其风险性大小，利用有关毒理学资料确定该物质的安全剂量，以便通过风险评估进行风险控制。食品安全性毒理学评价实际上是在了解某种物质的毒性及危害性的基础上，全面权衡其利弊和实际应用的可能性，从确保该物质的最大效益、对生态环境和人类健康最小危害性的角度，对该物质能否生产和使用做出判断或寻求人类的安全接触条件的过程。

GB 15193.1—2014《食品安全国家标准　食品安全性毒理学评价程序》规定了食品安全性毒理学评价的程序，该标准适用于评价食品生产、加工、保藏、运输和销售过程中所涉及的可能对健康造成危害的化学、生物和物理因素的安全性，检验对象包括食品及其原料、食品添加剂、新食品原料、辐照食品、食品相关产品（用于食品的包装材料、容器、洗涤剂、消毒剂和用于食品生产经营的工具、设备）以及食品污染物。

一、　食品安全性毒理学评价对受试物的要求

（1）应提供受试物的名称、批号、含量、保存条件、原料来源、生产工艺、质量规格标准、性状、人体推荐（可能）摄入量等有关资料。

（2）对于单一成分的物质，应提供受试物（必要时包括其杂质）的物理、化学性质（包括化学结构、纯度、稳定性等）。对于混合物（包括配方产品），应提供受试物的组成，必要时应提供受试物各组成成分的物理、化学性质（包括化学名称、化学结构、纯度、稳定性、溶解度等）有关资料。

（3）若受试物是配方产品，应是规格化产品，其组成成分、比例及纯度应与实际应用的相同。若受试物是酶制剂，应使用在加入其他复配成分以前的产品作为受试物。

二、　食品安全性毒理学评价试验内容

（1）急性经口毒性试验

（2）遗传毒性试验

①遗传毒性试验内容：细菌回复突变试验、哺乳动物红细胞微核试验、哺乳动物骨髓细胞染色体畸变试验、小鼠精原细胞或精母细胞染色体畸变试验、体外哺乳类细胞 HGPRT 基因突变试验、体外哺乳类细胞 TK 基因突变试验、体外哺乳类细胞染色体畸变试验、啮齿类动物显性致死试验、体外哺乳类细胞 DNA 损伤修复（非程序性 DNA 合成）试验、果蝇伴性隐性致死试验。

②遗传毒性试验组合：应遵循原核细胞与真核细胞、体内试验与体外试验相结合的原则。根据受试物的特点和实验目的，推荐下列遗传毒性试验组合。

组合一：细菌回复突变试验、哺乳动物红细胞微核试验或哺乳动物骨髓细胞染色体畸变试验；小鼠精原细胞或精母细胞染色体畸变试验或啮齿类动物显性致死试验。

组合二：细菌回复突变试验、哺乳动物红细胞微核试验或哺乳动物骨髓细胞染色体畸变试验；体外哺乳类细胞染色体畸变试验或体外哺乳类细胞 TK 基因突变试验。

其他备选遗传毒性试验：果蝇伴性隐性致死试验、体外哺乳类细胞 DNA 损伤修复（非程序性 DNA 合成）试验、体外哺乳类细胞 HGPRT 基因突变试验。

（3）28d 经口毒性试验

（4）90d 经口毒性试验

（5）致畸试验

（6）生殖毒性试验和生殖发育毒性试验

（7）毒物动力学试验

（8）慢性毒性试验

（9）致癌试验

（10）慢性毒性和致癌合并试验

三、 不同受试物选择毒性试验的原则

原则一：凡属我国首创的物质，特别是化学结构提示有潜在慢性毒性、遗传毒性或致癌性或该受试物产量大、使用范围广、人体输入量大，应进行系统的毒性试验，包括急性经口毒性试验、遗传毒性试验、90d 经口毒性试验、致畸试验、生殖发育毒性试验、毒物动力学试验、慢性毒性试验和致癌试验（或慢性毒性和致癌合并试验）。

原则二：凡属与已知物质（指经过安全性评价并允许使用者）的化学结构基本相同的衍生物或类似物，或在部分国家和地区有安全食用历史的物质，则可先进行急性经口毒性试验、遗传毒性试验、90d 经口毒性试验和致畸试验，根据试验结果判定是否需要进行毒物动力学试验、生殖毒性试验、慢性毒性试验和致癌试验等。

原则三：凡属已知的或在多个国家有食用历史的物质，同时申请单位又有资料证明申报受试物的质量规格与国外产品一致，则可先进行急性经口毒性试验、遗传毒性试验和 28d 经口毒性试验，根据试验结果判断是否进行下一步的毒性试验。

原则四：食品添加剂、新食品原料、食品相关产品、农药残留和兽药残留的安全性毒理学评价试验的选择。

1. 食品添加剂

（1）香料

①凡属世界卫生组织（WHO）已建议批准使用或已制定每日允许摄入量者，以及美国香料生产者协会（FEMA），欧洲理事会（COE）和国际香料工业组织（IOFI）四个国际组织中的两个或两个以上允许使用的，一般不需要进行试验；

②凡属资料不全或只有一个国际组织批准的，先进行急性毒性试验和遗传毒性试验组合中的一项，经初步评价后，再决定是否需进行进一步试验；

③凡属尚无资料可查、国际组织未允许使用的，先进行急性经口毒性试验、遗传毒性试验和 28d 经口毒性试验，经初步评价后，决定是否需进行进一步试验；

④凡属食用动植物可食部分提取的单一高纯度天然香料，如其化学结构及有关资料并未提示具有不安全性的，一般不要求进行毒性试验。

（2）酶制剂

①由具有长期安全食用历史的传统动物和植物可食部分生产的酶制剂，世界卫生组织已公布每日容许摄入量或不需规定每日容许摄入量者或多个国家批准使用的，在提供相关证明材料的基础上，一般不要求进行毒理学试验；

②对于其他来源的酶制剂，凡属毒理学资料比较完整，世界卫生组织已公布每日容许摄

入量或不需规定每日容许摄入量者或多个国家批准使用，如果质量规格与国际质量规格标准一致，则要求进行急性经口毒性试验和遗传毒性试验。如果质量规格标准不一致，则需增加28d经口毒性试验，根据试验结果考虑是否进行其他相关毒理学试验；

③对于其他来源的酶制剂，凡属新品种的，需要先进行急性经口毒性试验、遗传毒性试验、90d经口毒性试验和致畸试验，经初步评价后，决定是否需进行进一步试验。凡属一个国家批准使用，世界卫生组织未公布每日容许摄入量或资料不完整的，进行急性经口毒性试验、遗传毒性试验和28d经口毒性试验，根据试验结果判定是否需要进一步的试验；

④通过转基因方法生产的酶制剂按照国家对转基因管理的有关规定执行。

（3）其他食品添加剂

①凡属毒理学资料比较完整，世界卫生组织已公布每日容许摄入量或不需规定每日容许摄入量者或多个国家批准使用，如果质量规格与国际质量规格标准一致，则要求进行急性经口毒性试验和遗传毒性试验。如果质量规格标准不一致，则需增加28d经口毒性试验，根据试验结果考虑是否进行其他相关毒理学试验；

②凡属一个国家批准使用，世界卫生组织未公布每日容许摄入量或资料不完整者，则可先进行急性经口毒性试验、遗传毒性试验和28d经口毒性试验和致畸试验，根据试验结果判定是否需要进一步的试验；

③对于由动、植物或微生物制取的单一组分、高纯度的食品添加剂，凡属新品种的，需要先进行急性经口毒性试验、遗传毒性试验、90d经口毒性试验和致畸试验，经初步评价后，决定是否需进行进一步试验。凡属国外有一个国际组织或国家已批准使用的，则进行急性经口毒性试验、遗传毒性试验和28d经口毒性试验，经初步评价后决定是否需进行进一步试验。

2. 新食品原料

按照国卫食品发〔2013〕23号《新食品原料申报与受理规定》进行评价。

3. 食品相关产品

按照卫监督发〔2011〕49号《食品相关产品新品种申报与受理规定》进行评价。

4. 农药残留

按照GB/T 15670—2017《农药登记毒理学试验方法》进行评价。

5. 兽药残留

按照中华人民共和国农业部公告第1247号《兽药临床前毒理学评价实验指导原则》进行评价。

四、 食品安全性毒理学评价试验的目的和结果判定

1. 毒理学试验的目的

（1）急性毒性试验　了解受试物的急性毒性强度、性质和可能的靶器官，测定LD_{50}，为进一步进行毒性实验的剂量和毒性观察指标的选择提供依据，并根据LD_{50}进行急性毒性剂量分级。

（2）遗传毒性试验　了解受试物的遗传毒性以及筛查受试物的潜在致癌作用和细胞致突变性。

（3）28d经口毒性试验　在急性毒性试验的基础上，进一步了解受试物毒作用性质、剂

量–反应关系和可能的靶器官，得到28d经口未观察到有损害作用剂量，初步评价受试物的安全性，并为下一步较长期毒性和慢性毒性试验剂量、观察指标、毒性终点的选择提供依据。

（4）90d经口毒性试验　观察受试物以不同剂量水平经较长期喂养后对实验动物的毒作用性质、剂量–反应关系和靶器官，得到90d经口未观察到有害作用剂量，为慢性毒性试验剂量选择合适不指定人群安全接触剂量标准提供科学依据。

（5）致畸试验　了解受试物是否具有致畸作用和发育毒性，并可得到致畸作用和发育毒性的未观察到有害作用剂量。

（6）生殖毒性试验和生殖发育毒性试验　了解受试物对实验动物繁殖及对子代的发育毒性，如性腺功能、发情周期、交配行为、妊娠、分娩、哺乳和断乳以及子代的生长发育等。得到受试物的未观察到有害作用剂量水平，为初步制定人群安全接触限量标准提供科学依据。

（7）毒物动力学试验　了解受试物在体内的吸收、分布和排泄速度等相关信息；为选择慢性毒性实验的合适实验动物种、系提供依据；了解代谢产物的形成情况。

（8）慢性毒性试验和致癌试验　了解经长期接触受试物后出现的毒性作用以及致癌作用；确定未观察到有害作用剂量，为受试物能否应用于食品的最终评价和制定健康指导值提供依据。

2. 试验结果的判定

（1）急性毒性试验　如LD_{50}小于人的推荐（可能）摄入量的1/100，则一般应放弃该受试物用于食品，不再继续进行其他毒理学试验。

（2）遗传毒性试验　①如遗传毒性试验组合中两项或以上试验阳性，表示该受试物很可能具有遗传毒性和致癌作用，一般应放弃该受试物应用于食品；②如遗传毒性试验组合中一项试验为阳性，则再选两项备选实验（至少一项为体内试验）。如再选的试验均为阴性，则可继续进行下一步的毒性试验；如其中有一项试验阳性，则请放弃该受试物应用于食品；③如三项试验均为阴性，则可继续进行下一步的毒性试验。

（3）28d经口毒性试验　对只需要进行急性毒性、遗传毒性和28d经口毒性试验的受试物，若试验未发现有明显毒性作用，综合其他各项试验结果可做出初步评价；若试验中发现有明显毒性作用，尤其是有剂量–反应关系时，则考虑进行进一步的毒性试验。

（4）90d经口毒性试验　根据试验所得的未观察到有害作用剂量进行评价，原则是：①未观察到有害作用剂量小于或等于人的推荐（可能）摄入量的100倍，表示毒性较强，应该放弃该受试物用于食品；②未观察到有害作用剂量大于人的推荐（可能）摄入量的100倍而小于300倍者，应进行慢性毒性试验；③未观察到有害作用剂量大于或等于人的推荐（可能）摄入量的300倍者，则不必进行慢性毒性试验，可进行安全性评价。

（5）致畸试验　根据试验结果评价受试物是否为实验动物的致畸物。若致畸试验结果阳性则不再继续进行生殖毒性试验和生殖发育毒性试验。在致畸试验中观察到的其他发育毒性，应结合28d和（或）90d经口毒性试验结果进行评价。

（6）生殖毒性试验和生殖发育毒性试验　根据试验所得的未观察到有害作用剂量进行评，原则是：①未观察到有害作用剂量小于或等于人的推荐（可能）摄入量的100倍，表示毒性较强，应该放弃该受试物用于食品；②未观察到有害作用剂量大于人的推荐（可能）摄入量的 100 倍而小于 300 倍者，应进行慢性毒性试验；③未观察到有害作用剂量大于或等于人的推荐（可能）摄入量的 300 倍者，则不必进行慢性毒性试验，可进行安全性评价。

（7）慢性毒性和致癌试验　根据慢性毒性试验所得的未观察到有害作用剂量进行评价的原则是：①未观察到有害作用剂量小于或等于人的推荐（可能）摄入量的 50 倍，表示毒性较强，应该放弃该受试物用于食品；②未观察到有害作用剂量大于人的推荐（可能）摄入量的 50 倍而小于 100 倍者，经安全性评价后，决定该受试物可否用于食品；③未观察到有害作用剂量大于或等于人的推荐（可能）摄入量的 100 倍者，则可考虑允许使用于食品。

根据致癌试验所得的肿瘤发生率、潜伏期和多发性等进行致癌试验结果判定的原则是（凡符合下列情况之一，可认为致癌试验结果阳性。若存在剂量-反应关系，则判定阳性更可靠）：①肿瘤只发生在试验组动物，对照组中无肿瘤发生；②试验组与对照组动物均发生肿瘤，但试验组发生率高；③试验组动物中多发性肿瘤明显，对照组中无多发性肿瘤，或只是少数动物有多发性肿瘤；④试验组与对照组动物肿瘤发生率虽无明显差异，但试验组中发生时间较早。

（8）其他　若受试物掺入饲料的最大加入量（原则上最高不超过饲料的 10%）或液体受试物经浓缩后仍达不到未观察到有害作用剂量为人的推荐（可能）摄入量的规定倍数时，综合其他的毒性试验结果和实际食用或饮用量进行安全性评价。

五、 食品安全性毒理学评价需要考虑的因素

1. 试验指标的统计学意义、生物学意义和毒理学意义

对实验中某些指标的异常改变，应根据试验组与对照组指标是否存在统计学差异、剂量反应关系、同类指标横向比较、两种性别的一致性及与本实验室的历史性对照值范围等，综合考虑指标差异有无生物学意义，并进一步判断是否具有毒理学意义。此外，如在受试物组发现某种在对照组没有发生的肿瘤，即使与对照组比较无统计学意义，仍要给予关注。

2. 人的推荐（可能）摄入量较大的受试物

应考虑给予受试物量过大时，可能影响营养素摄入量及其生物利用率，从而导致某些毒理学表现，而非受试物的毒性作用所致。

3. 时间-毒性效应关系

对由受试物引起实验动物的毒性效应进行分析时，要考虑在同一剂量水平下毒性效应随时间的变化情况。

4. 特殊人群和易感人群

对孕妇、乳母或儿童食用的食品，应特别注意其胚胎毒性或生殖发育毒性、神经毒性和免疫毒性等。

5. 人群资料

由于存在着动物与人之间的物种差异，在评价食品的安全性时，应尽可能收集人群接触受试物后的反应资料，如职业性接触和意外事故接触等。在确保安全的条件下，可以考虑遵照有关规定进行人体试食试验，志愿受试者的毒物动力学或代谢资料对于将动物实验结果推论到人具有很重要的意义。

6. 动物毒性试验和体外试验资料

本标准所列的各项动物毒性试验和体外试验系统是目前管理（法规）毒理学评价水平下

所得到的最重要的资料，也是进行安全性评价的主要依据，在试验得到阳性结果，而且结果的判定涉及受试物能否应用于食品时，需要考虑结果的重复性和剂量-反应关系。

7. 不确定系数

不确定系数又称安全系数。将动物毒性试验结果外推到人时，鉴于动物与人的物种和个体之间的生物学差异，不确定系数通常为100，但可根据受试物的原料来源、理化性质、毒性大小、代谢特点、蓄积性、接触的人群范围、食品中的使用量和人的可能摄入量、使用范围及功能等因素来综合考虑其不确定系数的大小。

8. 毒物动力学试验的资料

毒物动力学试验是对化学物质进行毒理学评价的一个重要方面，因为不同化学物质、剂量大小，在毒物动力学或代谢方面的差异往往对毒性作用影响很大。在毒性试验中，原则上应尽量使用与人具有相同毒物动力学或代谢模式的动物种系来进行试验。研究受试物在实验动物和人体内吸收、分布、排泄和生物转化方面的差异，对于将动物试验结果外推到人和降低不确定性具有重要意义。

9. 综合评价

在进行综合评价时，应全面考虑受试物的理化性质、结构、毒性大小、代谢特点、蓄积性、接触的人群范围、食品中的使用量与使用范围、人的推荐（可能）摄入量等因素，对于已在食品中应用了相当长时间的物质，对接触人群进行流行病学调查具有重大意义，但往往难以获得剂量-反应关系方面的可靠资料；对于新的受试物质，则只能依靠动物试验和其他试验研究资料。然而，即使有了完整和详尽的动物试验资料和一部分人类接触的流行病学研究资料，由于人类的种族和个体差异，也很难做出能保证每个人都安全的评价。所谓绝对的食品安全实际上是不存在的。在受试物可能对人体健康造成的危害以及其可能的有益作用之间进行权衡，以食用安全为前提，安全性评价的依据不仅仅是安全性毒理学试验的结果，而且与当时的科学水平、技术条件以及社会经济、文化因素有关。因此，随着时间的推移，社会经济的发展、科学技术的进步，有必要对已通过评价的受试物进行重新评价，详见GB 15193.1—2014《食品安全国家标准　食品安全性毒理学评价程序》。

第二节　食品安全风险分析

一、风险分析概述

食品安全是一项基本的公共卫生问题，对于国家食品安全管理者来说，实现食品的安全供给是巨大的挑战。风险分析是一种用来估计人体健康和安全风险的方法，它可以确定并实施合适的方法来控制风险，并与利益相关方就风险及所采取的措施进行交流。风险分析能为食品安全监管者做出有效决策提供所需的信息和依据，有助于提高食品安全水平，改善公共健康状况。无论制度背景，风险分析的原则是为所有食品安全管理机构提供可显著改善食品安全状况的工具，其应用领域非常广泛，它是制定食品安全标准和解决国际食品贸易争端的重要依据。因此，研究和应用食品安全风险分析原理，引入食品安全风险分析理念，有利于更好地对食品安全进行科学化管理，促进我国食品安全管理模式与国际接轨。

（一） 食品安全风险分析的基本概念

根据食品法典委员会（Codex Alimentarius Commission，CAC）工作程序手册，与食品安全有关的风险分析术语如下，需要说明的是，风险分析是一个正在发展中的理论体系，因此有关术语及其定义也在不断地修改和完善。

1. 危害（Hazard）

食品中可能导致一种健康不良效果的生物、化学、物理因素或状态。

2. 风险（Risk）

一种健康不良效果的可能性以及这种效果严重程度的函数，这种效果是由食品中的一种危害所引起的。

3. 风险分析（Risk Analysis）

包含三个部分的一个过程，即：风险评估、风险管理和风险情况交流。

4. 风险评估（Risk Assessment）

一个建立在科学基础上的包含下列步骤的过程，即危害识别、危害描述、暴露评估及风险描述。

5. 危害识别（Hazard Identification）

识别可能产生健康不良效果并且可能存在于某种或某类特别食品中的生物、化学和物理因素。

6. 危害特征描述（Hazard Characterization）

对与食品中可能存在的生物、化学和物理因素有关的健康不良效果的性质的定性和（或）定量评价。对化学因素应进行剂量-反应评估。对生物或物理因素，如数据可得到时，应进行剂量-反应评估。

7. 剂量-反应评估（Dose-Response Assessment）

确定某种化学、生物或物理因素的暴露水平（剂量）与相应的健康不良效果的严重程度和（或）发生频度（反应）之间的关系。

8. 暴露评估（Exposure Assessment）

对于通过食品的可能摄入和其他有关途径暴露的生物、化学和物理因素的定性和（或）定量评价。

9. 风险特征描述（Risk Characterization）

根据危害识别、危害描述和暴露评估，对某一给定人群的已知或潜在健康不良效果发生的可能性和严重程度进行定性和（或）定量的估计，其中包括伴随的不确定性。

10. 风险管理（Risk Management）

根据风险评估的结果，对备选政策进行权衡，并且在需要时选择和实施适当的控制选择、包括规章管理措施的过程。

11. 风险交流（Risk Communication）

在风险评估人员、风险管理人员、消费者和其他有关的团体之间就与风险有关的信息和意见进行相互交流。

（二） 食品安全风险分析的起源与发展

风险分析最早应用于环境危害控制领域。20世纪80年代末，出现在食品安全领域。

1986—1994 年举行的乌拉圭回合多边贸易谈判，讨论了包括食品在内的产品贸易问题，最终形成了与食品密切相关的两个正式协定，即《卫生与动植物检疫措施协定》（SPS 协定）和《贸易技术壁垒协定》（TBT 协定）。《SPS 协定》确认了各国政府通过采取强制性卫生措施保护该国人民健康、免受进口食品带来危害的权利。同时要求各国政府采取的卫生措施必须建立在风险评估的基础上，以避免隐藏的贸易保护措施。另外，采取的卫生措施必须是非歧视性的和没有超过必要贸易限制的，必须建立在充分的科学证据之上，依据有关的国际标准进行。在食品领域，CAC 的标准被明确地认为是实施卫生措施的基础。SPS 协定第一次以国际贸易协定的形式明确承认，为了在国际贸易中建立合理的、协调的食品规则和标准，需要有一个严格的科学方法。因此，CAC 应遵照 SPS 协定提出一个科学框架。目前，CAC 的标准仍然是自愿性的，SPS 协定为世界贸易组织（WTO）成员国提供了一个集体采用 CAC 标准、导则和推荐的机制。

1991 年，联合国粮农组织（FAO）、世界卫生组织（WHO）和关贸总协定（GATT）联合召开了"食品标准、食品中的化学物质与食品贸易会议"，建议相关国际法典委员会及所属技术咨询委员会在制定决定时应基于适当的科学原则并遵循风险评估的决定。1991 年 CAC 举行的第 19 次大会同意采纳这一工作程序。随后在 1993 年，CAC 第 20 次大会针对有关"CAC 及其下属和顾问机构实施风险评估的程序"的议题进行了讨论，提出在 CAC 框架下，各分委员会及其专家咨询机构［如食品添加剂联合专家委员会（JECFA）和杀虫剂残留联合专家委员，（the WHO/FAO）农药残留联合专家会议］应在各自的化学品安全性评估中采纳风险分析的方法。1994 年，第 41 届 CAC 执行委员会会议建议 FAO 与 WHO 就风险分析问题联合召开会议。根据这一建议，1995 年 3 月，在日内瓦 WHO 总部召开了 FAO/WHO 联合专家咨询会议，会议最终形成了一份题为"风险分析在食品标准问题上的应用"的报告。1997 年 1 月，FAO/WHO 联合专家咨询会议在罗马 FAO 总部召开，会议提交了题为"风险管理与食品安全"的报告，该报告规定了风险管理的框架和基本原理。1998 年 2 月，在罗马召开了 FAO/WHO 联合专家咨询会议，会议提交了题为"风险情况交流在食品标准和安全问题上的应用"的报告，对风险情况交流的要素和原则进行了规定，同时对进行有效风险情况交流的障碍和策略进行了讨论。至此，有关食品风险分析原理的基本理论框架已经形成。CAC 于 1997 年正式决定采用与食品安全有关的风险分析术语的基本定义，并把它们包含在新的 CAC 工作程序手册中。

二、 食品安全风险分析的基本内容

风险分析是一个结构化的决策过程，由 3 个相互区别但紧密相关的部分组成，即风险评估、风险管理和风险交流（图 8-1）。其中，风险评估是整个风险分析体系的核心，以科学研究为基础，为风险管理提供依据；风险管理是在风险评估的基础上，以维护消费者健康为首要目的，制定和实施合理的政策，有效控制食品安全风险；风险交流要求信息公开透明，公众参与食品安全管理。因此食品安全风险分析就是分析食源性危害，确定食品安全性保护水平，采取风险管理措施，使消费者在食品安全性风险方面处于可接受的水平。

（一） 风险评估

风险评估是构成风险分析的核心部分，由 4 个分析步骤组成：危害识别，危害特征描述，暴露评估以及风险特征描述。这些步骤继危害识别之后执行的顺序并不固定，通常情况

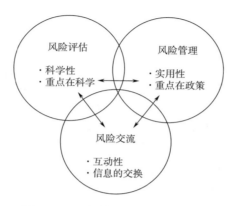

图 8-1　风险分析各部分之间的关系

下，随着数据和假设的进一步完善，整个过程要不断重复，其中有些步骤也要重复进行。

1. 危害识别

根据流行病学、动物试验、体外试验、结构-活性关系等科学数据和文献信息确定人体暴露于某种危害后是否会对健康造成不良影响、造成不良影响的可能性以及可能处于风险之中的人群和范围。

2. 危害特征描述

对与危害相关的不良健康作用进行定性或定量描述。可以利用动物试验、临床研究以及流行病学研究确定危害与各种不良健康作用之间的剂量-反应关系、作用机制等。如果可能，对于毒性作用有阈值的危害应建立人体安全摄入量水平。

3. 暴露评估

描述危害进入人体的途径，估算不同人群摄入危害的水平。根据危害在膳食中的水平和人群膳食消费量，初步估算危害的膳食总摄入量，同时考虑其他非膳食进入人体的途径，估算人体总摄入量并与安全摄入量进行比较。

4. 风险特征描述

在危害识别、危害特征描述和暴露评估的基础上，综合分析危害对人群健康产生不良作用的风险及其程度，同时应当描述和解释风险评估过程中的不确定性。

上述步骤在化学性和微生物危害评估的应用上有些不同，对微生物危害而言，要评估危害在食品生产到消费不同阶段中的发生和传播，通过在食品加工过程不同阶段的逐步"推进"，来达到对风险的估计，虽然被评估风险的准确性常受不确定的剂量反应信息限制，但这种风险评估方法的最大优点在于建立不同食品控制措施对风险估计的相对影响模型；对化学性危害而言，"安全性评价"是一个标准的风险评估方法。在该方法中，确定最大暴露水平来符合"理论零风险"（一种不会对消费者造成可觉察风险的合理的剂量水平）的结果，该方法不能准确估计风险和剂量，并且不能对不同的干预措施降低风险的影响进行模型化。

（二）　风险管理

风险管理的首要目标是通过选择和实施适当的措施，尽可能有效地控制食品风险，从而保障公众健康。措施包括制定最高限量、制定食品标签标准、实施公众教育计划、通过使用其他物质或者改善农业或生产规范以减少某些化学物质的使用等。风险管理可以分为四个部分：初步风险管理活动、风险管理方案的确定与选取、风险管理决策的实施、监控与评估。

1. 初步风险管理活动

基本内容包括识别食品安全问题、描述风险轮廓、建立广泛的风险管理目标、确定是否有必要进行风险评估、制定风险评估政策、如有必要委托风险评估、评判风险评估结果、对食品安全问题进行分级并确定风险管理的优先次序等。

2. 风险管理方案的确定与选取

包括确定现有的管理措施，理论上讲，确定管理措施的过程是简单的，但往往受到局限，这是由于食品安全风险管理者在实施所选择措施的能力上有局限。当识别可能的控制措施时，风险管理者应该把生产到消费全过程作为一个连续性的整体进行考虑，诸如建立良好的卫生规范（GHP）、良好生产规范（GMP）、HACCP控制体系等；评价可供选择的管理措施，在评价与选择食品安全控制措施时，最关键的因素之一是认识到应当在所评价的风险管理措施和该措施所能带来的降低风险水平和（或）保护消费者水平之间建立清晰的关联；选择最佳的管理措施，主要考虑的因素是降低人类健康的食源性风险，同时，可适当考虑其他因素（如成本–效益因素、措施的可行性与实用性等）

3. 实施风险管理决策

风险管理决策由多方实施，包括政府官员、食品企业与消费者。实施类型依食品安全问题、具体情况及设计单位的不同而不同。为了有效执行控制措施，食品生产者与加工者通常使用如GMP、HACCP体系等方法进行全面的食品管理。这些方法为风险管理者确定并选取的具体食品安全风险管理措施提供了一个较好的平台。

4. 监控和评估

在做出和实施决策时，风险管理并没有因此结束。风险管理者还应该确认降低风险的措施是否达到预期的结果；是否产生与所采取措施有关的非预期后果；风险管理目标是否可以长期维持。当获得新的科学数据或有新观点时，需要对风险管理决策进行定期的评估。

（三）　风险交流

风险交流是指在风险分析全过程中，就危害、风险、风险相关因素和风险认知在风险评估者、风险管理者、消费者和社会各界之间对信息和看法的互动式交流，内容包括对风险评估结果的解释和风险管理决定的依据。风险交流在于使社会公众，尤其是广大消费者参与到食品安全管理中去，促进政府综合考虑各种信息，提高决策的透明度和科学性，制定更加合理的食品安全政策，将食源性风险减少到最低限度，实现食品安全水平的不断提高。

风险交流的目的在于：①通过所有的参与者，在风险分析过程中提高对所研究的特定问题的认识和理解；②在达成和执行风险管理决定时增加一致化和透明度；③为理解建议的或执行中的风险管理决定提供坚实的基础；④改善风险分析过程中的整体效果和效率；⑤制定和实施作为风险管理选项的有效的信息和教育计划；⑥培养公众对于食品供应安全性的信任和信心；⑦加强所有参与者的工作关系和相互尊重；⑧在风险情况交流过程中，促进所有有关团体的适当参与；⑨就有关团体对于与食品及相关问题的风险的知识、态度、估价、实践、理解进行信息交流。

进行有效的风险交流的要素包括：①风险的性质：包括危害的特征和重要性，风险的大小和严重程度，情况的紧迫性，风险的变化趋势，危害暴露的可能性，暴露的分布，能够构成显著风险的暴露量，风险人群的性质和规模，最高风险人群；②利益的性质：包括与每种风险有关的实际或者预期利益，受益者和受益方式，风险和利益的平衡点，利益的大小和重要性，所有受影响人群的全部利益；③风险评估的不确定性：包括评估风险的方法，每种不确定性的重要性，所得资料的缺点或不准确度，估计所依据的假设，估计对假设变化的敏感度，有关风险管理决定的估计变化的效果；④风险管理的选择：包括控制或管理风险的行动，可能减少个人风险的个人行动，选择一个特定风险管理选项的理由，特定选择的有效性，特定选择的利益，风险管理的费用和来源，执行风险管理选择后仍然存在的风险。

需要指出的是，在进行一个风险分析的实际项目时，并非风险分析三个部分的所有具体步骤都必须包括在内，但是某些步骤的省略必须建立在合理的前提之上，而且整个风险分析的总体框架结构应当是完整的。

三、 食品安全风险分析的应用

（一） 国外应用

近年来，食品法典委员会（CAC）和一些发达国家开展了疯牛病（BSE）、沙门氏菌、李斯特菌、大肠杆菌 O157：H7、二噁英、多氯联苯、丙烯酰胺等的系统研究，已经形成了化学危害物、微生物、真菌毒素等风险分析指南和程序。当前风险评估技术已发展到能够对多种危害物同时形成的复合效应进行评估，并且更加注重随机暴露量的评估。另外，国际社会对转基因食品的安全性评价问题也形成了评价原则和程序。

一些国家的食品风险分析工作已经有了很大发展，以韩国、澳大利亚和美国为例，韩国的食品风险评估工作始于 2000 年，建立了名为 K-Risk 的食品中环境污染物的风险评估体系。目前，韩国正着力于建立代表性的接触参数，例如韩国人的饮食结构等环节的风险评估相关工作，同时对食品中微生物的风险评估系统也在开发中。

澳大利亚也有一套科学的风险评估系统用于进口食品中的化学剧毒物和有害微生物。风险评估是针对那些超过安全标准的进口食品所做，进口食品被分为风险食品和监督食品两类。典型的风险食品包括冷冻海鲜（微生物）、花生（黄曲霉毒素）及罐头食品（铅）。在食品添加剂方面，风险评估的结果以每日可接受量表示。在此方面，一些大型的计算机系统如澳新食品标准局 DIAMOND 系统，其在建立复杂模式方面的能力，可帮助风险评估者有效地选择不同的风险管理方式。还以进口生奶酪为代表进行了食品微生物的风险分析。

美国早在 1997 年宣布了"总统食品安全行动计划"，提出风险评估对实现食品安全目标具有特殊的重要性。通过鼓励研究和开发预测模型和其他工具，跟踪食品微生物风险评价科学的前沿，现已完成的风险分析包括：FDA 和美国食品安全检验局（FSIS）关于即食食品中单核细胞增生性李斯特菌对公众健康影响的风险评估报告；FDA 关于生鲜软体贝壳中副溶血性弧菌对公众健康影响的风险评估报告；蛋及蛋制品中肠炎沙门氏菌的风险分析等。

世界范围内的风险评估工作，有关的国际组织也做了许多的研究。2000 年 11 月，WTO 卫生与职务措施委员会公布了对中美洲地区国家疯牛病的风险描述以及鸡蛋中沙门氏菌、牛生长激素、非洲猪瘟、黄曲霉菌素等食品安全风险评估案例。

（二） 国内应用

20 世纪 90 年代中后期，我国开始开展食品安全风险分析，2001 年将食品安全风险分析引入到农产品安全领域，农业部畜牧兽医局于 2002 年成立动物疫病风险评估小组，根据我国动物防疫和动物产品的对外贸易情况，按照 WHO 的有关规定，对我国尚未发生的 A 类、B 类动物疫病进行了风险评估和风险管理。2006 年施行的《农产品质量安全法》确立了风险评估的法律地位，要求把风险评估结果作为制定农产品质量安全标准的重要依据，2009 年实施的《食品安全法》就确立了食品安全风险评估制度，2010 年建立了我国《食品安全风险评估管理规定（试行）》和《食品安全风险评估工作指南》，2011 年成立了国家食品安全风险评估中心，作为负责食品安全风险评估的国家级技术机构，紧密围绕"为保障食品安全和公众健康提供食品安全风险管理技术支撑"的宗旨，承担着"从农田到餐桌"全过程食品安全风险管理的技术支撑任务，表明我国食品安全风险分析体系正在逐步建立和规范。

近年来，我国卫生、农业和检验检疫部门针对食品方面的危害分析做了大量工作，检验检疫部门结合我国进出口贸易中出现的热点问题和国际热点问题在口岸开展了应用实践，如对酱油中三氯丙醇，苹果汁中甲胺磷、乙酰甲胺磷残留，禽肉、水产品中氯霉素残留，冷冻加工水产品中金黄色葡萄球菌及其肠毒素，油炸马铃薯食品中丙烯酰胺，水产品中金属异物，牡蛎中感染副溶血性弧菌，进口冻大马哈鱼携带溶藻弧菌等进行了风险评估。

食品安全风险分析在食品质量管理工作中的应用，解决了现代社会所产生的纷繁复杂的信息及大量的科学数据如何分析判断的问题，使得监管工作能建立在科学、客观和协调的基础之上。

第三节　水产品中孔雀石绿残留的风险评估实例

孔雀石绿（Malachite Green，MG）是一种化工染料，曾一度用于治疗水霉病和对原虫的控制。从 20 世纪 90 年代开始，国内外学者陆续研究发现孔雀石绿及其代谢产物无色孔雀石绿在鱼体内和环境中残留时间长，具有潜在的致癌、致畸、致突变等危害，因此被许多国家列为水产养殖禁用药物。我国于 2002 年 5 月将孔雀石绿列入《食品动物禁用的兽药及其化合物清单》中，但由于孔雀石绿抗菌效果好、价格低廉、在水产养殖中仍有违规使用的情况。2005 年 6 月在英国超市出售的鳜鱼体内检出孔雀石绿，日本、欧盟随后从我国出口鳗鱼中检出孔雀石绿药物残留，并宣布实施命令检查，导致鳗鱼出口大幅度下降。食品法典委员会（CAC）第 29 次会议中提出了将孔雀石绿等物质列为优先评估的物质名单，食品添加剂联合专家委员会（JECFA）第 70 次会议报道了孔雀石绿等物质的风险评估。

一、危害识别

孔雀石绿又称碱性绿、盐基块绿、孔雀绿，是一种三苯甲烷结构的染料，它是由一分子苯甲醛和两分子 N，N-二甲基苯胺在盐酸或硫酸中缩合生成四甲基代二氨基三苯甲烷的隐性碱体后，在酸性介质中被二氧化铅氧化制得，因其外观颜色呈孔雀绿而得名。易溶于水，也溶于乙醇、甲醇和戊醇。孔雀石绿进入人类或动物机体后，在还原酶的催化下，降解成脂溶性的无色孔雀石绿而长期滞留在组织中。因此在鱼体组织中检测到的残留物主要是无色孔雀石绿（LMG），它在机体内的分布和代谢速率主要取决于脂肪的含量，在甲状腺过氧化物酶催化下，无色孔雀石绿脱甲基生成初级和次级代谢产物芳香胺，这些代谢产物与具有致癌作用的芳香胺结构类似，可直接或酯化后与 DNA 反应，生成 DNA 加合物结构物质，这就验证了其潜在的结构致癌性。

二、 危害特征描述

JECFA 分析了孔雀石绿的毒理学数据，主要从急性毒性、短期毒性、遗传毒性和致癌性等方面进行综合评价。

（一） 急性毒性试验

孔雀石绿致大鼠的运动活力减少，发生腹泻和立毛，但仅限于给药后第 1 天，肠壁充血和肌张力缺失，并且发现动物在死亡之前往往伴随胃肠道扩张，幸存者 2d 后症状消失。

（二） 短期毒性试验

对雌、雄大鼠进行剂量为 1~120mg/（kg·d）的 28d 短期毒性试验，结果表明血液学指标发生了变化：红细胞数、血红蛋白和红细胞压积降低。两种性别的大鼠相对肝重量增加，在最高剂量组观察到了肝细胞空泡化。根据血液学指标的变化和对肝的作用，未观察到有害作用剂量（NOAEL）为 10mg/（kg·d），两者都是在 30mg/（kg·d）和更高的剂量水平观察到了变化。当给大鼠连续喂饲剂量为 120mg/（kg·d）的孔雀石绿 21d，雌性大鼠三碘甲状腺素（T3）的水平显著增加，而甲状腺素（T4）的水平显著下降，促甲状腺激素（TSH）并没有受到影响；在雄性鼠中均未观察到上述指标的变化。

（三） 遗传毒性试验

给 F344 雄性大鼠喂饲剂量分别为 60mg/（kg·d）和 58mg/（kg·d）的孔雀石绿和无色孔雀石绿，28d 后雄性大鼠的 DNA 加合物水平显著升高，孔雀石绿和无色孔雀石绿没有差别，雌性没有研究。给雌性 B6C3F1 小鼠喂饲剂量分别为 90mg/（kg·d）和 87mg/（kg·d）的孔雀石绿和无色孔雀石绿 28d，孔雀石绿组也引起了 DNA 加合物种类增加，但无色孔雀石绿处于最低边界水平。因此，孔雀石绿比同剂量的无色孔雀石绿能使雌性小鼠产生更高水平的加合物。与此相反，在雌性 Big Blue B6C3F1 转基因大鼠，给剂量为 54.3mg/（kg·d）的无色孔雀石绿 32 周引起了 DNA 加合物的种类上升，且其水平与剂量呈线性相关。

（四） 致癌试验

给雌性 F344 大鼠喂饲剂量 0，7，21，43mg/（kg·d）的孔雀石绿 2 年，进行致癌性的测试，在 2 个最高剂量水平观察到了体重减少。甲状腺滤泡细胞腺瘤的发生有增加趋势，但仅在中等剂量差异显著。2 个高剂量组肝细胞腺瘤略微增加（但统计学不显著），乳腺肿瘤的发生也无显著趋势。依据 2 个最高剂量组体重减少所得的 NOAEL 为 7mg/（kg·d）。孔雀石绿对雌性小鼠的致癌性试验表明给雌性小鼠喂饲剂量为 15，33，67mg/（kg·d）的孔雀石绿 104 周，肿瘤的发生率没有增加，也没有对死亡产生影响。

（五） 致畸试验

在家兔致畸研究中，给怀孕的兔子喂饲剂量为 0，5，10，20mg/（kg·d）孕后 6~18d 的孔雀石绿，在所有的剂量组产生了与剂量相关的体重减少和胚胎异常（毛，内脏和骨骼），因此，无法建立 NOAEL。可能是由于设计的剂量范围较窄，缺乏明显的剂量-反应关系。JECFA 指出需要做更多的研究来说明孔雀石绿可能产生的生殖和发育毒性。

三、　暴露评估

JECFA 评价方法之一采用了抽样监测数据的结果，对 MG 进行膳食暴露的初步评估：从这些检测报告中选择 3277 份样本，其中 222 份样本显示为阳性，残留在 $0.2 \sim 600 \mu g/kg$，计算出阳性样本的中等暴露水平为 $30.7 \mu g/kg$，计算出 97.5 百分位数暴露水平（P97.5）是 $138 \mu g/kg$。假设每人每日食用鱼肉 300g，则通过计算，每人每日暴露 MG 和 LMG 的总量在中等暴露水平和 P97.5 暴露水平分别为 $9.2 \mu g$ 和 $41 \mu g$。对于体重 60kg 的人而言，这相当于在中等暴露水平和 P97.5 暴露水平上的暴露量分别为 $0.15 \mu g/(kg \cdot d)$ 和 $0.69 \mu g/(kg \cdot d)$。

四、　风险特征描述

风险特征描述是将危害特征描述和暴露评估的信息进行整合后，向风险管理者提供科学建议。现将 MG 和 LMG 的风险特征概述如下：

①虽然现有的短期和长期毒理学研究推导出 MG 的 NOAEL 大约为 $10mg/(kg \cdot d)$，但兔子的致畸性研究引起了人们对 MG 具有潜在发育毒性的关注，因而 JECFA 认为无法建立 MG 的 NOAEL，尚需要做更多研究来合理地判断 MG 对生殖和发育的危害。

②不能够排除 MG 的主要代谢产物 LMG 通过诱变作用方式导致母鼠罹患肝细胞腺瘤。

基于上述分析，JECFA 认为建立 MG 的 ADI 是不合适的。因此，将 MG 用于食源性动物的做法无法得到支持。

对于遗传性致癌物质，通常采用暴露限值或暴露边界比（Margin of Exposure，MOE）方法进行评估，MOE＝BMDL（基准剂量下限）/EXP（膳食暴露量）。JECFA 在其第 64 次会议上决定：对遗传性致癌物与健康相关的 MOE 风险指数定为 10000，值越大，说明越安全；如果 MOE 值低于 10000，则认为有健康风险。

JECFA 采用 MOE 的方法对 MG 和 LMG 的总量进行了风险评估，所采用的重要参数基准剂量下限（BMDL）是依据毒理学试验的结果，然后通过软件模型计算得到 BMDL 为 20mg/kg；另外，JECFA 假设每日每人对鱼肉的暴露量为 300g，平均体重采用 60kg。将 BMD（20mg/kg）分别与中等暴露水平和 97.5 百分位数暴露水平的暴露量 $0.15 \mu g/kg$ 体重和 $0.69 \mu g/kg$ 相比较，分别得出：

MOEs＝20（mg/kg）/0.15（μg/kg）= 133333；MOEs＝20（mg/kg）/0.69（μg/kg）= 28985

根据评估结果，中等和高暴露量的 MOEs 均大于 10000，说明对健康影响的风险较小。

🔍 思考题

1. 食品安全性毒理学评价程序中主要试验有哪些？
2. 食品安全性毒理学评价程序中主要试验目的是什么？
3. 食品安全性毒理学评价程序中主要试验结果评价是什么？
4. 简述风险分析的基本内容及各部分之间关系。
5. 试述风险评估的主要内容。

第九章

CHAPTER

9

食品安全监督管理

[学习要点]

1. 掌握我国食品安全监管的法律法规体系及其主要内容。
2. 熟悉我国《食品安全法》的主要内容。
3. 熟悉我国食品安全标准内容及标准体系的结构。
4. 掌握 GMP 的基本内容。
5. 掌握 HACCP 基本原理和建立步骤。

食品安全问题事关民生福祉、经济发展和社会和谐，已成为当今国际社会普遍关注的重大社会问题。随着经济全球化进程的加快和国际贸易的发展，食品已突破了国与国的界线，在全世界范围内流通，食品安全越来越成为各国政府和消费者共同关注的问题。食品安全涉及从农田到餐桌全过程，因此，各环节、各层次的监督管理都与食品安全密切相关。

第一节 概述

食品安全不仅影响个人的健康和生命安全，还影响国家的经济、政治和社会的稳定，已成为全球性的重大战略性问题。世界各国都将食品安全纳入国家公共卫生事务管理的职责之中，运用越来越严格的法律、监管手段来保证食品的安全。

一、 食品安全监督管理的概念

根据世界卫生组织（WHO）和联合国粮食与农业组织（FAO）的定义，食品安全监督管理是指"由国家或地方政府机构实施的强制性管理活动，旨在为消费者提供保护，确保从生产、处理、贮存、加工直到销售的过程中食品安全、完整并适用于人类食用，同时按照法律规定诚实而准确地贴上标签"。按此定义，食品安全监督管理是指国家有关部门对食品是否安全而进行的监督与管理，目的是使市场上的食品处于安全状态。食品安全监督管理具有行政监督管理和行政处罚两方面的职能，是国家意志和权力的反映，具有法律性、权威性和普遍约束性。

食品安全是公共安全的重要组成部分，食品安全监督管理也是公共行政管理的一个重要组成部分。食品安全是经济发展的基础，也是社会和谐的基础；做好食品安全监督管理、保障食品安全是维护国家和人民根本利益的重大任务；是政府和社会的重大责任；也是维护食品产业和整个经济发展的重大问题。

政府对食品安全监督管理的成效，最终决定着食品的安全性。政府对食品安全的监督管理主要体现在法律和制度上。法律制度的健全和执行情况，直接影响着食品安全监督管理的成效。多数国家都已认识到保障食品安全的重要性，并从国家战略的高度担负起对食品安全的保障责任，采用技术和法律手段提高食品安全监督管理水平，对影响食品安全的因素进行有效监控。

二、 食品安全监督管理的基础

针对近年来世界范围内出现的食品安全问题，世界卫生组织（WHO）、世界粮农组织（FAO）等国际食品安全管理机构提出"要建立有效的食品安全系统"，加强政府食品安全质量控制，必须从立法、基础设施和执法机制方面选择食品管理系统的最佳方案，建立全面有效的食品安全监督管理系统。

（一） 完善的法律体系基础

食品安全法律和法规是现代食品监控体系的一个基本组成部分，食品安全的监控效力取决于法律和法规是否适当。完善的法律和法规是进行食品安全监管的重要手段。食品安全法律体系应体现公平、秩序、效率、人本的价值思想，包括食品安全的立法、执法、法律监管以及刑法的综合性法律体系。食品安全涉及从农田到餐桌的全过程，食品安全的法律体系应覆盖这些环节、部门、相对人等相关要素，规范食品安全的各个环节、各类管理相对人以及政府领导下的食品安全监管部门的行为，以实现食品安全的全方位的监控。法律体系的结构要科学，调整对象的权力义务的规定应统一、明确。同时，应当随着社会的发展，不断修订和完善，以满足不断变化的食品行业的发展要求和新技术、新产品带来的变化。只有在满足以上条件的良好的法律基础规范下，食品安全监管才能确有成效。

（二） 高效的行政管理体制

效率是现代社会对履行服务和管理职能的政府的基本要求之一，也是市场经济中法治建设的必然要求。满足效率原则的行政体制结构至少应当满足以下特点：一是机构的设置要符合监管对象的要求，既要覆盖监管对象，又不造成重复监管；二是机构层级设置合理，领导与被领导关系明确，责任归属明晰；三是机构设置不重叠，环节简明。

（三） 严格的权力制约和监督机制

建立严格的权力制约和监督制度，以确保食品安全监管部门在法定的范围内，依照法定的程序行使权力，这是食品安全法治建设的重要内容。

三、 食品安全监督管理的内容

《中华人民共和国食品安全法》明确规定，在中华人民共和国境内从事食品生产和加工，食品销售和餐饮服务，食品添加剂的生产经营，用于食品的包装材料、容器、洗涤剂、消毒剂和用于食品生产经营的工具、设备的生产经营，食品生产经营者使用食品添加剂、食品相关产品，食品的贮存和运输以及对食品、食品添加剂和食品相关产品的安全管理等都应纳入食品安全监督的范围。此外，供食用的源于农业的初级农产品的质量安全管理，遵守《中华人民共和国农产品质量安全法》的规定，但是食用农产品的市场销售、有关质量安全标准的制定、有关安全信息的公布和对农业投入品做出的规定，应当遵守《中华人民共和国食品安全法》的规定。

（一） 食品安全监督的内容

1. 制定食品安全年度监督管理计划

县级以上人民政府食品安全监督管理部门根据食品安全风险监测、风险评估结果和食品安全状况等，确定监督管理的重点、方式和频次，实施风险分级管理。县级以上地方人民政府组织本级食品安全监督管理部门、农业行政等部门制定本行政区域的食品安全年度监督管理计划，向社会公布并组织实施。

2. 组织开展监督检查

一是进入生产经营场所实施现场检查；二是对生产经营的食品、食品添加剂、食品相关产品进行抽样检验；三是查阅、复制有关合同、票据、账簿以及其他有关资料；四是查封、扣押有证据证明不符合食品安全标准或者有证据证明存在安全隐患以及用于违法生产经营的食品、食品添加剂、食品相关产品；五是查封违法从事生产经营活动的场所。

3. 食品安全监测

县级以上人民政府食品安全监督管理部门应当对食品进行定期或者不定期的抽样检验，并依据有关规定公布检验结果，不得免检。

4. 食品安全风险监测和评估

国家建立食品安全风险监测制度，对食源性疾病、食品污染以及食品中的有害因素进行监测。国务院卫生行政部门会同国务院食品安全监督管理部门，制定、实施国家食品安全风险监测计划。食品安全风险监测结果表明可能存在食品安全隐患的，县级以上人民政府卫生行政部门应当及时将相关信息通报同级食品安全监督管理部门，并报告本级人民政府和上级人民政府卫生行政部门。食品安全监督管理部门应当组织开展进一步调查。

5. 制定、修订和实施食品安全标准

制定食品安全国家标准和地方标准，并保证其切实执行，也是食品安全监督的重要内容。制定食品安全国家标准应当依据食品安全风险评估结果和食用农产品质量安全风险评估结果，并参照相关的国际标准和国际食品安全风险评估结果。食品生产企业可制定严于食品安全国家标准或地方标准的企业标准。

6. 建立食品生产经营者食品安全信用档案

记录许可颁发、日常监督检查结果、违法行为查处等情况，依法向社会公布并实时更新；对有不良信用记录的食品生产经营者增加监督检查频次，对违法行为情节严重的食品生产经营者，可以通报投资主管部门、证券监督管理机构和有关的金融机构。

7. 公布食品安全信息

包括国家食品安全总体情况、食品安全风险警示信息、重大食品安全事故及其调查处理信息和国务院确定需要统一公布的其他信息由国务院食品安全监督管理部门统一公布。食品安全风险警示信息和重大食品安全事故及其调查处理信息的影响限于特定区域的，也可以由有关省、自治区、直辖市人民政府食品安全监督管理部门公布。县级以上人民政府食品安全监督管理部门、农业行政部门依据各自职责公布食品安全日常监督管理信息。

8. 食品安全应急

国务院组织制定国家食品安全事故应急预案。县级以上地方人民政府应当根据有关法律、法规的规定和上级人民政府的食品安全事故应急预案以及本行政区域的实际情况，制定本行政区域的食品安全事故应急预案，并报上一级人民政府备案。食品安全事故应急预案应当对食品安全事故分级、事故处置组织指挥体系与职责、预防预警机制、处置程序、应急保障措施等作出规定。

9. 其他

除以上食品安全监督内容外，各级食品安全监管部门为保证食品安全和保障消费者健康而需要进行的有关食品安全监督事项。

（二）　食品安全管理的内容

1. 政府对食品安全工作的管理

县级以上地方人民政府对本行政区域的食品安全监督管理工作负责，统一领导、组织、协调本行政区域的食品安全监督管理工作以及食品安全突发事件应对工作，建立健全食品安全全程监督管理工作机制和信息共享机制。有关部门在各自职责范围内负责本行政区域的食品安全监督管理工作。

2. 食品行业协会的管理

食品行业协会应当加强行业自律，按照章程建立健全行业规范和奖惩机制，提供食品安全信息、技术等服务，引导和督促食品生产经营者依法生产经营，推动行业诚信建设，宣传、普及食品安全知识。消费者协会和其他消费者组织对损害消费者合法权益的行为，依法进行社会监督。

3. 食品生产经营企业的自身管理

（1）国家对食品生产经营实行许可制度，从事食品生产、食品销售、餐饮服务应当依法取得许可。但是，销售食用农产品，不需要取得许可。

（2）食品生产经营企业应当建立健全食品安全管理制度，对职工进行食品安全知识培训，加强食品检验工作，依法从事生产经营活动。食品生产经营企业的主要负责人应当落实企业食品安全管理制度，对本企业的食品安全工作全面负责。

（3）食品生产者采购食品原料、食品添加剂、食品相关产品，应当查验供货者的许可证和产品合格证明；对无法提供合格证明的食品原料，应当按照食品安全标准进行检验；不得采购或者使用不符合食品安全标准的食品原料、食品添加剂、食品相关产品。

（4）食品生产经营者应定期组织职工参加食品安全知识培训，建立培训档案；建立并执行从业人员健康管理制度，患有国务院卫生行政部门规定的有碍食品安全疾病的人员，不得从事接触直接入口食品的工作。

（5）食品经营者应当按照保证食品安全的要求贮存食品并定期检查库存食品，及时清理变质或者超过保质期的食品；食品经营者贮存和销售散装食品，应当在贮存位置和散装食品的容器、外包装上标明食品的名称、生产日期、保质期、生产者名称及联系方式等内容。

（6）食品生产经营者应当建立食品安全自查制度，定期对食品安全状况进行检查评价。

第二节　我国食品安全监管体系

2018 年 3 月 17 日，第十三届全国人民代表大会第一次会议通过关于国务院机构改革方案的决定。组建国家市场监督管理总局。将国家工商行政管理总局的职责，国家质量监督检验检疫总局的职责，国家食品药品监督管理总局的职责，国家发展和改革委员会的价格监督检查与反垄断执法职责，商务部的经营者集中反垄断执法以及国务院反垄断委员会办公室等职责整合，组建国家市场监督管理总局，作为国务院直属机构。

一、　我国食品安全法律体系

食品安全法律体系是涉及食品安全的现行法律、规范的有机整体，是食品安全行政执法的法律依据和理论基础，也是食品安全的重要保障。食品安全法律体系的构成包括：食品安全法律、食品安全法规、食品安全规章、食品安全标准、其他规范性文件。作为发展中国家，中国不仅要制定符合自身情况的法律和法规，而且还要借鉴发达国家的经验，与国际组织制定的规则及国际惯例接轨，从而制定科学合理、具有可操作性的食品安全监管的法律和法规体系。

（一）　食品安全法律

法律由全国人民代表大会审议通过、国家主席签发，其法律效力最高，也是制定相关法规、规章及其他规范性文件的依据。食品安全法律是适用于食品及其原料生产、收获、加工和销售各环节的一整套涉及食品安全的法律。

我国现有《中华人民共和国食品安全法》《中华人民共和国农产品质量安全法》《中华人民共和国产品质量法》《中华人民共和国标准化法》《中华人民共和国计量法》《中华人民共和国消费者权益保护法》《中华人民共和国刑法》《中华人民共和国进出口商品检验法》《中华人民共和国进出境动植物检疫法》《中华人民共和国国境卫生检疫法》《中华人民共和国农业法》《中华人民共和国动物防疫法》《中华人民共和国渔业法》《中华人民共和国海洋环境保护法》等近 20 部与食品安全相关的法律。

（二）　食品安全法规

食品安全法规有国务院制定的行政法规和地方性法规之分。地方性法规是指省、自治区、直辖市和较大的市的人民代表大会及其常务委员会依照法定职权和程序制定的地方性法规，经济特区所在地的省、市的人民代表大会及其常务委员会依照法定职权和程序制定的经济特区法规，以及自治州、自治县的人民代表大会依照法定职权和程序制定的自治条例和单行条例。

国务院发布的行政法规包括《国务院关于加强食品等产品安全监督管理的特别规定》《中华人民共和国食品安全法实施条例》《中华人民共和国工业产品生产许可证管理条例》《中华人民共和国认证认可条例》《中华人民共和国进出口商品检验法实施条例》《中华人民共和国进出境动植物检疫法实施条例》《中华人民共和国兽药管理条例》《中华人民共和国农药管理条例》《中华人民共和国出口货物原产地规则》《中华人民共和国标准化法实施条

例》《无照经营查处取缔办法》《饲料和饲料添加剂管理条例》《农业转基因生物安全管理条例》《中华人民共和国濒危野生动植物进出口管理条例》《中华人民共和国种畜禽管理条例》和《生猪屠宰管理条例》等近40部与食品安全相关的法规。

（三）　食品安全规章

食品安全规章包括部门规章和地方规章。部门规章是指国务院各部门根据法律和行政法规，在本部门的权限内制定的规定、办法、实施细则、规则等规范文件。如原卫生部制定的《食品安全事故流行病学调查工作规范》《食品安全地方标准管理办法》等，原农业部制定的《无公害农产品管理办法》《生鲜乳生产收购管理办法》等；地方规章是指省、自治区、直辖市、省会城市和"计划单列市"人民政府根据法律和行政法规制定的适用于本地区行政管理工作的规定、办法、实施细则、规则等规范性文件。食品安全规章的法律效力低于食品安全法律和食品安全法规，但也是食品安全法律体系的重要组成部分。人民法院在审理食品安全行政诉讼案件过程中，规章可以起到参照作用。

（四）　食品安全标准

食品安全标准不同于食品安全法律、法规和规章，属技术规范。它是食品安全法律体系中不可缺少的部分。关于食品安全标准的详细内容将在本章第四节中描述。

（五）　其他规范性文件

在食品安全法律体系中，还有一类既不属于食品安全法律、法规和规章，也不属于食品安全标准的规范性文件。如省、自治区、直辖市人民政府食品安全监管部门制定的食品安全相关的管理办法、规定等。此类规范性文件属委任性规范性文件，也是食品安全法律体系的一部分。

二、　我国食品安全监管体制

食品安全监管体制是我国行政体制的一个组成部分，它包括食品安全监管的组织结构、权力、行政区划体制、行政规范等内容。其中，食品安全监管的组织机构及行政结构是行政体制的核心。组织结构通常是指从中央到地方的食品安全监管机构（部门）的设置，以及各监管机构（部门）内部机构的设置；权力结构则规定了行政权力的来源，以及行政机关与其他国家机关的权力配置关系。科学合理的组织机构、权力结构的设置，是保证行政体制正常运转的关键。我国的食品安全监管体制有一个历史的发展过程。

我国食品安全的法制化管理始于20世纪50年代。1953年1月政务院第167次会议批准，在全国各省、市、区、县建立卫生防疫站，卫生防疫站是食品卫生及预防疾病的机构，卫生防疫站的建立标志着我国食品卫生工作的起步。1965年8月17日，国务院颁布了《食品卫生管理试行条例》。1979年8月27日，国务院颁布了《中华人民共和国食品卫生管理条例》，使我国的食品卫生管理工作更加规范。随着经济的发展，第五届全国人大常委会第二十五次会议于1982年通过了《中华人民共和国食品卫生法（试行）》，将食品卫生监督职责授予各级卫生防疫站，该法的颁布实施标志着我国的食品卫生管理进入了法制管理时期，正式建立和开展国家食品卫生监督制度与许可制度，是我国食品卫生法规历史上迈出的重要一步。在这部法律试行十多年后，第八届全国人民代表大会常务委员第十六次会议于1995年10月审议通过了《食品卫生法》。2009年，在《食品卫生法》的基础上，制定了《食品安全法》。2015年修订了《食品安全法》，对我国的食品安全监管体制进行了调整，国务院设立食品安全委员会，国务院食品药品监督管理部门依照《食品安全法》和国务院规定的职责，对食品生产经营活动实施监督管理。国务院卫生行政部门依照《食品安全法》和国务院规定的职责，组织开展食品安全风险监测和风险评估，会同国务院食品药品监督管理部门制定并公布食品安全国家标准。国务院其他有关部门依照《食品安全法》和国务院规定的职责，承担有关食品安全工作。

2018年3月17日，第十三届全国人民代表大会第一次会议通过关于国务院机构改革方案的决定，组建国家市场监督管理总局。2018年9月，《国家市场监督管理总局职能配置、内设机构和人员编制规定》出台。国家市场监督管理总局主要职责是：

（1）负责市场综合监督管理　起草市场监督管理有关法律法规草案，制定有关规章、政策、标准，组织实施质量强国战略、食品安全战略和标准化战略，拟订并组织实施有关规划，规范和维护市场秩序，营造诚实守信、公平竞争的市场环境。

（2）负责市场主体统一登记注册　指导各类企业、农民专业合作社和从事经营活动的单位、个体工商户以及外国（地区）企业常驻代表机构等市场主体的登记注册工作。建立市场主体信息公示和共享机制，依法公示和共享有关信息，加强信用监管，推动市场主体信用体系建设。

（3）负责组织和指导市场监管综合执法工作　指导地方市场监管综合执法队伍整合和建设，推动实行统一的市场监管。组织查处重大违法案件。规范市场监管行政执法行为。

（4）负责反垄断统一执法　统筹推进竞争政策实施，指导实施公平竞争审查制度。

（5）负责监督管理市场秩序　依法监督管理市场交易、网络商品交易及有关服务的行为。组织指导查处价格收费违法违规、不正当竞争、违法直销、传销、侵犯商标专利知识产权和制售假冒伪劣行为。指导广告业发展，监督管理广告活动。指导查处无照生产经营和相关无证生产经营行为。指导中国消费者协会开展消费维权工作。

（6）负责宏观质量管理　拟订并实施质量发展的制度措施。统筹国家质量基础设施建设与应用，会同有关部门组织实施重大工程设备质量监理制度，组织重大质量事故调查，建立并统一实施缺陷产品召回制度，监督管理产品防伪工作。

（7）负责产品质量安全监督管理　管理产品质量安全风险监控、国家监督抽查工作。建立并组织实施质量分级制度、质量安全追溯制度。指导工业产品生产许可管理。负责产品质量监督工作。

（8）负责特种设备安全监督管理

（9）负责食品安全监督管理综合协调　组织制定食品安全重大政策并组织实施。负责食品安全应急体系建设，组织指导重大食品安全事件应急处置和调查处理工作。建立健全食品安全重要信息直报制度。承担国务院食品安全委员会日常工作。

（10）负责食品安全监督管理　建立覆盖食品生产、流通、消费全过程的监督检查制度和隐患排查治理机制并组织实施，防范区域性、系统性食品安全风险。推动建立食品生产经营者落实主体责任的机制，健全食品安全追溯体系。组织开展食品安全监督抽检、风险监测、核查处置和风险预警、风险交流工作。组织实施特殊食品注册、备案和监督管理。

（11）负责统一管理计量工作

（12）负责统一管理标准化工作　依法承担强制性国家标准的立项、编号、对外通报和授权批准发布工作。制定推荐性国家标准。依法协调指导和监督行业标准、地方标准、团体标准制定工作。组织开展标准化国际合作和参与制定、采用国际标准工作。

（13）负责统一管理检验检测工作　推进检验检测机构改革，规范检验检测市场，完善检验检测体系，指导协调检验检测行业发展。

（14）负责统一管理、监督和综合协调全国认证认可工作　建立并组织实施国家统一的认证认可和合格评定监督管理制度。

（15）负责市场监督管理科技和信息化建设、新闻宣传、国际交流与合作　按规定承担技术性贸易措施有关工作。

（16）管理国家药品监督管理局、国家知识产权局

（17）完成党中央、国务院交办的其他任务

（18）职能转变

农业农村部负责食用农产品从种植养殖环节到进入批发、零售市场或者生产加工企业前的质量安全监督管理。食用农产品进入批发、零售市场或者生产加工企业后，由国家市场监督管理总局监督管理。农业农村部负责动植物疫病防控、畜禽屠宰环节、生鲜乳收购环节质量安全的监督管理。农业农村部和国家市场监督管理总局要建立食品安全产地准出、市场准入和追溯机制，加强协调配合和工作衔接，形成监管合力。

国家卫生健康委员会负责食品安全风险评估工作，会同国家市场监督管理总局等部门制定、实施食品安全风险监测计划。国家卫生健康委员会对通过食品安全风险监测或者接到举报发现食品可能存在安全隐患的，应当立即组织进行检验和食品安全风险评估，并及时向国家市场监督管理总局通报食品安全风险评估结果，对于得出不安全结论的食品，国家市场监督管理总局应当立即采取措施。国家市场监督管理总局在监督管理工作中发现需要进行食品安全风险评估的，应当及时向国家卫生健康委员会提出建议。

海关总署负责进口食品安全监督管理。进口的食品以及食品相关产品应当符合我国食品安全国家标准。境外发生的食品安全事件可能对我国境内造成影响，或者在进口食品中发现严重食品安全问题的，海关总署应当及时采取风险预警或者控制措施，并向国家市场监督管理总局通报，国家市场监督管理总局应当及时采取相应措施。海关总署和国家市场监督管理总局要建立进口产品缺陷信息通报和协作机制。海关总署在口岸检验监管中发现不合格或存在安全隐患的进口产品，依法实施技术处理、退运、销毁，并向国家市场监督管理总局通报。国家市场监督管理总局统一管理缺陷产品召回工作，通过消费者报告、事故调查、伤害监测等获知进口产品存在缺陷的，依法实施召回措施；对拒不履行召回义务的，国家市场监督管理总局向海关总署通报，由海关总署依法采取相应措施。

县级以上地方人民政府依照食品安全法和国务院的规定，确定本级国家市场监督管理总局、卫生行政部门和其他有关部门的职责。有关部门在各自职责范围内负责本行政区域的食品安全监督管理工作。县级以上地方人民政府实行食品安全监督管理责任制。上级人民政府负责对下一级人民政府的食品安全监督管理工作进行评议、考核。县级以上地方人民政府负责对本级食品安全监督管理部门和其他有关部门的食品安全监督管理工作进行评议、考核。县级以上人民政府应当将食品安全工作纳入本级国民经济和社会发展规划，将食品安全工作经费列入本级政府财政预算，加强食品安全监督管理能力建设，为食品安全工作提供保障。

第三节 《食品安全法》

2009 年 2 月 28 日，十一届全国人大常委会第七次会议表决通过《中华人民共和国食品安全法》，使我国的食品安全监督管理工作进入了一个新的历史发展时期。2015 年 4 月 24 日，十二届全国人大常委会第十四会议通过修订的《中华人民共和国食品安全法》，此次修改食品安全法采用的是全面修订的方式，修改的力度比较大，修改后该法从原来的 104 条，增加到 154 条。2018 年 12 月 29 日，第十三届全国人民代表大会常务委员会第七次会议决定，对《中华人民共和国食品安全法》作出修改。

一、 食品安全法修订的背景

（一） 食品安全法修订的原因

1. 以法律形式固定监管体制改革成果，完善监管制度机制

由过去质量技术监督部门管生产、工商行政管理部门管流通、食品药品监督管理部门管消费的三个部门分段监管到食品安全监督管理部门一个部门统一监管；食品农产品进入市场以后，由食品安全监督管理部门统一监管；食品添加剂由食品药品监督管理部门监管。

2. 完善监管制度，解决当前食品安全管理中存在的突出问题

一是企业生产经营过程控制的制度不完善；二是对网络食品交易等新兴食品业态的监管没有法律依据；三是保健食品、特殊医学用途配方食品等特殊食品的监管缺乏法律制度保障；三是管理手段单一，加强社会共治方面还有不足。

3. 建立最严厉的惩处制度，发挥重典治乱的威慑作用

修订后的《食品安全法》进一步完善法律责任的规定，对食品安全违法行为加大惩处力度，充分发挥重典治乱威慑作用，加大违法成本，更好地打击食品安全违法犯罪行为。

（二） 食品安全法修改的总体思路

1. 更加突出预防为主、风险防范

进一步完善食品安全风险监测、风险评估和食品安全标准等基础性制度，增设生产经营者自查、责任约谈、风险分级管理等重点制度，重在消除隐患和防患于未然。

2. 建立最严格的全过程监管制度

对食品生产、销售、餐饮服务等各个环节，以及食品生产经营过程中涉及的食品添加剂、食品相关产品等各有关事项，有针对性地补充、强化相关制度、提高标准、全程监管。

3. 建立最严格的各方法律责任制度

综合运用民事、行政、刑事等手段，对违法生产经营者实行最严厉的处罚，对失职渎职的地方政府和监管部门实行最严肃的问责，对违法作业的检验机构等实行最严格的追责。

4. 实行食品安全社会共治

充分发挥消费者、行业协会、新闻媒体等方面的监督作用，引导各方有序参与治理，形成食品安全社会共治格局。

二、 食品安全法的主要内容

《食品安全法》吸收了国际上行之有效的先进管理理念，完善统一权威的食品安全监管机构，由多部门的分段监管变成食品安全监管部门的统一监管；建立严格的全过程监管制度，对食品生产、流通、餐饮服务和食用农产品销售等环节，食品添加剂、食品相关产品的监管以及网络食品交易等新兴业态进行了细化和完善；更加突出预防为主、风险防范，进一步完善食品安全风险监测和风险评估制度，增设责任约谈、风险分级管理等重点制度；进一步完善了食品安全标准制度、食品生产经营行为等基本准则，加强了标准制定与标准执行的衔接；明确了特殊医学用途配方食品、婴幼儿配方乳粉的产品配方实施注册制度；加强对农药的管理，鼓励使用高效低毒低残留的农药，禁止将剧毒、高毒农药用于蔬菜、瓜果、茶叶和中草药材等国家规定的农作物。明确了生产经营中索证索票制度、不安全食品的召回制度、食品安全信息发布制度等一系列规定，确立了风险评估、标准制定、食品检验、信息发布、事故处理相统一和相协调的机制，明确了政府和各级监管部门的监管责任，进一步完善了我国的食品安全监管体制；强化了食品生产经营者对食品安全承担主体责任，对其生产经营食品的安全负责；建立最严格的法律责任制度，从民事和刑事方面强化了对食品安全违法行为的惩处力度。

（一） 规定了食品安全风险监测和评估制度， 确保食品安全监管依据的科学性

《食品安全法》规定，国家建立食品安全风险监测制度，对食源性疾病、食品污染以及食品中的有害因素进行监测。国务院卫生行政部门会同国务院食品安全监督管理部门制定、实施国家食品安全风险监测计划。省、自治区、直辖市人民政府卫生行政部门会同同级食品安全监督管理部门，根据国家食品安全风险监测计划，结合本行政区域的具体情况，制定、调整本行政区域的食品安全风险监测方案，报国务院卫生行政部门备案并实施。食品安全风险评估结果由国务院卫生行政部门公布。对经综合分析表明可能具有较高程度安全风险的食品，国务院食品药品监督管理部门应当及时提出食品安全风险警示，并向社会公布。

（二） 规定了统一制定食品安全国家标准的原则， 保障食品安全监管工作的一致性

食品安全标准是保证食品安全、保障公众身体健康的重要技术支撑。为了解决 2009 年食品安全法通过之前食品卫生标准、食品质量标准以及行业标准等多套标准同时存在的问题，从制度上确保食品安全国家标准的统一，食品安全法规定，除食品安全标准外，不得制定其他的食品强制性标准。2009 年食品安全法通过以后，国务院卫生行政部门开展了食品标准的清理整合工作，拟定了我国食品安全标准框架。目前，已公布的食品安全国家标准，基本覆盖了从农田到餐桌的食品生产加工各个主要环节及食品安全控制要求。

（三） 强化了生产经营者保证食品安全的社会责任

将食品安全的主要责任赋予食品的生产经营者，是最直接、最及时、最经济、最有效的治理战略。所以，强化食品安全保障，基础而首要的责任是强化企业的责任。《食品安全法》第四条规定：食品生产经营者对其生产经营食品的安全负责。食品生产经营者应当依照法律、法规和食品安全标准从事生产经营活动，保证食品安全，诚信自律，对社会和公众负责，接受社会监督，承担社会责任。食品生产经营者保证食品安全的社会责任包括三个方面：一是提供安全食品的责任；二是如实提供食品安全信息的责任；三是遵循良好操作规范，依法进行生产经营活动的责任。

（四）　规范了食品添加剂的使用

《食品安全法》规范了食品添加剂的生产和应用，国家对食品添加剂生产实行许可制度。从事食品添加剂生产，应当具有与所生产食品添加剂品种相适应的场所、生产设备或者设施、专业技术人员和管理制度，并依照规定的程序，取得食品添加剂生产许可。生产食品添加剂应当符合法律、法规和食品安全国家标准。食品添加剂应当在技术上确有必要且经过风险评估证明安全可靠，方可列入允许使用的范围；有关食品安全国家标准应当根据技术必要性和食品安全风险评估结果及时修订。食品生产经营者应当按照食品安全国家标准使用食品添加剂。

（五）　建立健全食品召回制度

《食品安全法》建立了食品召回制度，规定"食品生产者发现其生产的食品不符合食品安全标准，应当立即停止生产，召回已经上市销售的食品，通知相关生产经营者和消费者，并记录召回和通知情况。食品经营者发现其经营的食品不符合食品安全标准，应当立即停止经营，通知相关生产经营者和消费者，并记录停止经营和通知情况。食品生产者应当对召回的食品采取补救、无害化处理、销毁等措施。食品生产经营者未依照规定召回或者停止经营不符合食品安全标准的食品的，县级以上食品安全监督管理部门可以责令其召回或者停止经营。"

（六）　完善食品安全事故处置制度

食品安全事故是食源性疾病、食品污染等源于食品，对人体健康有害或者可能有害的事故。《食品安全法》第一百零二条规定：国务院组织制定国家食品安全事故应急预案。县级以上地方人民政府应当根据有关法律、法规的规定和上级人民政府的食品安全事故应急预案以及本地区的实际情况，制定本行政区域的食品安全事故应急预案，并报上一级人民政府备案。同时，《食品安全法》对完善了食品安全事故的报告、事故处置及责任追究都做了相应规定。

（七）　加大了对食品生产经营违法行为的处罚力度

《食品安全法》加大了对食品生产经营违法行为的处罚力度，对用非食品原料生产食品或者在食品中添加食品添加剂以外的化学物质和其他可能危害人体健康的物质，用回收食品作为原料生产食品，生产经营营养成分不符合食品安全标准的专供婴幼儿和其他特殊人群的主辅食品，经营病死、毒死或者死因不明的动物肉类或者生产经营这类动物肉类的食品等严重违法行为，规定了较为严厉的处罚措施。包括拘留、责令停产停业、吊销许可证、罚款等。

（八）　建立食品安全信息统一公布制度

信息公开是保障食品安全、降低社会成本的重要渠道。《食品安全法》规定，我国建立食品安全信息公开制度，坚持信息公开原则。建立统一的食品安全信息平台，实行食品安全信息统一公布制度。国家食品安全总体情况、食品安全风险警示信息、重大食品安全事故及其调查处理信息和国务院确定需要统一公布的其他信息由国务院食品安全监督管理部门统一公布。县级以上人民政府食品安全监督部门、农业行政部门依据各自职责公布食品安全日常监督管理信息。

（九）　增加关于网络食品交易的规定

作为新兴的食品销售渠道，网络食品交易近几年发展很快。《食品安全法》规定，网络食品交易第三方平台提供者应当对入网食品经营者进行实名登记，明确其食品安全管理责任；依法应当取得许可证的，还应当审查其许可证。消费者通过网络食品交易第三方平台购买食品，其合法权益受到损害的，可以向入网食品经营者或者食品生产者要求赔偿。网络食品交易第三方平台提供者不能提供入网食品经营者的真实名称、地址和有效联系方式的，由网络食品交易第三方平台提供者赔偿。网络食品交易第三方平台提供者赔偿后，有权向入网食品经营者或者食品生产者追偿。

（十）　对保健食品、特殊医学用途配方食品和婴幼儿配方食品等特殊食品实行严格监督管理

国家对保健食品实行注册与备案的分类管理。使用保健食品原料目录以外原料的保健食品和首次进口的保健食品应当经国务院食品药品监督管理部门注册。但是，首次进口的保健食品中属于补充维生素、矿物质等营养物质的，应当报国务院食品药品监督管理部门备案。其他保健食品应当报省、自治区、直辖市人民政府食品安全监督管理部门备案。

特殊医学用途配方食品应当经国务院食品药品监督管理部门注册。婴幼儿配方乳粉的产品配方应当经国务院食品安全监督管理部门注册。不得以分装方式生产婴幼儿配方乳粉，同一企业不得用同一配方生产不同品牌的婴幼儿配方乳粉。

第四节　食品安全标准

食品安全标准是保证食品安全，保障公众身体健康的重要措施，是实现食品安全科学管理、强化各环节监管的重要基础，也是规范食品生产经营、促进食品健康发展的技术保障。近年来，国家卫生计生委清理食品标准5000项，整合400项，发布新的食品安全国家标准926项、合计指标1.4万余项。农业部新发布农药残留限量指标2800项，清理413项农药残留检验方法，初步构建一整套较为完善的食品安全国家标准框架体系。根据国家卫计委发布的《食品安全标准与监测评估"十三五"规划（2016—2020年）》，十三五期间，我国还将制定、修订300项食品安全国家标准，不断健全食品安全标准体系，提升标准实用性。

一、　食品安全标准的概念、性质和意义

（一）　食品安全标准的概念

食品安全标准是为了保证食品安全，对食品中具有与人类健康相关的质量要素和技术要求及其检验方法、评价程序等所作的规定。这些规定通过技术研究，形成特殊形式的文件，经与食品有关各部门进行协商和严格的技术审查后，由国务院卫生行政部门或省级卫生行政部门发布，作为共同遵守的准则和依据。

（二）　食品安全标准的性质

1. 科学性

制定食品安全标准既要适应当前的食品生产，又要有利于促进食品生产的发展，讲求食品安全标准的先进、科学、合理。提高食品安全标准的科学性，首先要统一食品安全标准，整合有关食品安全的各种标准，加强部门协调配合，避免各自为政、各立标准，消除不同标

准之间的重复和冲突。其次，提高食品安全标准的科学性还要创新标准制定工作机制。要提高标准制定工作的透明度和公众的参与程度，充分听取社会各方面的意见。食品安全标准的立项、起草、审查等全过程要公开透明，接受社会监督。

2. 可靠性

我国需要加快食品安全标准的制定和修订速度，提高食品安全标准的指标水平，保证食品安全标准的安全可靠。要根据我国目前的膳食，地理、环境、加工等影响因素和相关监测数据，在进行食品安全风险评估的基础上及时更新和补充食品相关标准，完善我国的食品安全标准体系。同时，要借鉴国际经验，加强对国际标准和国外先进标准的跟踪、研究。

3. 渐进性

生产是不断发展的，当生产发展到一定程度，原食品安全标准已不利于食品安全的进一步提高时，就要对原食品安全标准进行修订或重新制定。因此，食品安全标准的制定主体应当定期对食品安全标准进行复审，根据情况决定修改的程度，以确保食品安全标准的科学性。

4. 强制性

标准根据是否具有强制性，分为强制性标准和推荐性标准。强制性国家标准的代号为"GB"，推荐性国家标准的代号为"GB/T"。强制性国家标准是生产经营者、检验机构以及监管部门必须严格执行，禁止生产经营不符合食品安全标准的食品、食品添加剂和食品相关产品，否则应承担相应的法律责任。

（三） 食品安全标准的意义

食品安全标准是强制执行的标准。食品生产经营者必须依法按照食品安全标准生产经营食品，不符合食品安全标准的食品、食品添加剂及食品相关产品不能在市场流通。食品安全标准是组织食品生产、检验食品质量、进行食品安全管理的基本技术依据，对保障食品安全具有重要意义：一是食品安全标准与食品安全法律法规一样，是食品生产经营者依法从事生产经营，规范自身行为的重要依据，是有关部门进行食品安全管理和执法的基础，对维护公众身体健康、服务经济社会发展具有重要意义；二是标准化是控制食品安全与构建和谐社会的重要手段，建立和完善食品安全标准体系是控制食品安全与构建和谐社会的基础；三是实施与国际接轨的食品安全标准，可以消除技术壁垒，促进食品国际贸易。

二、 我国食品安全标准的内容

根据《食品安全法》第二十条规定，食品安全标准包括下列内容。

（1）食品、食品添加剂、食品相关产品中的致病性微生物，农药残留、兽药残留、生物毒素、重金属等污染物质以及其他危害人体健康物质的限量规定。

（2）食品添加剂的品种、使用范围、用量。

（3）专供婴幼儿和其他特定人群的主辅食品的营养成分要求。

（4）对与卫生、营养等食品安全要求有关的标签、标志、说明书的要求。

（5）食品生产经营过程的卫生要求。

（6）与食品安全有关的质量要求。

（7）与食品安全有关的食品检验方法与规程。

（8）其他需要制定为食品安全标准的内容。

食品安全标准的主要内容，归纳起来分为基础标准（如食品中污染物限量标准、食品中农药残留限量标准等）、产品标准（如专供婴幼儿和其他特定人群的主辅食品的营养成分的种类和含量标准）、生产企业规范标准（如食品生产过程的卫生要求）和检验标准（如微生物、农药残留等的检测方法和食源性疾病判断标准等）四个部分。

三、 我国食品安全标准体系

我国的食品安全标准体系包括国家标准、地方标准、企业标准三个部分。

（一）　食品安全国家标准

食品安全国家标准由国务院卫生行政部门会同国务院食品安全监督管理部门制定、公布，国务院标准化行政部门提供国家标准编号。食品中农药残留、兽药残留的限量规定及其检验方法与规程由国务院卫生行政部门、国务院农业行政部门会同国务院食品安全监督管理部门制定。屠宰畜、禽的检验规程由国务院农业行政部门会同国务院卫生行政部门制定。

（二）　食品安全地方标准

针对没有食品安全国家标准的地方特色食品，省、自治区、直辖市人民政府卫生行政部门可以制定并公布食品安全地方标准，报国务院卫生行政部门备案。食品安全国家标准制定后，该地方标准即行废止。制定食品安全地方标准应当以保障公众身体健康为宗旨，做到科学合理、安全可靠，以食品安全风险监测、评估为依据，不得以地方标准为名，设定地方保护、实行垄断，阻碍市场流通和其他妨害公平竞争等内容。

（三）　食品安全企业标准

食品安全企业标准是生产食品的企业制定的，作为企业组织生产的依据。制定企业标准有利于企业强化内部管理，提高效率、降低成本，提高市场竞争力。国家鼓励食品生产企业制定严于食品安全国家标准或者地方标准的企业标准，在本企业适用，并报省、自治区、直辖市人民政府卫生行政部门备案。

四、 我国食品安全标准的制定程序

制定食品安全标准要经过周密的程序，汇总各方面的信息，进行综合分析。一般分为以下几个步骤。

（一）　制定标准研制计划

国务院卫生行政部门会同国务院食品药品监督管理部门、农业行政部门等部门制定食品安全国家标准规划及其实施计划，并公开征求意见。国务院卫生行政部门对审查通过的立项建议纳入食品安全国家标准制定或者修订规划、年度计划。

（二）　确定起草单位及起草标准草案

国务院卫生行政部门选择具备相应技术能力的单位起草食品安全国家标准草案。可由研究机构、教育机构、学术团体、行业协会等单位共同起草食品安全国家标准草案。标准起草单位的确定应当采用招标或者指定等形式，择优落实。

（三）　标准征求意见

标准草案制定出来以后，国务院卫生行政部门应将食品安全国家标准草案向社会公布，广泛听取食品生产经营者、消费者、有关部门等方面的意见。完成征求意见后，标准研制者应当根据征求的意见进行修改，形成标准送审稿，提交食品安全国家标准审评委员会审查。

（四） 标准的批准与发布

食品安全国家标准应当经国务院卫生行政部门组织的食品安全国家标准审评委员会审查通过。一般情况下，涉及国际贸易的标准还应履行向世界贸易组织通报的义务，最终由卫生部批准、国务院标准化行政部门提供国家标准编号后，由卫生部编号并公布。省级以上人民政府卫生行政部门应当在其网站上公布制定和备案的食品安全国家标准、地方标准和企业标准，供公众免费查阅、下载。

（五） 标准的追踪与评价

省级以上人民政府卫生行政部门应当会同同级食品安全监督管理、农业行政等部门，分别对食品安全国家标准和地方标准的执行情况进行跟踪评价，并根据评价结果及时修订食品安全标准。

五、 国际食品安全标准体系概况

目前，国际食品标准分属两大系统：国际食品法典委员会（Codex Alimentarius Commission，CAC）标准和国际标准化组织（ISO）系统的食品标准。

（一） 国际食品法典委员会 （ CAC ）

国际食品法典委员会（CAC）是由联合国粮农组织（FAO）和世界卫生组织（WHO）共同建立，以保障消费者的健康和确保食品贸易公平为宗旨的一个制定国际食品标准的政府间组织。自 1961 年第 11 届粮农组织大会和 1963 年第 16 届世界卫生大会分别通过了创建CAC 的决议以来，已有 183 个成员国和 1 个成员国组织（欧盟）加入，覆盖全球 99% 的人口。世界贸易组织（WTO）将 CAC 作为唯一的国际政府间协调和制定国际食品标准的组织。CAC 提出的一系列标准（即食品法典）已成为国际食品贸易中最重要的参考基准。1986 年，我国正式成为 CAC 成员国。

（二） 国际标准化组织 （ ISO ）

国际标准化组织（ISO）是一个全球性的非政府组织，是由各国标准化团体（ISO 成员团体）组成的世界性的联合会。成立于 1946 年，是国际标准化领域中一个十分重要的组织。ISO 总部设在瑞士的日内瓦。ISO 的宗旨是 "在世界范围内促进标准化工作的发展，以利于国际物资交流和互助，并扩大知识、科学、技术和经济方面的合作"。其主要任务是：制定国际标准，协调世界范围内的标准化工作，与其他国际性组织合作研究有关标准化问题。其工作领域很宽，涉及所有学科，其活动主要围绕制定和出版 ISO 国标标准进行。中国是 ISO 的正式成员，代表中国的组织为中国国家标准化管理委员会（Standardization Administration of China，SAC）。

第五节　食品安全事件案例分析

本节案例分析为 2008 年"三鹿乳粉"食品安全事件。

一、"三鹿乳粉"食品安全事件回顾

2008 年 6 月 28 日，兰州市的解放军第一医院收治了首例患"肾结石"病症的婴幼儿。随后两个多月，该院收治的患婴人数扩大到 14 名。9 月 11 日晚卫生部指出，经相关部门调查，高度怀疑石家庄三鹿集团股份有限公司生产的三鹿牌婴幼儿配方乳粉受到三聚氰胺污染。三聚氰胺是一种非食品化工原料，按照国家规定，严禁用作食品添加物。9 月 11 日晚，三鹿集团股份有限公司发布产品召回声明。

2008 年 9 月 13 日，对三鹿牌婴幼儿乳粉重大安全事故的应急处置问题进行了专题研究，并做出了一系列重大决定：一是立即启动国家重大食品安全事故 I 级响应机制，成立应急处置领导小组，由卫生部牵头，国家质检总局、工商总局、农业部、公安部、食品药品监管局等部门和河北省人民政府参加，共同做好三鹿牌婴幼儿配方乳粉重大安全事故处置工作。二是切实加强医疗救治。加强有关健康宣传，引导结石病患儿及时就诊。三是对全国婴幼儿乳粉生产企业全面开展质量检查，并及时公布检查结果。四是尽快查明真相，依法依纪处理。对证据确凿的人为添加三聚氰胺的违法犯罪分子要依法严惩，对失职的工作人员要严肃追究责任。五是及时公布有关信息，并向有关国际组织通报。六是认真总结经验教训。有关部门密切配合，建立起规范高效的食品安全监管机制，保护合法经营，打击非法经营。

2008 年 9 月 14 日，河北省政府举行的新闻发布会，河北省公安厅介绍，公安部门对三鹿牌婴幼儿配方乳粉重大安全事故进行调查，已依法传唤了 78 名有关人员，其中 19 人因涉嫌生产、销售有毒、有害食品罪被刑事拘留。这 19 人中有 18 人是牧场、乳牛养殖小区、乳厅的经营人员，有 1 人涉嫌非法出售添加剂。

2008 年 9 月 16 日，质检总局公布婴幼儿乳粉三聚氰胺阶段性专项检查结果：全国共有 175 家婴幼儿乳粉生产企业，其中 66 家企业已停止生产婴幼儿乳粉。质检总局组织对其余 109 家企业进行了排查，共检验 491 批次产品。有 22 家企业的 69 批次产品检出了含量不同的三聚氰胺。在检出三聚氰胺的产品中，石家庄三鹿牌婴幼儿配方乳粉三聚氰胺含量很高，最高的达 2563mg/kg，其他在 0.09~619mg/kg。对检出的问题产品立即下架、封存、召回、销毁，对有关企业立即进行全面调查。同日，质检总局发布《关于撤销石家庄三鹿集团股份有限公司免检资格和名牌产品称号的公告》。2008 年 10 月 7 日，国家质检总局发布实施 GB/T 22388—2008《原料乳与乳制品中三聚氰胺检测方法》，10 月 8 日卫生部对几个乳制品种提出三聚氰胺临时性安全限量为：婴幼儿乳粉 1mg/kg；含乳 30% 以上的乳制品为 2.5mg/kg。

2008 年 12 月 23 日，石家庄市中级人民法院宣布三鹿集团破产。2008 年的"三鹿乳粉"事件使国产乳制品行业的质量安全形象受到重创，消费者对国产乳制品的信任度大幅下降。

"三鹿乳粉"食品安全事件暴露出以下问题：①法律、法规、指导性文件严重滞后。事件前，牛乳收购标准为 1986 年颁布实施的 GB 6914—1986《生鲜牛乳收购标准》，无三聚氰胺检测项目。②风险监测和预警机制不完善。监管部门的检测工作停留在常见指标的监管，而缺少对一些容易被非法添加的化学原料的预警。③产品生产源头不能得到有效监管。三聚氰胺事件中乳站具有模糊性特点——不是养殖单位、不办理工商营业执照，地方政府相关部门未能有效介入管理。④生产各环节监管控制不严格。在乳制品生产企业的自检、行政部门的检验力度不够。事件发生后，我国实行了8年之久的产品免检制度也被取消，相关监管部门加大了对食品质量的检测力度。

二、 三聚氰胺的毒性

三聚氰胺（CAS 登录号：108-78-1），英文名为 Melamine，别名 1，3，5-三嗪-2，4，6-三胺；分子式为 $C_3H_6N_6$，分子质量为 126.12，为白色、单斜晶体。三聚氰胺是一种重要的氮杂环有机化工原料，主要用于生产三聚氰胺-甲醛树脂，广泛用于木材加工、塑料、涂料、黏合剂、造纸、纺织、皮革、电气、医药等行业，是重要的尿素后加工产品。

三聚氰胺具有利尿作用，靶器官为泌尿系统，可导致膀胱结石、膀胱上皮细胞增生和肾小管内的钙盐沉积等。大鼠经口半数致死剂量（LD_{50}）为 3161mg/kg，小鼠经口 LD_{50} 为 3296mg/kg。按照急性毒性分级，三聚氰胺为低毒物质。

国际癌症研究中心（International Agency for Research on Cancer，IARC）对三聚氰胺致癌性进行了综合评价，认为三聚氰胺只有在膀胱结石存在的情况下才能诱发雄性大鼠膀胱肿瘤，而对雌性大鼠和雌雄小鼠均未见这种作用，故将其列入三类致癌物，即对动物可能有致癌作用，但没有证据表明对人类致癌。

三、"三鹿乳粉" 食品安全事件后， 我国强化质量安全监管，加快推进乳业振兴

为了加强乳品质量安全监督管理，保证乳品质量安全，2008 年 10 月 6 日国务院第 28 次常务会议通过《乳品质量安全监督管理条例》。条例规定：县级以上人民政府畜牧兽医主管部门负责乳畜饲养以及生鲜乳生产环节、收购环节的监督管理。县级以上质量监督检验检疫部门负责乳制品生产环节和乳品进出口环节的监督管理。县级以上工商行政管理部门负责乳制品销售环节的监督管理。县级以上食品药品监督部门负责乳制品餐饮服务环节的监督管理。县级以上人民政府卫生主管部门依照职权负责乳品质量安全监督管理的综合协调、组织查处食品安全重大事故。县级以上人民政府其他有关部门在各自职责范围内负责乳品质量安全监督管理的其他工作。禁止在生鲜乳生产、收购、贮存、运输、销售过程中添加任何物质。禁止在乳制品生产过程中添加非食品用化学物质或者其他可能危害人体健康的物质。

党的十八大以来，按照党中央国务院部署，我国加快推进乳业振兴，强化质量安全监管、技术进步、生产发展和品牌建设。根据农业农村部乳及乳制品质量监督检验测试中心公布的数据：2009 年到 2018 年，我国生鲜乳抽检合格率连续多年保持在 99.7%以上，三聚氰胺等违禁添加物抽检合格率保持在 100%。2018 年全国生鲜乳抽检合格率达到 99.9%。

2018 年 6 月，国务院办公厅印发《关于推进乳业振兴保障乳品质量安全的意见》，《意见》共分为 6 个部分 22 条，明确了今后一个时期乳业发展的指导思想、基本原则、主要目标和重大政策措施。确立了乳业的战略定位，明确了乳业发展的目标任务，突出了高质量发展的要求，强调了保障乳农的权益。到 2020 年，我国乳业供给侧结构性改革取得实质性成

效，100 头以上规模养殖比重超过 65%，乳源自给率保持在 70% 以上；到 2025 年，我国乳业将实现全面振兴，基本实现现代化，整体进入世界先进行列。

第六节　食品良好生产规范

良好生产规范（Good Manufacturing Practice，GMP），又称良好操作规范，是一种注重在生产过程中实施对产品质量与卫生安全的管理体系，适用于制药、食品等行业。其宗旨在于确保在产品制造、包装和贮藏等过程中的相关人员、建筑、设施和设备均能符合良好的生产条件，防止产品在不卫生条件下，或在可能引起污染的环境中操作，以保证产品安全和质量稳定。

一、　概述

食品良好生产规范是为保障食品质量安全而制定的贯穿食品生产全过程的一系列方法、技术要求和监控措施，是一种特别注重在生产过程中实施对产品质量与卫生安全的自主性管理的制度。它要求食品生产企业应具备良好的生产设备，合理的生产过程、完善的质量管理和严格的检测系统，以确保最终产品的质量（包括食品安全卫生）符合法规和标准要求；实施 GMP 可降低食品生产过程中人为的错误，防止食品在生产过程中遭到污染或品质劣变，建立健全自主性品质保证体系。

推行食品 GMP 可以提高食品质量与卫生安全，保障消费者的健康；为食品生产提供一套可遵循的规范，促使食品生产企业采用新技术、新设备，严格要求食品生产中的原料、辅料和包装材料；促使食品生产和经营人员形成积极的工作态度，激发对食品质量高度负责的精神，消除生产上的不良习惯；为食品生产及食品安全监督提供有效的监督检查手段；为建立实施 HACCP 体系或 ISO 22000 国际食品安全管理体系奠定基础，并利于食品的国际贸易。

二、　国外食品 GMP 的发展

GMP 管理制度来源于药品的生产。美国 FDA 于 1963 年颁布了世界上第一部药品 GMP。美国食品药品监督管理局经过几年的实践后，证明 GMP 确有实效。故 1969 年 WHO 在《国际药典》（1967 年版）的附录中收载了该制度，并在 1969 年第 22 届世界卫生大会上建议各成员国采用 GMP 作为药品生产的监督制度以确保药品质量。同年 GMP 也被 CAC 采纳，并作为国际规范推荐给 CAC 各成员国政府。1979 年第 28 届世界卫生大会上 WHO 再次向成员国推荐 GMP，并确定为 WHO 的法规。此后 30 年间，日本、英国以及大部分的欧洲国家都先后建立了本国的 GMP 制度。

欧盟对食品生产、进口和投放市场的卫生规范与要求包括以下六类：①对疾病实施控制的规定；②对农药残留、兽药残留实施控制的规定；③对食品生产、投放市场的卫生规定；④对检验实施控制的规定；⑤对第三国食品准入的控制规定；⑥对出口国当局卫生证书的规定。其中对食品生产、投放市场的卫生规定属于 GMP 法规的性质，如：91/493/EEC 法令对海产品的生产和销售的卫生条件做出了一般规定；91/492/EEC 法令对活的双壳软体动物的生产和销售做出的规定。

三、 国内食品 GMP 的发展

我国食品企业 GMP 的相关工作起步于 20 世纪 80 年代中期，重点对厂房、设备、设施和企业自身卫生管理等方面提出卫生要求，以促进我国食品卫生状况的改善，预防和控制各种有害因素对食品的污染。GMP 要求食品生产企业应具备良好的生产设备、科学合理的生产过程、完善的质量管理和严格的检测系统、高水平的人员素质、严格的管理体系和制度，确保最终产品质量（包括食品安全卫生）符合法律法规。

1994 年我国卫生部制定了国家标准 GB 14881—1994《食品企业通用卫生规范》作为中国食品 GMP 的总则。2013 年，国家卫生计生委公布了新修订的食品安全国家标准 GB 14881—2013《食品安全国家标准　食品生产通用卫生规范》，该标准于 2014 年 6 月 1 日正式施行。迄今为止共制定了 19 类食品加工企业的卫生规范（即类似于国际上普遍采用的 GMP 标准），形成我国食品 GMP 体系。目前，我国共有 30 余个食品 GMP 国家标准，其中包括 1 个食品 GMP 通用标准，即 GB 14881—2013《食品安全国家标准　食品生产通用卫生规范》；32 个食品 GMP 专用标准，包括《罐头厂卫生规范》《白酒厂卫生规范》《保健食品良好生产规范》等。依据 GMP 的法律效力可以分为强制性 GMP，如 GB 14881—2013《食品生产通用卫生规范》；另一类是指导性和推荐性的 GMP，由国家有关部门和行业协会制定并推荐给食品企业参照执行，属于自愿遵守和认证的原则。

2002 年国家质检总局颁发了《出口食品生产企业卫生注册登记管理规定》，对出口食品生产企业提出了强制性的卫生要求，是我国出口食品生产企业的 GMP 通用法规。2011 年国家质检总局公布了第 142 号令《出口食品生产企业备案管理规定》，国家实行出口食品生产企业备案管理制度。根据规定，国家认监委公布了 2011 年第 23 号公告《关于发布出口食品生产企业安全卫生要求和产品目录的公告》，其附件《出口食品生产企业安全卫生要求》是对出口食品生产企业在食品安全卫生方面的一般性原则和规定。注册卫生规范沿用国家认监委发布的出口罐头、出口水产品、出口速冻果蔬、出口脱水果蔬、出口饮料、出口速冻方便食品、出口茶叶等 7 个生产企业注册卫生规范以及出口肉类屠宰、出口肠衣 2 个加工企业注册卫生规范。9 个专业出口食品 GMP 和 1 个出口食品企业通用 GMP 共同构成了我国出口食品的 GMP 体系。

四、 我国食品企业通用 GMP 的主要内容

GB 14881—2013《食品安全国家标准　食品生产通用卫生规范》是食品安全国家标准，属于强制执行的技术规范。该标准规定了食品生产企业必须满足的卫生条件和要求，共 14 章，内容包括：范围，术语和定义，选址及厂区环境，厂房和车间，设施与设备，卫生管理，食品原料、食品添加剂和食品相关产品，生产过程的食品安全控制，检验，食品的贮存和运输，产品召回管理，培训，管理制度和人员，记录和文件管理。附录《食品加工过程的微生物监控程序指南》针对食品生产过程中较难控制的微生物污染因素，向食品生产企业提供了指导性较强的监控程序建立指南。

（一） 选址及厂区环境要求

适宜的厂区周边环境可以避免外界污染因素对食品生产过程的不利影响。在选址时需要充分考虑来自外部环境的有毒有害因素对食品生产活动的影响，如工业废水、废气、农业投入品、粉尘、放射性物质、虫害等。如果工厂周围无法避免地存在类似影响食品安全的因素，应从硬件、软件方面考虑采取有效的措施加以控制。厂区环境包括厂区周边环境和厂区内部环境，工厂应对基础设施（含厂区布局规划、厂房设施、路面、绿化、排水等）的设计建造到其建成后的维护、清洁等实施有效管理，确保厂区环境符合生产要求，厂房设施能有效防止外部环境的影响。

（二） 厂房和车间

良好的厂房和车间的设计布局有利于使人员、物料流动有序，设备分布位置合理，减少交叉污染发生风险。食品企业应从原材料入厂至成品出厂，从人流、物流、气流等因素综合考虑，统筹厂房和车间的设计布局，兼顾工艺、经济、安全等原则，满足食品卫生操作要求，预防和降低产品受污染的风险。

（三） 设施与设备

正确选择设施与设备所用的材质以及合理配置安装设施与设备，有利于创造维护食品卫生与安全的生产环境，降低生产环境、设备及产品受直接污染或交叉污染的风险，预防和控制食品安全事故。设施与设备涉及生产过程控制的各直接或间接的环节，其中，设施包括供、排水设施、清洁、消毒设施、废弃物存放设施、个人卫生设施、通风设施、照明设施、仓储设施、温控设施等；设备包括生产设备、监控设备，以及设备的保养和维修等。

（四） 卫生管理

卫生管理是食品生产企业食品安全管理的核心内容。卫生管理从原料采购到出厂管理，贯穿于整个生产过程。卫生管理涵盖管理制度、厂房与设施、人员健康与卫生、虫害控制、废弃物、工作服等方面管理。

（五） 食品原料、 食品添加剂和食品相关产品

有效管理食品原料、食品添加剂和食品相关产品等物料的采购和使用，确保物料合格是保证最终食品产品安全的先决条件。食品生产者应根据国家法规标准的要求采购原料，根据企业自身的监控重点采取适当措施保证物料合格。可现场查验物料供应企业是否具有生产合格物料的能力，包括硬件条件和管理；应查验供货者的许可证和物料合格证明文件，如产品生产许可证、动物检疫合格证明、进口卫生证书等，并对物料进行验收审核。不得将任何危害人体健康的非食用物质添加到食品中。此外，在食品的生产过程中使用的食品添加剂和食品相关产品应符合 GB 2760—2014《食品安全国家标准　食品添加剂使用标准》、GB 9685—2016《食品安全国家标准　食品接触材料及制品用添加剂使用标准》等食品安全国家标准。

（六） 生产过程的食品安全控制

生产过程中的食品安全控制措施是保障食品安全的重中之重。企业应高度重视生产加工、产品贮存和运输等食品生产过程中的潜在危害控制，根据企业的实际情况制定并实施生物性、化学性、物理性污染的控制措施，确保这些措施切实可行和有效，并做好相应的记

录。企业宜根据工艺流程进行危害因素调查和分析，确定生产过程中的食品安全关键控制环节（如杀菌环节、配料环节、异物检测探测环节等），并通过科学依据或行业经验，制定有效的控制措施。

（七） 检验

检验是验证食品生产过程管理措施有效性、确保食品安全的重要手段。企业对各类样品可以自行进行检验，也可以委托具备相应资质的食品检验机构进行检验。企业开展自行检验应配备相应的检验设备、试剂、标准样品等，建立实验室管理制度，明确各检验项目的检验方法。检验人员应具备开展相应检验项目的资质，按规定的检验方法开展检验工作。为确保检验结果科学、准确，检验仪器设备精度必须符合要求。企业委托外部食品检验机构进行检验时，应选择获得相关资质的食品检验机构。企业应妥善保存检验记录，以备查询。

（八） 贮存和运输

贮存不当易使食品腐败变质，丧失原有的营养物质，降低或失去应有的食用价值。科学合理的贮存环境和运输条件是避免食品污染和腐败变质、保障食品性质稳定的重要手段。企业应根据食品的特点、卫生和安全需要选择适宜的贮存和运输条件。贮存、运输食品的容器和设备应当安全无害，避免食品污染的风险。

（九） 产品召回管理

食品生产者发现其生产的食品不符合食品安全标准或会对人身健康造成危害时，应立即停止生产，召回已经上市销售的食品；及时通知相关生产经营者停止生产经营，通知消费者停止消费，记录召回和通知的情况，如食品召回的批次、数量，通知的方式、范围等；及时对不安全食品采取补救、无害化处理、销毁等措施。为保证食品召回制度的实施，食品生产者应建立完善的记录和管理制度，准确记录并保存生产环节中的原辅料采购、生产加工、贮存、运输、销售等信息，保存消费者投诉、食源性疾病、食品污染事故记录以及食品危害纠纷信息等档案。

（十） 培训

食品安全的关键在于生产过程控制，而过程控制的关键在人。企业是食品安全的第一责任人，对食品生产管理者和生产操作者等从业人员的培训是企业确保食品安全最基本的保障措施。企业应按照工作岗位的需要对食品加工及管理人员进行有针对性的食品安全培训，培训的内容包括：现行的法规标准、食品加工过程中卫生控制的原理和技术要求、个人卫生习惯和企业卫生管理制度、操作过程的记录等，提高员工对执行企业卫生管理等制度的能力和意识。

（十一） 管理制度和人员

企业的食品安全管理制度是涵盖从原料采购到食品加工、包装、贮存、运输等全过程，具体包括食品安全管理制度、设备保养和维修制度、卫生管理制度、从业人员健康管理制度、食品原料、食品添加剂和食品相关产品的采购、验收、运输和贮存管理制度、进货查验记录制度、食品原料仓库管理制度、防止化学污染的管理制度、防止异物污染的管理制度、食品出厂检验记录制度、食品召回制度、培训制度、记录和文件管理制度等。

第七节　危害分析与关键控制点体系

一、HACCP 体系概述

（一）HACCP 的概念

HACCP 是危害分析和关键控制点（Hazard Analysis and Critical Control Point）的首字母缩写。国际食品法典委员会（CAC）制定的《食品卫生通则》对 HACCP 的定义为：鉴别、评价和控制对食品安全至关重要的危害的一种体系。我国 GB/T 15091—1994《食品工业基本术语》对 HACCP 的定义为：生产（加工）安全食品的一种控制手段，是对原料、关键生产工序及影响产品安全的人为因素进行分析，确定加工过程中的关键环节，建立、完善监控程序和监控标准，采取规范的纠正措施。

HACCP 是一种控制危害的预防性体系，是一种用于保护食品防止生物、化学、物理危害的管理工具。是对食品安全危害予以识别、评估和控制的系统化方法，被国际权威机构认可为控制由食品引起的疾病的最有效的方法之一。

（二）HACCP 体系的起源与发展

最早提出 HACCP 体系的是 1959 年美国皮尔斯柏利（Pillsbury）公司与美国宇航局（NASA）和美国陆军纳提克（Natick）实验室，他们联合开发航天食品的食品安全管理体系。1971 年，HACCP 概念在美国的全国食品保护会议期间公布于众并在美国逐步推广应用。1973 年，美国食品药品管理局（FDA）在低酸性罐头食品加工过程中成功实施 HACCP 后，联邦政府开始将 HACCP 系统应用于水产品、肉禽制品等食品加工领域中，并制定了相关法规，用于监控美国食品加工企业生产的食品以及进口到美国的食品的安全性。

1988 年 HACCP 概念国际化。（FAO/WHO）CAC 在第二十次会议（1993 年，日内瓦）上，CAC 考虑将修改《食品卫生的一般性原则》，把 HACCP 纳入该原则内（1997 年最终修订版发布）。1997 年 CAC 采用美国国家食品微生物标准委员会公布的 HACCP 原则并制定与其配套的应用指南；1999 年，WHO 又制定了适用于小型或欠发展企业的 HACCP 应用指南和策略。（FAO/WHO）CAC 积极倡导各国食品工业界实施食品安全的 HACCP 体系。为了推动各国应用 HACCP 体系，除了 CAC 制定了 HACCP 法典准则外，各商品专业委员会也正制定或已经制定了特定食品的一般性 HACCP 模式。FAO/WTO 认为，根据世界贸易组织（WTO）的协议，FAO/WTO 食品法典委员会制定的法典规范或准则被视为衡量各国食品是否符合卫生、安全要求的尺度。HACCP 体系——食品的安全控制体系已经越来越广泛地应用于各国的食品生产和进出口管理之中。

HACCP 体系在中国的起步较晚，我国对 HACCP 的应用始于 1990 年。1990 年 3 月原国家进出口商品检验局组织了"出口食品安全工程的研究和应用计划"，其中，六类食品，包括水产品、肉禽类、蜂蜜、干果类、水果类和低酸性罐头食品被列入计划内。通过计划的实施，检验检疫人员逐步认识到政府不仅要制定保证食品安全的法规、标准，而且要建立各类食品 HACCP 的推荐性模式并监督、评审企业对法规的执行和 HACCP 的实施。

2002 年，国家质检总局公布 20 号令《出口食品生产企业卫生注册登记管理规定》，要求对列入《卫生注册需评审 HACCP 体系的产品目录》的出口食品生产企业需根据《出口食品生产企业卫生要求》和国际食品法典委员会《HACCP 及其应用准则》建立 HACCP 体系，首次强制性要求罐头类、肉及肉制品、水产品类、速冻蔬菜、果蔬汁、含肉或水产品的速冻方便食品等六类食品生产出口企业实施 HACCP 体系。2002 年 7 月，卫生部印发食品企业 HACCP 实施指南，要求各级卫生部门积极鼓励并指导食品企业实施指南。标志着我国 HACCP 体系的应用进入了全面实施阶段。2009 年国家质检总局、国家标准化管理委员会共同颁布了 GB/T 27341—2009《危害分析与关键控制点（HACCP）体系 食品生产企业通用要求》标准，该标准旨在以科学性和系统性为基础，关注食品的安全性，运用 HACCP 原理，将食品安全风险预防、消除或降低到可接受的水平。2015 年颁布的《食品安全法》第四十八条规定，国家鼓励食品生产经营企业符合良好生产规范要求，实施危害分析与关键控制点体系，提高食品安全管理水平。

但是，与国外相比，我国 HACCP 体系的应用还存在一些问题，主要表现在对 HACCP 体系实施的目的认识和重视不够、专业人员的素质有待于进一步提高、建立 HACCP 体系的前提计划如 GMP、SSOP 等需要进一步落实、HACCP 体系的理论研究和应用模式研究不足，这些问题将严重影响我国 HACCP 体系规范发展及有效实施。

（三） HACCP 体系的特点

1. 针对性

HACCP 体系针对性强，主要针对食品的安全卫生，是为了保证食品生产系统中任何可能出现的危害或有危害危险的地方得到控制。

2. 预防性

HACCP 体系是一种用于保护食品防止生物、化学和物理的危害的管理工具，它强调企业自身在生产全过程的控制作用，而不是最终的产品检测或者是政府部门的监管作用。

3. 经济性

设立关键控制点控制食品的安全卫生，降低了食品安全卫生的检测成本，同以往的食品安全控制体系比较，具有较高的经济效益和社会效益。

4. 实用性

HACCP 体系已被世界各国的官方所接受，并被用来强制执行，同时也被食品法典委员会（CAC）认同。

5. 动态性

HACCP 体系中的关键控制点随产品、生产条件等因素改变而改变，企业如果出现设备、工艺、人员等变化，都可能导致 HACCP 计划的改变。虽然，HACCP 是一个预防体系，但绝不是一个零风险体系。

二、 HACCP 体系的基本原理

HACCP 体系是一种建立在良好操作规范（GMP）和卫生标准操作规程（SSOP）基础之上的控制危害的预防性体系，主要控制食品的安全性，其基本原理包括：

①进行危害分析并确定预防措施（HA）；

②确定关键控制点（CCP）；

③确定与各关键控制点相适应的关键限值（CL）；

④建立监控系统（M）；

⑤确定经监控认为关键控制点失控时，应采取的纠正措施（CA）；

⑥确定验证HACCP体系的正常有效的运行程序（V）；

⑦建立全部的程序文件和与上述原理及其应用相适应的准确有效的记录（R）。

下面分别对各个原理予以描述。

（一）　原理一：　进行危害分析并确定预防措施（HA）

危害分析是建立HACCP体系的基础，包括危害识别、危害评估及制定对应控制措施等三个步骤。

（1）危害识别　在从原料生产直到最终消费的范围内，针对需考虑的所有危害，识别其在每个操作步骤中根据预期被引入、产生或增长的所有潜在危害及其原因。

（2）危害评估　HACCP小组应针对识别的潜在危害，评估其发生的严重性和可能性，如果这种潜在危害在该步骤极可能发生且后果严重，则应确定为显著危害。

（3）控制措施的制定　HACCP小组应针对每种显著危害，制定相应的控制措施，并提供证实其有效性的证据；应明确显著危害与控制措施之间的对应关系，并考虑一项控制措施控制多种显著危害或多项控制措施控制一种显著危害的情况。

（二）　原理二：　确定关键控制点（CCP）

关键控制点是食品安全危害能被有效控制的某个点、步骤或工序。通过关键控制点来预防、消除危害及将危害降低到可接受的水平。需要注意的是，尽管每个显著危害都必须加以控制，但并不是每个引入或产生得显著危害的工序都是关键控制点，有些控制点可以通过前提方案如GMP和SSOP来控制。CCP的确定可以借助CCP判断树，判定树由四个连续的问题组成，如图9-1所示。

问题1：针对已辨明的危害，在本步骤或随后的步骤中是否有相应的预防措施？

如果回答"是"，则继续回答问题二。如果回答"否"，则回答是否必须在此步骤对控制该危害？，回答"是"，则说明此步骤不足以控制此危害，企业必须重新调整加工方法改进产品设计。使之包含对显著危害的预防措施；回答"否"，则此步骤不是关键控制点。

问题2：此步骤能否将发生显著危害的可能性消除或减低到可接受的水平？

回答"是"，还需要进一步考虑是否最佳，如果是最佳时，则是关键控制点；回答"否"，则不是关键控制点，继续回答问题3；

问题3：已确认的危害在此步骤是否超过可接受的水平或增加到不可接受的水平？

回答"否"，则不是关键控制点；如果回答"是"，请继续回答问题4；

问题4：下一步或后续工序能消除危害或将危害降低到可接受的水平？

回答"否"，此步骤是关键控制点；如果回答"是"，则下一步或后续步骤是关键控制点。

（三）　原理三：　确定CCP的关键控制限（CL）

关键限值（CL）是与一个CCP相联系的控制措施所必须满足的标准，它是区分可接受与不可接受的界限。关键限值应可测量，通常关键限值所选用的指标包括：水分活度、含盐量、含糖量、温度、时间、湿度、pH、添加剂含量等。

但基于主观信息（如对产品、加工过程、处置等的视觉检验）的关键限值，应有指导书、规范和（或）教育及培训的支持。

选择关键限值必须直观、易于监测、仅基于食品安全、快速（能使只出现少量被销毁或

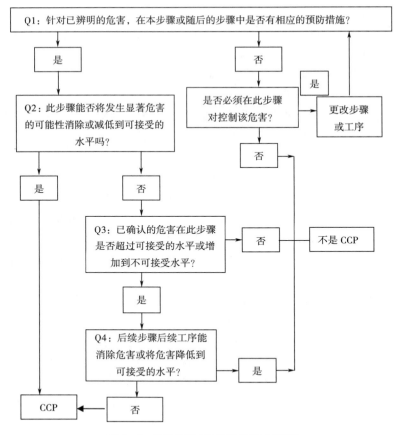

图 9-1　判定树确定关键控制点流程

处理的产品就可采取纠正和纠正措施）、以科学为基础（关键限值的确定应以科学为依据，正确的关键限值需要通过实验或从科学刊物、法律性标准、专家及科学研究等渠道收集信息并予以确定）、不违背法规规定。

在实际工作中，还应制定比关键限值更为严格的标准作限值（Operating Limits，OL），可以在出现偏离关键限值迹象而又没有发生时，可以调整措施使关键控制点处于受控状态，而不需要采取纠偏措施。

（四）　原理四：建立监控系统（M）

（1）监控的定义　按照制定的计划进行观察或测量来判定一个 CCP 是否处于受控状态，并真实准确地进行记录，用于以后的验证。

（2）监控的目的　记录加工操作过程，使关键限值在安全范围之内；确定 CCP 是否在受控状态或偏离 CL，进而采取纠偏措施；通过监控证明产品是在 HACCP 体系要求下生产，也为将来的官方审核验证提供必需的材料。

（3）监控程序的制定　监控程序必须包括监控对象、监控方法、监控频率和监控人员等内容。

①监控对象：通过观测和测量产品或加工过程的特点，分析和评估一个关键控制点是否符合关键限值。

②监控方法：如何进行关键限值和预防措施的监控。相对于微生物学检测费时费力且不稳定等特点，物理和化学检测方法相对快速且操作性更强，是比较理想的监控方法。较常用的仪器有温度计、钟表、pH 计、水分活度计、盐量计、传感器以及其他分析仪器等。测量的精度、环境及校验都必须符合被监控的要求。测量的误差在制定关键限值时需要充分考虑。

③监控频率：监控分为连续监控和非连续监控。连续监控可以立即做出反应，如果偏离操作限值就采取加工调整，如果出现偏离关键限值就采取纠偏措施。倘若不能进行连续监控，那么就必须尽量增加监控频率。监控频率与监控值的稳定性、正常值与关键限值之间的差异性以及出现偏离时受影响的产品的多少相关。一般原则是：监控数据欠稳定，监控频率增加；监控正常值与关键限值很接近，监控频率增加；关键限值出现偏离时受影响的产品越多，监控频率增加。

④监控人员：制定 HACCP 体系时，明确监控责任是一个重要的因素。从事关键控制点监控的可以是生产流水线上的操作工、设备操作者、监督人员、质量控制保证人员或设备维修人员。一般情况下，监控人员必须具有以下经历或能力：接受过 CCP 监控技术的培训；有能力进行监控活动；完全理解 CCP 监控的重要性；能准确记录监控活动；关键限值发生偏离时，能立即报告，以便及时采取纠偏措施。

（五）　原理五：　建立纠正措施（CA）

企业应针对 CCP 的每个关键限值的偏离预先制定纠偏措施，以便在偏离时实施。纠偏措施应包括实施纠偏措施和负责受影响产品放行的人员；偏离原因的识别和消除；受影响产品的隔离、评估和处理。在评估受影响产品时，可进行生物、化学或物理特性的测量或检验，若核查结果表明危害处于可接受指标之内，可放行产品至后续操作；否则，应返工、降级、改变用途、废弃等。纠偏人员应熟悉产品、HACCP 计划，经过适当培训并经授权。

当某个关键限值的监视结果反复发生偏离或偏离原因涉及相应控制措施的控制能力时，HACCP 小组应重新评估相关控制措施的有效性和适宜性，必要时对其予以改进并更新。

（六）　原理六：　确定验证 HACCP 体系的正常有效的运行程序（V）

企业应建立并实施对 HACCP 计划的确认和验证程序，以证实 HACCP 计划的完整性、适宜性、有效性。确认程序包括对 HACCP 计划所有要素有效性的证实。确认应在 HACCP 计划实施前或变更后进行。验证程序应包括：验证的依据和方法、验证的频次、验证的人员、验证的内容、验证结果及采取的措施、验证记录等。必要时，应通过有资格的检验机构，对所需的控制设备和方法进行技术验证。

（七）　原理七：　建立有效的记录（R）

（1）产品描述记录　企业名称和地址、加工类别、产品类型、产品名称、产品配料、产品特性、预期用途和顾客对象、食用（使用）方法、包装类型、贮存条件和保质期、标签说明、销售和运输要求等。

（2）监控记录　企业名称和地址、产品名称、加工日期、操作步骤、CCP、显著危害、关键限值（操作限值）、控制措施、监控方法、监控频率、实际测量或观察结果、监控人员签名和监控日期、监控记录审核签名和日期等。

（3）纠偏记录　企业名称和地址、产品名称、加工日期、偏离的描述和原因、采取的纠偏措施及结果、受影响产品的批次和隔离位置、受影响产品的评估方法和结果、受影响产品的最终处置、纠偏人员签名和纠偏日期、纠偏记录审核签名和日期等。

（4）应保持 HACCP 计划应有的记录　例如，应保持验证活动记录的主要记录有：HACCP 计划修改记录、半成品、成品定期检测记录、CCP 监控审核记录、CCP 纠偏审核记录、CCP 现场验证记录等。

三、 HACCP 体系的建立

HACCP 体系的建立除了 HACCP 计划外，还需建立、实施、验证、保持并在必要时更新或改进前提计划，包括人力资源保障计划、企业良好生产规范（GMP）、卫生标准操作程序（SSOP）、原辅料和直接接触食品的包装材料安全卫生保障制度、召回与追溯体系、设备设施维修保养计划、应急预案等。其中 HACCP 计划的建立参照 CAC 推荐的 HACCP 应用逻辑程序需 12 个步骤，包括 5 个预备步骤和 7 个原理（图 9-2）。

1. 组成 HACCP 小组
2. 产品描述
3. 识别拟定用途
4. 制作流程图
5. 流程图的现场确认
6. 列出所有潜在危害进行分析制定控制措施
7. 确定关键控制点
8. 对各个 CCP 建立关键限值
9. 对各个 CCP 建立监控系统
10. 对可能出现的偏差建立纠正措施
11. 建立验证程序
12. 建立文件和记录保存

图 9-2　HACCP 应用逻辑程序

（一） 预备步骤

1. HACCP 小组的组成

企业 HACCP 小组人员的能力应满足本企业食品生产专业技术要求，并由不同部门的人员组成，应包括卫生质量控制、产品研发、生产工艺技术、设备设施管理、原辅料采购、销售、仓储及运输部门的人员，必要时，可请外部专家参与。

小组成员应具有与企业的产品、过程、所涉及危害相关的专业技术知识和经验，并经过适当培训。

最高管理者应指定一名 HACCP 小组组长，并应赋予以下方面的职责和权限：

（1）确保 HACCP 体系所需的过程得到建立、实施和保持；

（2）向最高管理者报告 HACCP 体系的有效性、适宜性以及任何更新或改进的需求；

（3）领导和组织 HACCP 小组的工作，并通过教育、培训、实践等方式确保 HACCP 小组成员在专业知识、技能和经验方面得到持续提高。

2. 产品描述

HACCP 小组应针对产品，识别并确定进行危害分析所需的下列适用信息。

（1）原辅料、食品包装材料 名称、类别、成分及其生物、化学和物理特性；原辅料、食品包装材料的来源以及生产、包装、贮藏、运输和交付方式；原辅料、食品包装材料接收要求、接收方式和使用方式。

（2）产品 名称、类别、成分及其生物、化学、物理特性；产品的加工方式；产品的包装、贮藏、运输和交付方式；产品的销售方式和标识；其他必要的信息。

3. 预期用途的确定

HACCP 小组应在产品描述的基础上，识别并确定进行危害分析所需的下列适用信息：

顾客对产品的消费或使用期望；产品的预期用途和贮藏条件以及保质期；产品预期的食用或使用方式；产品预期的顾客对象；直接消费产品对易受伤害群体的适用性；产品非预期（但极可能出现）的食用或使用方式；其他必要的信息。

4. 流程图的制定

HACCP 小组应在企业产品生产的范围内，根据产品的操作要求描绘产品的工艺流程图，此图应包括：每个步骤及其相应操作；这些步骤之间的顺序和相互关系；返工点和循环点（适宜时）；外部的过程和外包的内容；原料、辅料和中间产品的投入点；废弃物的排放点。流程图的制定应完整、准确、清晰。每个加工步骤的操作要求和工艺参数应在工艺描述中列出。适用时，应提供工厂位置图、厂区平面图、车间平面图、人流物流图、供排水网络图、防虫害分布图等。

5. 流程图的确认

工艺流程图是危害分析的基础，不经过现场验证，难以确定其准确性和科学性。应由熟悉操作工艺的 HACCP 小组人员对所有操作步骤在操作状态下进行现场核查，确认并证实与所制定流程图是否一致，并在必要时进行修改。如改变操作控制条件、调整配方、改进设备等，应对偏离的地方加以纠正，以确保流程图的准确性、适用性和完整性。

（二） 进行危害分析，形成《危害分析工作单》

危害分析工作单

公司名称：　　　　　　　　　　　　　产品：

地址：　　　　　　　　　　　　　　　销售和贮存方式：

预期用途和消费者：

（1）加工步骤	（2）确定在本步骤进入的、受控或加强了的潜在危害	（3）潜在的食品安全危害是显著的吗？	（4）对第三栏的判断提出依据	（5）应用什么预防措施防止这些严重危害？	（6）本步骤是关键控制点吗？

签名：　　　　　　　　　　　　　　　日期：

（三） 确定 CCP，并进行监控、纠偏、记录、验证，制定《HACCP 计划表》

HACCP 计划表

公司名称：   产品描述：

地址：   贮存和销售方式：

                                  预期用途和消费者：

（1） 关键控制点	（2） 显著危害	（3） 各预防措施 的关键限值	监 控				（8） 纠正措施	（9） 记录	（10） 验证
			（4） 什么	（5） 怎样	（6） 频率	（7） 谁			

签字：   日期：

第八节　危害分析与关键控制点（HACCP） 应用实例
——冻维也纳香肠 HACCP 计划的建立

一、 冻维也纳香肠产品描述

产品名称	冻维也纳香肠
加工类别	低温熟制加工
产品类型	低温类熟肉制品
产品的主要成分	猪肉、大豆蛋白粉、食用盐、食品添加剂
重要的产品特性 （A_w，pH，防腐剂……）	$A_w \leqslant 0.84$ pH 6.8~7.2
预期用途	食品企业或零售商和普通消费者食用
食用方法	解冻、加热后打开即食
包装类型	内包装真空塑料袋装，外包装纸箱装
贮藏条件和保质期	需在-18℃以下条件下贮存，12 个月
标签标识	满足出口国或 GB 7718—2011 要求
分销方式	冷藏销售
特殊运输要求	要求-18℃以下冷藏运输

二、冻维也纳香肠产品工艺流程图

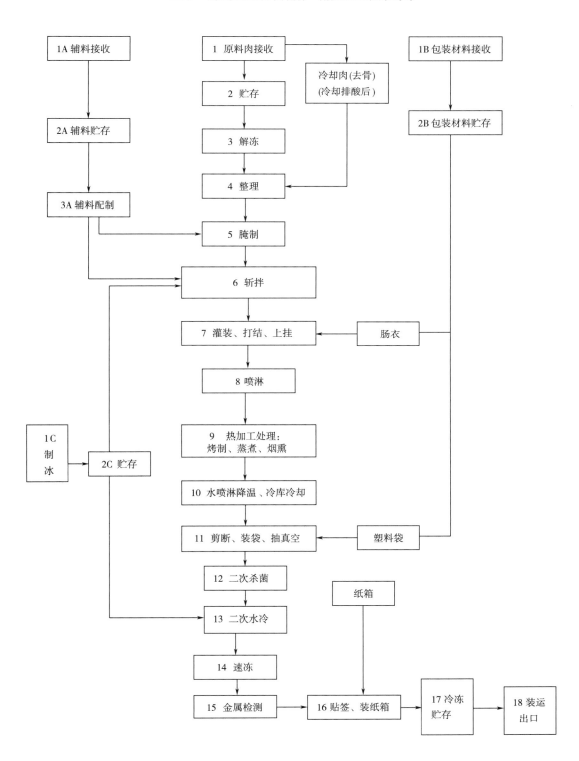

三、 冻维也纳香肠工艺流程说明

（一） 辅料

（1）1A 接收　选择有卫生许可证、具有质量保证的生产企业供货，验收时每批货物要带有出厂卫生质量合格证，并检查品名、数量、重量、规格、批次、生产日期等与合格证是否相符，包装有无污染、破损，按照验收规定抽取样品进行检查、检验、检测等，做好验收记录。

（2）2A 贮存　验收合格的辅料放在温度、湿度符合要求，并有防尘、防鼠设施的库内，按品名、批次分别码放在垫板上，并挂有标签。

（3）3A 配制　按产品配料单严格进行配料。

（二） 包装材料

（1）1B 接收　选择有质量保证的企业供货，工厂验收时每批要带有出厂质量合格证，并检查品名、数量、规格、批次、生产日期等与合格证是否相符，包装材料有无污染、破损、发霉等，按照验收规定抽取样品进行检查、检验、检测等，做好验收记录。

（2）2B 贮存　验收合格的包装材料放在有防尘、防鼠设施并符合有关要求的库内，按品名、批次分别码放在垫板上或放在架上，并挂有标签。

（三） 冰

（1）1C 制备　用合格的生产用水在符合卫生要求的制冰机内制备生产用冰。

（2）2C 贮存　冰存放于符合卫生要求并经清洗消毒的专用贮存设施内，备用。

（四） 加工过程

1. 原料接收

（1）冷却肉　接收的原料猪肉要采自安全非疫区，并在出入境检验检疫局（CIQ）卫生注册的企业屠宰加工，经兽医进行宰前宰后检验健康无病猪只，再经去骨后 0～4℃库冷却 48h，品质新鲜，无杂质、无污染；

原料猪肉采自直属养猪场的猪只，猪只在饲养过程中按照用药规定用药，在屠宰前或屠宰后取样检测瘦肉精、氯霉素、磺胺类等药物残留，检测结果符合出口要求；

原料猪肉要带有上两项内容、仅供出口加工用的换证凭单，经验收并填写原料验收单。

（2）冷冻肉　其要求和证明与冷却肉相同，只是原料肉在冷却后进行冷冻装箱，验收时要检查外包装的品名、厂名、地址、注册代号、生产日期（是否过期）、包装是否破损等。

2. 原料肉贮存

冷却原料肉进入 0～4℃冷却间；冷冻原料肉验收合格后存入-18℃冷库内。

3. 原料肉解冻

冷冻原料肉在使用前首先要进行解冻，解冻间温度要求在 10℃以下，解冻要快速解冻，防止缓化，解冻肉中心温度应在 0℃左右。

4. 原料肉整理

剔除原料肉的淋巴、瘀血、筋腱、碎骨、印色等，割去多余脂肪，再切割成需要大小的块；整理间温度不超过 15℃，肉中心温度要求在 10℃以下。

5. 腌制

整理好的肉块加入配好的腌制料放入 0～4℃库内腌制 24h。

6. 斩拌

腌制好的肉块放入斩拌机内进行斩拌，并加入辅料。

7. 灌装、打结、上挂

斩拌好的肉馅用灌装机灌入肠衣内，然后根据香肠的重量规格打结后挂在烤制架上；灌装间温度要求控制在15℃以下，灌装上挂至烤制停留时间不应超过30min。

8. 喷淋

在烤制前应对烤制架上的香肠表面进行喷淋，以冲去残留的肉馅。

9. 热加工处理：烤制、蒸煮、烟熏

进入烤箱后按照烤制要求和程序进行热风干燥、蒸煮和烟熏等，使肠体中心温度达到70℃以上保持30min以上（具体按照CCP的操作限值进行操作）。

10. 水喷淋降温、冷库冷却

烤制完毕后应立即在喷林间用自来水进行喷淋冷却，然后再送入0~4℃冷却间冷却至中心温度5~6℃。

11. 剪断、装袋、抽真空

冷却至要求后，在内包装间从香肠打结处剪断，再挑选后装入塑料袋，称重、抽真空。

12. 二次杀菌

装袋后的香肠再在沸水中杀菌3~5min。

13. 二次水冷

杀菌后再在0~4℃冰水中冷却至肠体温度10℃以下。

14. 速冻

二次冷却后进入-35℃以下的速冻机进行速冻，冷冻后肠体中心温度达到-15℃以下。

15. 金属检测

冷冻后立即进行金属检测，金属检测仪灵敏度调整至：金属 $\phi \geqslant 1.5mm$，非金属 $\phi \geqslant 3.5mm$。

16. 贴签、装纸箱

成品包装间温度应不高于15℃，包装纸箱外应打好批次、生产日期、标记等，包装前应进行检查，挑出不合格产品，贴上标签装入纸箱内，封好箱口。

17. 冷冻贮存

成品包装好后应及时贮存在-18℃以下的冷藏库内，应按品种、批次分别码放在垫板上，每垛应挂有标签。

18. 装运出口

装运集装箱应清洁，并已消毒，装运时产品中心温度应为-15℃以下。

四、 冻维也纳香肠危害分析工作单 （ 冷冻原料肉为例 ）

冻维也纳香肠危害分析工作单见表 9-1 所示。

表 9-1　　　　　　　　　　冻维也纳香肠危害分析工作单

加工步骤		潜在危害	显著性	判断依据	预防措施	关键控制点
1 原料肉接收		生物性：病原菌、病毒、寄生虫	是	原料肉采自的动物在饲养过程中造成感染或在屠宰过程中的污染	对屠宰企业进行安全性评价，选择肉类卫生质量有保证的卫生注册屠宰企业；向供应原料肉企业索取每批原料肉的检验检疫证明和换证凭单	是
		化学性：瘦肉精、氯霉素、磺胺类等兽药残留	是	动物饲养过程中污染	选择有养殖基地并能在活猪饲养中进行用药控制的肉类屠宰企业；对原料肉中兽药残留提供检测合格证明	
		物理性：异物	否	运输过程中污染	每批原料进行检查	
1A 辅料接收	食品辅料	生物性：细菌	是	辅料生产与保存过程中造成污染	索取检验合格证，随后的热处理消除	否
		化学性：无	否			
		物理性：异物	否	生产、运输过程中污染	对每批原料进行感官检查；随后的金属检测	
	食品添加剂	生物性：无	否			否
		化学性：亚硝酸钠残留超过要求	是	过量使用或混合不匀	按规定量使用并在加工时混匀	
		物理性：无	否			
1B 包装材料接收	动物肠衣	生物性：病原菌、病毒、寄生虫	是	采自动物在饲养过程中造成感染或在屠宰过程中的污染	选择肠衣卫生质量有保证的加工企业；向供应肠衣企业索取每批肠衣的检验检疫证明	是
		化学性：无	否			
		物理性：无	否			
	塑料袋	生物性：细菌	是	运输、使用过程中的污染	臭氧消毒；随后加热过程消除	否
		化学性：氯有机物污染食品	是	使用有机氯原料制作塑料袋	选择有卫生许可证、加工食品级塑料袋的企业	
		物理性：无	否			

续表

加工步骤	潜在危害	显著性	判断依据	预防措施	关键控制点
2A 2B 贮存辅料和包装材料	生物性：细菌	是	不符合相应的贮存条件，使细菌污染	改善贮存条件；臭氧消毒处理；随后的热处理步骤消除	否
	化学性：无	否			
	物理性：无	否			
2 贮存原料肉	生物性：细菌	是	贮存条件及期限不符合规定要求	贮存条件 ≤-18℃；防止包装破损造成污染；贮存期不超过 6 个月；随后的热处理步骤消除	否
	化学性：无	否			
	物理性：无	否			
1C 制冰	生物性：细菌	是	制冰机的污染	按照 SSOP 程序清洗消毒制冰机；随后的热处理步骤消除	否
	化学性：润滑油和洗涤消毒剂残留	否	误操作造成污染	食品工业用润滑油；食品工业用洗涤消毒剂；按照 SSOP 操作	
	物理性：金属和非金属异物	是	设备锈蚀、设备维修带入	停产后，开工前设备彻底除锈；设备维修后严格检查；随后的金属检测步骤消除	
2C 贮存冰	生物性：细菌	是	器具的交叉污染	按照 SSOP 程序清洗消毒制冰贮存设备；随后的热处理步骤消除	否
	化学性：无	否			
	物理性：无	否			
3 解冻	生物性：细菌	是	解冻条件不符合规定要求，使细菌繁殖	解冻间温度：≤ 10℃；解冻后肉中心温度为 0℃左右	否
	化学性：无	否			
	物理性：无	否			

续表

加工步骤		潜在危害	显著性	判断依据	预防措施	关键控制点
4 原料肉整理		生物性：细菌	是	整理间温度不符合要求；食品接触面的交叉污染	整理间温度不超过15℃；减少交叉污染；随后的热处理步骤消除	否
		化学性：无	否			
		物理性：金属和非金属异物	是	误操作造成	随后金属检测步骤消除	
3A 辅料配制		生物性：无	否			否
		化学性：超出限量	是	称量器具出现误差	称量仪器定期检查；仔细核对称量结果并记录；食品添加剂重复称重一次	
		物理性：无	否			
5 腌制		生物性：细菌	是	腌制库温度升高，使细菌繁殖	腌制库内温度保持在0~4℃	是
		化学性：无	否			
		物理性：无	否			
6 斩拌		生物性：细菌	是	斩拌机对肉馅的污染	按照SSOP清洗消毒斩拌机；随后的热处理步骤消除	否
		化学性：润滑油和洗涤消毒剂残留	是	误操作造成污染	食品工业用润滑油；食品工业用洗涤消毒剂；按照SSOP操作	
		物理性：金属和非金属异物	是	设备锈蚀、设备维修带入异物	停产后，开工前设备彻底除锈；设备维修后严格检查；随后的金属检测步骤消除	
7	灌装	生物性：细菌	是	灌肠机对肉馅的污染	按照SSOP清洗消毒灌肠机；随后的热处理步骤消除	否
		化学性：润滑油和洗涤消毒剂残留	是	误操作造成污染	使用食品工业用润滑油，食品工业用洗涤消毒剂；按照SSOP操作	
		物理性：金属和非金属异物	是	设备锈蚀、设备维修带入异物	停产后，开工前设备彻底除锈；设备维修后严格检查；随后的金属检测步骤消除	

续表

加工步骤		潜在危害	显著性	判断依据	预防措施	关键控制点
7	打结	生物性：无	否			否
		化学性：无	否			
		物理性：无	否			
	上挂	生物性：无	否			否
		化学性：无	否			
		物理性：无	否			
8 喷淋		生物性：无	否			否
		化学性：无	否			
		物理性：无	否			
9 热处理加工	烤制	生物性：细菌	是	烤制时间和烤制温度不符合规定要求	烤制温度、烤制时间：符合工艺要求	是
		化学性：无	否			
		物理性：无	否			
	蒸煮	生物性：细菌	是	蒸煮时间和蒸煮温度不符合规定要求	蒸煮温度、蒸煮时间符合工艺要求；产品中心温度及其维持时间符合工艺要求	是
		化学性：无	否			
		物理性：无	否			
	烟熏	生物性：无	否			否
		化学性：烟熏后产生化学物质	是	烟熏用材料和烟熏时间不符合规定要求	用低松脂的硬木（木屑）、控制烟熏时间	
		物理性：无	否			
10 冷却	喷淋降温	生物性：无	否			否
		化学性：无	否			
		物理性：无	否			
	冷库冷却	生物性：细菌	是	冷库温度升高导致细菌繁殖	充分喷淋至肠体温度为30℃以下；冷却库面积与冷却能力相适应；保证冷风的供给；达到冷却温度的产品及时出库防止未冷却的产品入库后引起温度回升	是
		化学性：无	否			
		物理性：无	否			

续表

加工步骤		潜在危害	显著性	判断依据	预防措施	关键控制点
11	剪断	生物性：细菌	是	食品接触面的交叉污染	随后的二次杀菌步骤消除细菌	否
		化学性：无	否			
		物理性：无	否			
	装袋	生物性：细菌	是	食品接触面的交叉污染	随后的二次杀菌步骤消除细菌	
		化学性：无	否			
		物理性：无	否			
	抽真空	生物性：无	否			
		化学性：无	否			
		物理性：无	否			
12 二次杀菌		生物性：细菌	是	杀菌时间和温度不符合要求	保证杀菌温度和杀菌时间	是
		化学性：无	否			
		物理性：无	否			
13 二次水冷却		生物性：无	否			否
		化学性：无	否			
		物理性：无	否			
14 速冻		生物性：无	否			否
		化学性：无	否			
		物理性：无	否			
15 金属检测		生物性：无	否			是
		化学性：无	否			
		物理性：金属和非金属异物	是	前道工序的金属和非金属异物污染	金属检测	
16 贴签、装纸箱		生物性：细菌	是	操作不当造成包装破损而污染产品	感官检查去除破损产品	否
		化学性：无	否			
		物理性：无	否			
17 冷库贮存		生物性：无	否			否
		化学性：无	否			
		物理性：无	否			
18 装运出口		生物性：无	否			否
		化学性：无	否			
		物理性：无	否			

五、冻维也纳香肠 HACCP 计划表

步骤（CCP）	危害	关键限值	监测程序和步骤				纠偏措施	HACCP 记录	验证程序和步骤
			对象	方法	频率	人员			
1 原料肉接收 CCP1	生物性：病原菌、病毒、寄生虫 化学性：瘦肉精、氯霉素、磺胺类等兽药残留	由供应商提供安全注明来自安全非疫区、经宰前宰后检验检疫健康和残留检测合格的换证凭单	原料肉	检查证明	每批	验收员	1. 发现货证不符的，货物验收不合格的或证明内项目不全等，项目超过标准的，应及时通知责任人报采购部和质管部签批后退货处理；并填写纠偏措施收记录和验收记录 2. 如再次发现该供货商出现类似情况，取消其供货商资格	原料肉验收记录（附每批原料的合格证明）纠偏措施记录	1. 对第一次供应原料肉残留全项进行检测，以后每三个月检测一次 2. 对屠宰加工企业每年检查二次 3. 质管部每月审查当月的验收记录 4. 对纠偏处理结果检查产品进行处理的产品检查
1B 包装材料接收：动物肠衣 CCP1B	生物性：病原菌、病毒、寄生虫	由供应商提供安全注明来自安全非疫区、经宰前宰后检验检疫健康的证明和运输工具消毒证明	肠衣	检查证明	每批	验收员	1. 发现货证不符的，货物验收不合格的或证明内项目不全，应及时通知采购部和质管部签批后退货处理；并填写验收记录和纠偏措施记录 2. 如再次发现该供货商出现类似情况，取消其供货商资格	肠衣验收记录（附每批原料的合格证明）纠偏措施记录	1. 对肠衣加工企业每年检查二次 2. 质管部每月审查当月的验收记录 3. 对纠偏处理结果检查产品进行处理的产品检查

续表

步骤（CCP）	危害	关键限值	监测程序和步骤				纠偏措施	HACCP记录	验证程序和步骤
			对象	方法	频率	人员			
5 腌制 CCP2	生物性：细菌	腌制库温度 0~4℃	温度显示装置	自动温度记录和现场温度检查	1次/h	检查员	1. 腌制肉未入库时，腌制库先降温 2. 腌制肉入库量符合要求；保证充分给冷	腌制库温度自动记录 腌制库温度手工记录	1. 对温度计和自动温度记录仪按规定进行校准 2. 每天审核温度记录
9 热处理加工 CCP3	生物性：细菌	加热时间 加热温度 产品中心温度	烤制设备的温度显示，时间显示装置，香肠中心的温度显示装置	感观检查后记录	1次/批	操作员	1. 加热温度达不到要求时要隔离产品，进行评估和处理 2. 按照规定，定期校准时间和温度显示装置 3. 分析温度达不到的原因，进行纠偏 4. 对加热设备进行检查维修 5. 记录	热加工记录 温度计校正记录 纠偏措施记录	1. 每天对烤箱温度和时间设定进行检查、校对 2. 对纠偏处理的产品进行处理结果检查 3. 对每天的热加工记录和纠偏措施记录进行审核 4. 对产品按批次进行实验室检测

工序/CCP	显著危害	关键限值	监控对象	监控方法	监控频率	监控人员	纠偏行动	记录	验证
12 二次杀菌 CCP4	生物性：细菌	杀菌时间 杀菌温度	计时器、温度显示装置	感官检查后记录	1次/批	检验员	1. 杀菌温度达不到时要隔离产品，进行评估和处理 2. 按照规定，定期校准计时器和温度显示装置 3. 分析杀菌温度达不到的原因，进行纠偏 4. 记录	杀菌时间记录 杀菌温度记录 纠偏措施记录	1. 每天考核一次检验人员执行监测活动的情况 2. 对纠偏处理的产品进行处理结果检查 3. 对产品按批次进行实验室检测
15 金属检测 CCP5	物理性：铁性金属和非铁性金属	香肠中的铁性金属和非铁金属 直径：铁：φ≥1.5mm 非铁：φ≥3.5mm	金属探测仪是否报警	连续监控		操作员	1. 隔离报警产品 2. 分析报警原因 3. 重新校对金属探测仪灵敏度 4. 隔离产品重新检测 5. 金属探测仪进行维修 6. 记录	产品金属探测记录 金属探测器灵敏度检查表 纠偏措施报告	1. 品管员对校对金探灵敏度进行抽查 2. 抽查产品重复做金属探测 3. 每天审核纠偏记录

思考题

1. 食品安全、食品安全监督管理、食品安全标准、GMP、HACCP 的定义分别是什么?

2. 简述我国食品安全监管的法律法规体系及其主要内容。

3. 我国《食品安全法》的主要内容包括哪些?

4. 简述我国食品安全标准内容及标准体系的结构。

5. 我国 GMP 的基本内容有哪些?

6. 简述 HACCP 体系的基本原理。

7. 如何在食品企业建立 HACCP 体系?

参考文献

［1］白晨，黄玥．食品安全与卫生学［M］．北京：中国轻工业出版社，2014.

［2］柴竹林，王岩，王庆峰，等．食品中常见霉菌毒素的污染及其检测技术［J］．食品安全导刊，2015，（27）：107.

［3］陈君石．食品安全风险评估概述［J］．中国食品卫生杂志，2011，23（1）：4-7.

［4］陈卫平，王伯华，江勇主编．食品安全学［M］．武汉：华中科技大学出版社，2013.

［5］陈正行，狄济乐．食品添加剂新产品与新技术［M］．南京：江苏科学技术出版社，2002.

［6］丁晓雯，柳春红．食品安全学（2版）［M］．北京：中国农业大学出版社，2016.

［7］世界卫生组织和联合国粮农组织．樊永祥，译．食品安全风险分析（国家食品安全管理机构应用指南）［M］．北京：人民卫生出版社，2008.

［8］范桂枝．基因工程原理与技术［M］．北京：化学工业出版社，2014.

［9］范晓攀，王娉，陈颖，等．肉类调理食品中细菌多样性的分析［J］．现代食品科技，2017，33（1）：237-242.

［10］费楠，李芳菲，党苗苗等．非热杀菌技术特点及在肉制品加工中的应用［J］．食品安全质量检测学报，2015，6（2）：540-544.

［11］附件"十二五"时期我国食品安全问题研究［J］．经济研究参考，2013（04）：23-56.

［12］高健，张燕萍，张甲奇，等．食品新技术安全风险产生的背景与解决的主要路径研究［J］．食品工业科技，2010，31（07）：316-320.

［13］季海霞，钱英，黄萃茹，等．2015年1-6月饲料中霉菌毒素污染的检测与统计［J］．饲料广角，2015，000（013）：24-27.

［14］宫智勇，刘建学，黄和．食品质量与安全管理［M］．郑州：郑州大学出版社，2011.

［15］郝利平，聂乾忠，陈永泉，等．食品添加剂：第2版［M］．北京：中国农业大学出版社，2008.

［16］郝素娥，庞满坤，钟耀广，等．食品添加剂制备与应用技术［M］．北京：化学工业出版社，2003.

［17］何计国，甄润英．食品卫生学［M］．北京：中国农业大学出版社，2015.

［18］何军，刘艇飞，陈彤，等．微波条件对食品接触材料化学迁移的影响［J］．包装与食品机械，2015，33（1）：1-4.

［19］贺稚非，车会莲，霍乃蕊．食品免疫学：第2版［M］．北京：中国农业大学出版社，2018.

［20］扈荣良．现代动物病毒学［M］．北京：中国农业出版社，2014.

［21］黄明泉，刘廷竹，等．食品中氯丙醇酯的研究进展［J］．食品安全质量检测学

报，2014. 5（12）：3962-3970.

［22］黄文，蒋予箭，汪志君，等. 食品添加剂［M］. 北京：中国计量出版社，2006.

［23］姜新杰，姜震，姜新娜. 乳酸链球菌素在食品中的应用［J］. 农产品加工，2011，10：64-65，68.

［24］解瑞丽，周启星，等. 丙烯酰胺的环境暴露、生态行为与毒理效应研究进展［J］. 生态学杂志，2013，32（5）：1347-1354.

［25］金培刚，丁钢强，顾振华. 食源性疾病防制与应急处置：第1版［M］. 上海：复旦大学出版社，2006.

［26］居红珍，盛吉芳，相代荣，盛滋科. 毛霉菌病的诊断和治疗［J］. 中国微生态学杂志，2010，22（03）：279-281.

［27］黎源倩. 中华医学百科全书 卫生检验学［M］. 北京：中国协和医科大学出版社，2017.

［28］李国勤. 动物毛霉菌病［J］. 中国兽医学报，1996，15（3）：309 - 312.

［29］李宁，刘泽钦，贾旭东，等. 氯丙醇对大鼠的毒性研究［J］. 卫生研究，2003，32：349-352.

［30］李瑚，尹嫦月. 辐照食品：隐姓埋名缘哪般［J］. 发明与创新，2016，（4）：8-11.

［31］李向丽，杨公明，等. 食品中丙烯酰胺含量及抑制技术的研究进展［J］. 安徽农业科学，2015，43（5）：252-255.

［32］李孝军，唐行忠，王素华，等. 水产品中孔雀石绿残留的风险评估［J］. 检验检疫学刊，2009，19（3）：62-65.

［33］李志明. 食品卫生微生物检验学：第1版［M］. 北京：化学工业出版社，2009.

［34］刘光辉，祝戎飞. 临床变态反应学［M］. 北京：人民卫生出版社，2014.

［35］刘宁. 食品毒理学［M］. 北京：中国轻工业出版社，2007.

［36］刘树兴，李宏梁，黄峻榕. 食品添加剂［M］. 北京：中国石化出版社，2001.

［37］刘晓庚，曹崇江，周逸婧. 微波加工对食品安全性的影响［J］. 食品科学，2008，29（5）：484-488.

［38］刘秀兰，夏延斌. 食品安全风险分析及其在食品质量管理中的应用［J］. 食品与机械，2008，24（4）：124-127.

［39］刘用成. 食品检验技术［M］. 北京：中国轻工业出版社，2006.

［40］刘钟栋，艾志录，李学红，等. 食品添加剂［M］. 南京：东南大学出版社，2006.

［41］柳春红，刘烈刚. 食品卫生学［M］. 北京：科学出版社，2016：104-133.

［42］柳春红. 食品营养与卫生学［M］. 北京：中国农业出版社，2013：261-282.

［43］农业转基因生物安全管理部际联席会议办公室，中国科协科普部. 理性看待转基因［J］. 科学普及出版社，2014.

［44］沈明浩. 食品毒理学［M］. 北京：科学出版社，2014.

［45］盛耀，贺晓云，祁潇哲，等. 转基因植物食用安全评价［J］. 保鲜与加工，2015，

15（04）：1-7.

［46］史贤明.食品安全与卫生学［M］.北京：中国农业出版社，2003.

［47］宋洪国，李俊波，吕武兴.黄曲霉毒素的代谢及对家禽毒害作用机理研究进展［J］.湖南饲料，2011（3）：24-27.

［48］宋欢，王坤立，许文涛等.转基因食品安全性评价研究进展［J］.食品科学，2014，35（15）：295-303.

［49］孙宝国.食品添加剂［M］.北京：化学工业出版社，2008.

［50］孙俐，贾伟.食品安全风险分析的发展与应用［J］.质量安全，2008，29（6）：164-165.

［51］孙锡斌.动物性食品卫生学［M］.北京：高等教育出版社，2006.

［52］谭伟，徐倩，谢芝勋.禽流感病毒研究概述［J］.基因组学与应用生物学.2014，33（1）：194-199.

［53］绦虫病、囊虫病的诊断依据、证候分类、疗效评定—中华人民共和国中医药行业标准《中医内科病证诊断疗效标准》（ZY/T 001.1-94）［J］.辽宁中医药大学学报，2016，18（07）：194.

［54］王丽，张毓，陈翠岚.我国食品防腐剂的应用及发展趋势［J］.食品安全质量检测学报，2011，2（2）：83-87.

［55］王良录，王子熹.食物过敏的诊断和治疗［J］.医学与哲学（临床决策论坛版）.2015，36（7）：27-30.

［56］王群，宋怿，马兵.水产品中孔雀石绿的风险评估（一）［J］.中国渔业质量与标准，2011，1（2）：38-43.

［57］王群，宋怿，马兵.水产品中孔雀石绿的风险评估（二）［J］.中国渔业质量与标准，2012，2（1）：22-26.

［58］王晓川.食物过敏的免疫机制及其临床意义［J］.中华实用儿科临床杂志.2015，30（9）：651-652.

［59］王心如.毒理学基础（第四版）［M］.北京：人民卫生出版社，2003.

［60］王英臣.食品营养与卫生学［M］.北京：化学工业出版社，2014.

［61］温辉梁，黄绍华，刘崇波，等.食品添加剂生产技术与应用配方［M］.南昌：江西科学技术出版社，2002.

［62］文心田，于恩庶，徐建国，等.当代世界人兽共患病学［M］.成都：四川科学技术出版社，2011，3-1491.

［63］吴克刚，许淑娥，刘泽奇，等.丙烯酰胺的形成机理、危害及预防措施［J］.现代食品科技，2007，23（3）：57-59.

［64］吴培，许喜林，张毅.食品安全风险分析与应用［J］.现代食品科技，2006，22（4）：200-203.

［65］吴永宁.现代食品安全科学［M］.北京：化学工业出版社，2006.

［66］吴绍熙.现代医学真菌检验手册第2版［M］.北京：中国协和医科大学出版社，1998.

［67］谢明勇，陈绍军. 食品安全导论：第 2 版［M］. 北京：中国农业大学出版社，2016.

［68］邢朝宏 张华燕，等. 食品中氯丙醇类物质污染的研究进展［J］. 食品工程，2012. 11：83-87.

［69］严卫星. 食品毒理学［M］. 北京：中国农业大学出版社，2009.

［70］杨寿清. 食品杀菌和保鲜技术［M］. 北京：化学工业出版社，2005.

［71］杨翔娣. 微波技术在食品加工中的应用［J］. 黑龙江粮食，2015，3：46-49.

［72］尹德凤，张莉，张大文，等. 食品中沙门氏菌污染研究现状［J］. 江西农业学报，2015，27（11）：55-60.

［73］张晓伟. 探讨食源性疾病控制与餐饮食品安全管理［J］. 中国农村卫生，2017，（02）：9+12.

［74］张志美，付石军，郭时军，等. 霉菌毒素检测方法的研究进展［J］. 家畜生态学报，2015，36（1）：87-90.

［75］中国食品科学技术学会秘书处. 微生物引起的食源性疾病是头号食品安全问题：国际权威齐聚厦门共同关注微生物危害［J］. 食品与机械，2012，25（5）：269-270.

［76］周玉庭，任佳丽，张紫莺. 粮食中霉菌污染检测方法现状及发展趋势［J］. 食品安全质量检测学报，2016，7（1）：244-250.

［77］朱军莉，冯立芳，王彦波，等. 基于细菌群体感应的生鲜食品腐败机制［J］. 中国食品学报，2017，17（03）：225-234.

［78］朱珍，王宁，李振兴，等. 辐照食品检测技术的研究进展［J］. 中国渔业质量与标准，2015，5（2）：56-64.

［79］纵伟. 食品卫生学［M］. 北京：中国轻工业出版社，2011.

［80］纵伟，郑坚强. 食品卫生学 第 2 版［M］. 北京：中国轻工业出版社，2019.

［81］Allen G，Halsall C J，Ukpebor J，et al. Increased occurrence of pesticide residues on crops grown in protected environments compared to crops grown in open field conditions［J］. Chemosphere，2015，119：1428-1435.

［82］Buckley J A. Food safety regulation and small processing：A case study of interactions between processors and inspectors［J］. Food Policy，2015，51：74-82.

［83］Burks A W，Tang M，Sicherer S H，et al. ICON：Food allergy［J］. The Journal of Allergy and Clinical Immunology，2012，129（4）：906-920.

［84］Byun J A，Ryu M H，Lee J K. The immunomodulatory effects of 3-monochloro-1，2-propanediol on murine splenocyte and peritoneal macrophage function in vitro. Toxicology in Vitro，2006，20：272-278.

［85］Cobbina S J，Chen Y，Zhou Z X，et al. Interaction of four low dose toxic metals with essential metals in brain，liver and kidneys of mice on sub-chronic exposure［J］. Environmental Toxicology and Pharmacology，2015，39：280-291.

［86］David Natalie A，Penumarti Anusha，Burks A Wesley et al. Food allergen extracts to diagnose food-induced allergic diseases：How they are made［J］. Ann. Allergy Asthma Immunol.，

2017, 119 （2）: 101-107.

［87］ FAO. Food Safety Risk Analysis-a Guide for National Food Safety Authorities . FAO Food and Nutrition Paper, 2008: 87.

［88］ Hu Q Q, Xu X H, Fu Y C, et al. Rapid methods for detecting acrylamide in thermally processed foods: A review ［J］. Food Control, 2015, 56: 135-146.

［89］ Jean C. Buzby, Paul D. Frenzen, Barbara Rasco. Product Liability and Microbial Foodborne Illness ［M］. Washington, DC: Diane Publishing Company, 2001, 3-7.

［90］ Jones B A, Grace D, Kock R, et al. Zoonosis emergence linked to agricultural intensification and environmental change ［J］. Proceedings of the National Academy of Sciences of the United States of America, 2013, 110 （21）: 8399-8404.

［91］ Lackner Michaela, Caramalho Rita, Lass-Flörl Cornelia. Laboratory diagnosis of mucormycosis: current status and future perspectives ［J］. Future Microbiol, 2014, 9 （5）: 683-695.

［92］ LeBlanc D I, Villeneuve S, Beni L H, et al. A national produce supply chain database for food safety risk analysis ［J］. Journal of Food Engineering, 2015, 147: 24-38.

［93］ Lee J. K, Byun J. A, Park S. H, et al. Evaluation of the potential immunotoxicity of 3-monochloro-1, 2-propanediol in Balb/c mice: Effect on antibody forming cell, mitogen-stimulated lymphocyte proliferation, splenic subset, and natural killer cell activity ［J］. Toxicology, 2004, 204: 1-11.

［94］ Masood M, Iqbal S Z, Asi M R, et al. Natural occurrence of aflatoxins in dry fruits and edible nuts ［J］. Food Control, 2015, 55: 62-65.

［95］ Omura M, Hirata M, Zhao M, et al. Comparative testicular toxicities of two isomers of dichloropropanol, 2, 3-dichloro-1-propanol and 1, 3-dichloro-2-propanol and their metabolites alpha-chlorohydrin and epichlorohydrin and the potent testicular toxicant 1, 2-dibromo-3-chloropropane ［J］. Bull. Environ. Contam. Toxicol. 1995, 55: 1-7.

［96］ Oz F, Zikirov E. The effects of sous-vide cooking method on the formation of heterocyclic aromatic amines in beef chops ［J］. LWT-Food Science and Technology, 2015, 64: 120-125.

［97］ Rozentāle I, Stumpe-Vīksna I, Začs D, et al. 2015. Assessment of dietary exposure to polycyclic aromatic hydrocarbons from smoked meat products produced in Latvia ［J］. Food Control, 54: 16-22.

［98］ Rungelrath Viktoria, DeLeo Frank R. Staphylococcus aureus, Antibiotic Resistance, and the Interaction with Human Neutrophils ［J］. Antioxidants & Redox Signaling, 2020.

［99］ Ruth Bjorklund. Food-brone illnesses ［M］. New York: Marshall Cavendish Corporation, 2006, 6-10.

［100］ Sicherer S H, Sampson H A. Food allergy: Epidemiology, pathogenesis, diagnosis, and treatment ［J］. The Journal of Allergy and Clinical Immunology, 2014, 133 （2）.

［101］ Simmons M, Ru G, Casalone C et al. Discontools: Identifying gaps in controlling bovine spongiform encephalopathy ［J］. Transbound Emerg Dis, 2017.

［102］ Weibharr R. 3-MCPD-esters in edible fats and oils: a new worldwide problem ［J］. European Journal of Lipid Science and Technology, 2008, 110: 671-672.

[103] Wolfe N. Zoonosis: Fatal exchange [J]. Nature, 2012, 490 (7418): 33-33.

[104] Yasuhara A, Tanaka Y, Hengel M, et al. Gas chromatographic investigation of acrylamide formation in browning model system [J]. Journal of Agriculture and Food Chemistry, 2003, 51 (14): 3999-4003.

[105] Zhao Jian, Liao Jishan, Huang Xu et al. Mapping risk of leptospirosis in China using environmental and socioeconomic data [J]. BMC Infect. Dis., 2016, 16: 343.